ZHIYEBING DE
WEIHAI YU FANGZHI

职业病的
危害与防治

曹燕花 孟春燕 李清钊 著

黑龙江科学技术出版社

图书在版编目（ＣＩＰ）数据

职业病的危害与防治 / 曹燕花等著. —— 哈尔滨：
黑龙江科学技术出版社, 2018.1
ISBN 978-7-5388-9540-7

Ⅰ.①职… Ⅱ.①曹… Ⅲ.①职业病－防治 Ⅳ.
①R135

中国版本图书馆CIP数据核字(2018)第022505号

职业病的危害与防治
ZHIYEBING DE WEIHAI YU FANGZHI

著　　者	曹燕花　　孟春燕　　李清钊
责任编辑	李欣育
装帧设计	雅卓图书
出　　版	黑龙江科学技术出版社
	地址：哈尔滨市南岗区公安街70-2号　邮编：150001
	电话：（0451）53642106 传真：（0451）53642143
	网址：www.lkcbs.cn www.lkpub.cn
发　　行	全国新华书店
印　　刷	济南大地图文快印有限公司
开　　本	787 mm×1 092 mm　1/16
印　　张	10
字　　数	245 千字
版　　次	2018年1月第1版
印　　次	2018年1月第1次印刷
书　　号	ISBN 978-7-5388-9540-7
定　　价	88.00元

·前 言·

20世纪50年代初，我国设立了职业卫生学（时称劳动卫生学）学科，在防治职业危害方面发挥了重要作用。改革开放以来，各行各业发展迅速，从业人员大量增加，出现了许多新的职业危害因素。传统的职业病，如尘肺和中毒等还没有得到很好的控制，新的职业危害相继出现。工作场所职业危害因素的浓度或强度超出国家职业接触限值的现象比较多，职业病的发病率总体较高，其中某些职业病的发病还呈逐年增加的趋势。为了适应我国职业危害防治的新形势、新要求，促进我国职业卫生事业的创新发展，我们编写了本书。

本书主要介绍了职业病基础理论、职业中毒、职业性肺部疾患、物理因素及其对健康的影响、大气中主要污染物对人体健康的影响及职业性有害因素的预防与控制等内容。全书力求在内容上推陈出新，文字上删繁就简，体现出与时俱进的新面貌。各章节力求从临床实用的角度，围绕常见病、多发病充实新技术和新理论，对疑难病症介绍新的诊治措施及研究进展，以期抛砖引玉，推动职业疾病的深化研究，为广大临床医师更新知识、提高临床工作能力提供帮助。

虽然众编委成员已反复校对、多次审核，但书中难免有疏漏之处，殷切希望使用本书的广大护理同仁提出宝贵意见，以便再版时进一步完善。

编　者
2018 年 1 月

·目　录·

第一章

绪 论

第一节 职业卫生概述

一、职业卫生的定义

我国自新中国成立以来一直将职业卫生这门学科称为"劳动卫生学"（labor hygiene），欧洲的一些国家称之为"职业卫生"（occupational health），美国称之为"工业卫生学"（industrial hygiene），日本称之为"产业医学"，多数国家目前倾向于使用"职业卫生"（occupational health）这一术语。

美国工业卫生学家协会（American Conference of Governmental Industrial Hygienists，ACGIH）将职业卫生定义为：预测、识别、评估、控制工作场所存在的危害因素，这些危害因素可能导致劳动者损伤、患病或影响心态健康（well being of workers），典型的危害因素分为生物因素、化学因素、物理因素、人机工效因素和心理因素。英国职业卫生协会（The British Occupational Hygiene Society，BOHS）将职业卫生定义为：通过识别、评估和控制风险预防由于工作导致的健康损害（ill-health）。国际职业卫生协会（The International Occupational Hygiene Association，IOHA）将职业卫生定义为：预测、识别、评估和控制工作环境中对健康的危害因素的学科，目的是保护工人身心健康，保护社区安全。国际劳工组织（International Labor Organization，ILO）将职业卫生定义为：职业卫生是对产生或存在于作业场所并可能对作业人员的身心健康造成危害的因素进行预测、识别、评价和控制的科学，它还是研究上述危害因素对周围的社区和大气环境可能产生的影响。国际劳工组织和世界卫生组织（World Health Organization，WHO）于1950年第一次共同制定并于1995年修订，将职业卫生定义为：职业卫生是依靠预防偏离健康、控制风险和使工作适应于人以及人适应于工作的措施，促进和保持所有职业工人的身体、精神和社会适应性（social well-being）处于最佳状态。

我国对职业卫生的定义有两个，一个定义为：职业卫生是以职工的健康在职业活动中免受有害因素侵害为目的的工作领域及在法律、技术、设备、组织制度和教育等方面所采取的相应措施（GB/T 15236-2008）。另一个定义为：职业卫生是对工作场所内产生或存在的职业性有害因素及其健康损害进行识别、评估、预测和控制的一门科学，其目的是预防和保护劳动者免受职业性有害因素所致的健康影响和危害，使工作适应劳动者，促进和保障劳动者在职业活动中的身心健康和社会福利（GBZ/T 224-2010）。

西方国家、国际劳工组织和世界卫生组织对职业卫生的定义涉及工作场所的健康和安全等方方面面，主要是预防危害，采用的措施主要是预测、识别、评估和控制风险。而我国的定义只是针对健康，并不包括安全。

虽然各国对职业卫生的表述不同，但其本质是相同的，基本目标是一致的，都是通过在作业场所采取预防措施，保护工人的身心健康。职业卫生研究对象包括工业、农业以及商业、交通、科研、教育、行政管理等各行各业。它既包括各种体力劳动，也包括各种脑力劳动；不仅研究职业病，而且也研究职业相关疾病。职业卫生的基本任务是识别、评价和控制工作场所可能存在的风险，以保护和促进劳动者健康，促进经济发展。其目的在于：一是保持和促进劳动者健康；二是改善工作环境，保证健康和安全；三是发展工作组织和工作文化，促进健康和安全，提高生产率。职业卫生要确保发展能够满足人们目前的需要，同时并不降低满足未来几代人的需求能力（世界环境与发展委员会，1987）。

职业卫生是一门综合应用性学科，涉及医学、心理学、流行病学、毒理学、统计学、治疗学、康复医学、职业医学、人机工效学、物理学、化学以及工程学等。它也是一门涉及判断、创新和人际互动的艺术。职业卫生这门学科在保护劳动者身体健康和促进生产发展中具有重要作用。

二、职业健康与职业安全

目前，大多数国家把劳动者的职业安全和职业健康问题统一归为职业安全卫生的范畴，称为职业安全卫生（occupational safety and health），相关的法律为职业安全卫生法，政府设置唯一的执法机构。我国将劳动者的安全和健康问题分开管理，国家制定有《中华人民共和国安全生产法》和《中华人民共和国职业病防治法》两部相关法律。唯一的执法机构为国家安全生产监督管理总局。在以前实际的监督检查实践中，安全生产和职业健康两者的执法是分开的。但从2017年开始，国家安全监督管理总局开始实施安全和职业健康检查执法一体化，并探索《安全生产法》和《职业病防治法》两法合一。

职业安全是以防止职工在职业活动过程中发生各种伤亡事故为目的的工作领域及在法律、技术、设备、组织制度和教育等方面所采取的相应措施。在生产劳动过程中造成的身体伤害为工伤。1921年，国际劳工大会通过的公约将工伤定义为"由于工作直接或间接引起的事故为工伤"。随着人们生活水平的提高，安全意识逐步增强，职业安全问题日益受到关注，国内外有关职业安全的研究也在逐步深入，尤其是对职业伤害的研究。劳动生产过程包括人身安全、设备和产品安全以及交通运输安全等。为了使劳动过程在符合安全要求的物质条件和工作秩序下进行，防止伤亡事故、设备事故及各种灾害的发生，保障劳动者的安全和生产、劳动过程的正常进行，有必要采取各种防范措施及活动。我国安全生产的方针是"安全第一、预防为主、综合治理"。

职业健康是指防止劳动者在工作中受各种职业危害因素的伤害而导致的身心健康损害，例如物理、生物、化学、管理等因素的损害。在我国，职业健康特指由于职业危害因素导致的慢性健康损害。急性健康损害，例如急性中毒，属于安全问题。

安全问题和健康问题既可能相互独立，也可能相互并存，只要是在劳动生产过程中就可能存在着安全和健康的问题。因此，许多国家都将职业安全和职业健康结合在一起进行立法和行政管理。职业健康和职业安全是一个事物的两个方面，均是劳动者在工作当中受到的伤害，一方面表现为生理心理机能的伤害，另一方面表现为躯体外伤，统称为职业危害或职业病伤。

三、职业医学和职业卫生

职业卫生主要以职业人群和作业环境为对象，采取各种措施改善作业环境，保护劳动者的健康，因此治理作业环境、预防为主是其基本原则，服务对象是群体。

职业医学是临床医学的一个分支，起始任务是筛检职业禁忌证，诊断、治疗和康复职业性疾患，实施职业卫生服务与管理，并开展健康教育。服务对象主要为个体。

（曹燕花）

第二节 职业卫生的发生与发展

一、职业与健康认识的发生与发展

人类自开始生产活动以来，就存在劳动者因在生产环境和劳动过程中接触有害因素而引发疾病的现象。追溯国内外历史，最早发现的职业病都与采石开矿和冶炼生产有关。随着工业的兴起和发展，生产环境中使人致病的有害因素的种类和数量也在不断增加，由此引发的健康损害也各种各样。随着人们对健康问题的关注及认识的不断提升和深入，职业卫生学随之发展起来。

职业卫生开始于职业医学，是从对"职业性疾病"记录开始的。欧洲人于公元前即开始铅、汞金属矿的开采。当时即有人观察到矿工的疾病发病率和死亡率在增加。据考证，古希腊医学家希波克拉底（公元前460—337年）第一个认识到铅是致患者腹绞痛的原因，在他的著作中记述了铅中毒的病例。Pliny（公元12世纪）记录了铅、汞和硫中毒的现象。但当时没有采取任何措施保护劳动者，极少数冶炼工人使用牛（羊）皮纸做成面罩进行简单防护。

公元14—15世纪，随着贸易的开展和火器的出现，对金、银、铜、铁、铅的需求量大幅度上升，采矿和金属冶炼规模不断扩大，生产条件恶化，劳动者中流行各种"怪病"。到15世纪末，学者开始对此进行研究。1473年，德国医师 Ulrich Ellenbog 发表了一篇论文，论述金矿和其他金属矿的工人可能遇到的来自煤、硝酸、铅和汞的"烟雾"。德国矿物学之父 Georg Bauer（也叫 Agricola），曾做过矿区医生，他在1526年出版的《De Re metallica》，一书中，记录了矿工中流行的疾病以及预防的建议。1587年，瑞士籍医生 Paracelsus 出版了世界上第一部关于矿工和冶炼工人有关疾病的专著。直到16—17世纪，采矿和冶炼职业存在的危害才被社会普遍认知。1700年，意大利医生 BernardoRamazzini（1633—1714年）出版了《工人疾病》一书，第一次系统地记载了当时各行业50多种职业病，包括矿工、陶工、制玻璃工、油漆工、磨面粉工、石工等职业所患疾病及金属中毒等，成为职业病的经典著作，其本人也因此被誉为"职业医学之父"。

在我国，古人很早就学会利用铜、铁等金属制作生产工具，并有了开矿与冶炼业。因开矿和冶炼而产生的疾病也早有记载。宋朝的孔平仲（公元10世纪）提出"石末伤肺"；汉代王充（公元27—100年）在其所著的《论衡》中，提到冶炼生产作业可发生灼伤及火烟侵害眼鼻等伤害；唐代王焘在其所著的《外台秘要》（公元752年）中提到，可置动物于有毒气体场所，"若有毒其物即死"。明代李时珍（公元 1518—1593 年）在其所著的《本草纲目》中提到了铅矿工人的中毒现象。

第一次工业革命起源于 18 世纪末的英国，后来传布于整个欧洲大陆和北美。纺织机、蒸汽机、铁路和其他技术的出现使工业上传统的手工业生产转变为以机器为主的大工业生产，也使得农民离开土地到工厂找工作。他们住在城市的贫民区，居住条件差，劳动条件恶劣，工时过长，职业病及传染病流行，例如斑疹伤寒、猩红热、天花和结核等，并经常发生意外工伤事故。1775 年，医生 PercivalPott 记录了烟囱清扫工罹患阴囊癌，这是历史上有记载的第一例职业癌。19 世纪，学者 Greenhow 认为粉尘与呼吸性疾病有关，Arlidge 描述了陶工的疾病。Charles Thackrah 于 1832 年出版了《职业和疾病》一书。在书中，Charles Thackrah 增加了流行病学维度。他研究和观察到有工业生产的城市的死亡率高于农村，并把这一现象归因于工业生产的有害作用、拥挤的人口和生活习惯。

19 世纪中期，第二次工业革命开始，人类进入"电气时代"，电力得到广泛应用，推动了大规模的采矿和冶炼，煤化学工业生产开始起步，还发明了合成染料，并合成生产了许多种有机化合物，包括农药、医药、石油化工产品等，进而出现了多种急、慢性化学中毒和职业性肿瘤等新问题。美国的 Alice Hamilton（1869—1970 年）因在工业毒物研究、帮助倡议公平的工人补偿法和为工作场所免受有毒化学品危害而斗争闻名于世，她为美国职业卫生奠定了坚实的基础。

20 世纪四五十年代起，以原子能、高分子化合物和电子计算机为标志的第三次工业革命兴起。全球经济、社会、文化发生巨大变革，以航天、材料、遗传和信息技术为代表，人类取得了难以估量的伟大成就。X 射线、原子能、高频、微波、红外线等技术，新原料、新化学物质和高科技被应用于生产。在工业生产和科学技术空前发展的背景下，职业卫生科学技术也进入了最辉煌的时代，职业卫生科学技术在深度与广度两个层面上都取得很大的进展，基础毒理学、劳动生理学、职业心理学、遗传毒理学、人机工程学、卫生工程学等新的分支学科纷纷出现，已形成了一个比较完整的现代职业卫生科学体系。

进入 21 世纪，以生物合成、基因工程智能化和互联网技术为标志的第四次工业革命到来。带来的将是人工设计的新型生物分子材料、藻类人工细胞合成石油、纳米医疗细胞机器人等产业发展。新的职业健康问题也会随之出现。职业卫生的概念内涵随生产方式、生产技术的发展而发展，与社会、经济、科技的进步密切相关。

20 世纪以前，职业卫生关注的是职业危害因素造成的人身体的病理改变。20 世纪后，职业卫生不仅关心有无"疾病"，而且还关注生理变化和心理变化。1948 年，WHO 定义的健康是保持身体、精神和社会适应的完美状态，不仅仅是没有疾病或体弱。ILO 在 155 号公约中定义："与工作有关的'健康'一词，不仅指没有疾病或体弱，也包括对于工作安全和卫生直接有关的影响健康的身心因素。"

职业卫生保护劳动者的健康分为几个层次，即身体的健康、心理健康和社会适应性健康。这一健康观念标志着医学模式从生物医学模式向生物－心理－社会医学模式的转变，必将对职业卫生理论的发展产生深远的影响。

二、职业卫生立法的发生与发展

工人为维护自身劳动和健康的权益，也广泛组织起来进行斗争，促使一些国家的政府建立职业安全卫生以及劳动保险的法规，保护劳动者健康。

（一）自我认知自我管理阶段

11～12世纪前，由于技术水平低，生产力极端低下，职业能产生危害没被社会认知。在这一阶段，极少数矿工有所意识，并采取自我保护措施，如希腊人知道汞和铅具有毒性，矿工使用羊皮纸、动物膀胱等做成面罩，以减少粉尘的接触。

（二）行会自律阶段

12～18世纪，随着贸易的发展，中欧采矿和冶炼技术及生产效率不断提高。与此同时，粉尘等危害也较以前加大，职业危害已被社会熟知。出于对职业危害的担心，欧洲成立了工人行会，旨在帮助患病的矿工和那些去世矿工的家属。行会给予职业病补助和殡葬补助。

（三）职业卫生立法起步阶段

职业安全卫生的立法相对较晚。职业安全卫生和其立法的标志性变化发生在19世纪。18世纪末发生第一次工业革命，工业上传统的手工业生产转变为以机器为主的大工业生产。随之出现劳动条件恶劣以及大量雇佣童工等问题。工人的健康被认为是与劳动相关的问题。1802年，英国颁布《学徒健康与道德法》。该法将纺织厂童工每天的工作时间由16h减少到12h。1833年，英国颁布《工厂法》，对工人的劳动安全、卫生、福利做了规定，建立了检查员制度。检查员的主要任务是确保纺织厂童工的工作时间符合法律规定。任命专职检查员即确立了政府干预原则，为之后各国推动职业安全卫生全面发展奠定了基础。继英国颁布《工厂法》后，美国马萨诸塞州、日本、意大利、比利时、俄国也先后颁布工厂法，限制工作时间。1837年，英国的 Priestly vs Fowler 案例成为世界上第一个职业安全卫生案例法的例子。1840年，英国皇家委员会出版对采矿业工人状况的调查报告。报告中描述了矿工的危险工作条件和高发的事故，促使英国于1842年颁布《矿山法》。根据该法建立了检查员制度。英国的安全状况得到极大改善的同时，也引发多起诉讼。1842年，英国下院秘书 Edwin Chadwick 向上议院递交关于英国劳动人群卫生状况的报告，这个著名的报告刺激英国政府于1848年通过《公共卫生法》，第一次赋予政府保护人民健康的责任。1880年，英国的《雇主责任法》确立了工伤领域的无过错责任原则，即工人在劳动过程中造成伤害，不管雇主有无直接的过错，都要承担赔偿责任，首次在法律原则的层次上确立了对劳动者的特别保护。该法使劳动关系彻底摆脱了民事关系领域的传统认知，成为一个全新的社会法领域，在法律发展史上具有划时代意义。

1884年，德国率先实行社会保险制度，颁布了世界上第一部《工人赔偿法》。随后，其他国家相继颁布了本国的赔偿法。1906年，英国颁布《工人赔偿法》，奠定了职业安全与职业卫生成为同一性工作领域的基础。1911年，美国各州相继颁布州的工人赔偿法，开始只针对工伤赔偿，后来包括了职业病。

职业卫生立法经历了从自我负责、顾主责任到工伤保险的漫长过程。政府干预和无过错原则的确立，标志着现代职业卫生立法雏形已经形成。

（四）现代职业卫生的诞生和发展

20世纪中叶第三次工业革命，尤其是第二次世界大战后，科技使生产力水平倍增，原工厂法不管怎么修订都不能满足生产关系的需要。1970年，美国上千名铀矿工人患肺癌，促使争论已久的《职业安全卫生法》获得通过，奠定了职业安全卫生法律制度及工作体制的现代基础,标志着现代职业卫生的形成。美国《职业安全卫生法》的特点,一是使无过错原则得到完全贯彻,将保护劳动者权益作为出发点和落脚点;二是该法授权成立专门的执法机构——职业安全卫生管理署(Occupational Safety & Health Administration,OSHA)和技术支撑机构——国家职业安全卫生研究所(National Institute of Occupational Safety & Health,NIOSH),使得国家干预原则在制度上得到保障;三是将职业安全与职业卫生纳入统一的监管范畴。该法成为职业安全卫生的"母法"。1972 年,日本模仿美国的《职业安全卫生法》颁布了《工业安全卫生法》;1974 年,英国颁布了《职业安全卫生法》,其他主要工业化国家也陆续颁行了相同或相似的法律。就全面性、严谨性和措施有力方面而言,当数英国的《职业安全卫生法》。该法确立的现代安全卫生法规框架和管理机制不再是单单建立在过去经验的基础上,而是要对潜在的风险做出充分评估,具有预见性和前瞻性。

三、职业安全卫生管理体系的发生发展

为了减少或消除职业危害,必须管理职业危害风险,建立职业安全卫生管理体系,持续改进工作环境和预防措施。职业健康安全管理体系是 20 世纪 90 年代初国际上兴起的现代安全管理模式。它是一套系统化、程序化和具有高度自我约束、自我完善的科学管理体系。其核心是要求企业采用现代化的管理模式,使包括安全生产管理在内的所有生产经营活动科学、规范和有效。建立健全安全生产的自我约束机制,不断改善安全生产管理状况,降低职业安全健康风险,从而预防事故发生和控制职业危害。这与我国"安全第一,预防为主"的基本工作方针相一致。职业健康安全管理体系采用 PDCA 模式,即戴明模式,规划(PLAN)、实施(DO)、检查(CHECK)和改进(ACTION)。规划出管理活动要达到的目的和遵循的原则;实现目标并在实施过程中体现以上原则;检查和发现问题,及时采取纠正措施,保证实施与实现过程不会偏离原有目标和原则;实现过程与结果的改进提高(图 1-1)。

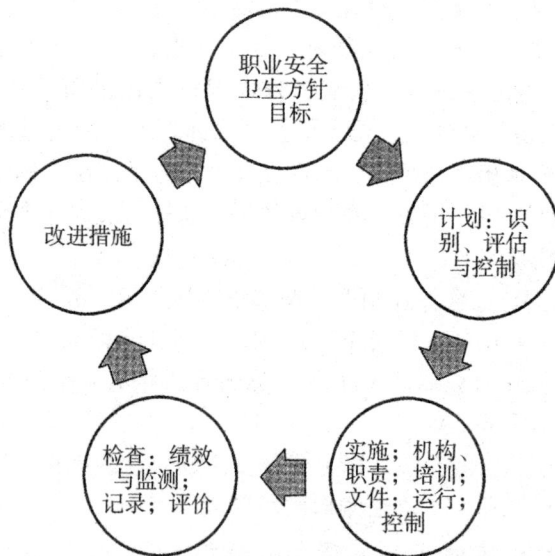

图 1-1 职业安全卫生体系运行模式图

目前比较盛名的职业安全健康管理体系有英国的、ILO 和讨论中的 ISO 管理体系。英国

卫生与安全管理局于 1991 年发布 HS（G）65 管理体系，并于 1997 年和 2013 年两次对其修订。HS（G）65 管理体系促使 PDCA 方法用于健康安全管理，把原系统基础的方法与现代行为方法结合起来管理职业安全健康。1996 年，英国标注协会发布 BS 8800 管理体系，并于 2004 年对其进行了修订。1999 年，英国标注协会联合 13 个国家的标准机构制定并发布了 OHSAS 18001 管理体系，并于 2007 年对其进行了修订。OHSAS 18001 管理体系符合 ISO 标准系列框架，能够较好地与 ISO 认证的大系统融合。ISO 9001 质量管理系统和 ISO 14001 环境管理系统能够与 OHSAS 18001 互补，形成较好的整体管理体系，这个体系的每一个组成部分都具有针对性、能够被第三方审计和认证，得到广泛应用。英国标注协会在 BS 8800 标准和 OHSAS 18001 标准的基础上，于 2008 年又发布了 BS 18004 管理体系。BS 18004 既可作为一个独立的标准为企业建立有效的职业安全健康体系提供指导，也可作为 OHSAS 18001 标准下的项目使企业获得认证。

2001 年，ILO 颁布了《职业安全健康管理体系导则》（ILO – OSH 2001），其内容包括国家和企业两个层次。在国家一级，导则要求建立与国家法律、法规相适应的国家职业安全健康管理体系框架；在企业一级，导则鼓励将职业安全健康管理体系融入企业的整体管理方针和日常管理中，通过企业和员工的共同努力实现企业职业安全健康管理的持续改进。

我国于 1999 年颁布了《职业安全卫生管理体系试行标准》，并在国内开展职业健康安全管理体系试点工作。2001 年发布了《职业安全健康管理体系指导意见》和《职业安全健康管理体系审核规范》，包括方针、计划、实施与运行、检查及纠正措施和管理评审五大要素，在内容和结构上基本与 OHSAS 18001 标准相同。

2013 年，ISO 成立 ISO 45001 标准制定委员会，ISO 45001（草案）已于 2016 年 3 月出版，已处于第一轮征求意见阶段，2017 年进入第二轮征求意见阶段，预计将于 2017 年 9 月批准，2017 年 12 月正式出版。

国际性的管理体系标准作为一种"软法"规范，各国职业安全健康管理体系标准虽仍由企业自愿选择适用，但目前许多国家已经将职业安全卫生管理体系纳入国家法律体系，发达国家企业据此实践职业安全卫生工作，大大减少职业危害。

（曹燕花）

第三节　职业卫生实践

一、职业危害因素的识别

（一）职业危害因素的分类

1. 国际分类　工作环境中的健康危害通常经调查进行识别，即判断作业场所是否存在职业危害因素，危害因素的特性是什么，这是职业卫生工作实践的前提和基本步骤之一。所谓的职业危害因素，就是能够导致疾病、健康损害或劳动者严重不适的各种环境因素或压力，分为物理、化学、生物、人机功效以及心理社会等因素。

（1）化学因素：据报道，已登记的化学品有 92 000 种，每年还以 20 000 种的速度在增加。存在的形式为液态、气态和固态。在作业场所，飘浮在空气中的污染物为气体、烟、雾和粉尘等形式，劳动者通过呼吸道、消化道和皮肤接触有害物质。化学品分为剧毒化学品、腐蚀性化学品、刺激性化学品和对环境有害的化学品，物质毒性与其危害性并不一致。毒性是指物质在人体内达到足够浓度后引起损害的能力。危害是指该浓度发生的概率，危害的程度是由许多因素决定的。

（2）物理因素：包括不良气象条件，如高温、高湿、低温、高气压、低气压等；噪声、振动；高频电磁场、微波、红外线、紫外线、激光；电离辐射和非电离辐射。

（3）生物因素：在工作场所中存在着活的微生物（病毒、细菌、真菌、寄生虫），它们来源于动物、人、植物和蔬菜，如附着在皮毛上的炭疽杆菌、蔗渣上的霉菌以及布氏杆菌、森林脑炎病毒等。据估计，全世界接触生物因素的职业人群有几亿人。大约有200种生物危害因素，可引起传染病、过敏、中毒、癌症等，农业、林业、畜牧业、医学实验等行业的人员是高风险人群。

（4）工效学因素：人机功效学就是使工作适合劳动者。人机功效学危害因素包括不适当的工具、不适当的工作场地和不适当的工作流程，例如长时间的重复动作、不良体位以及不当的用力等。这些因素可导致肌肉骨骼损伤或疾病。

（5）心理社会因素：危害来自劳动者不适应工作的心理社会环境。适应工作环境的能力受许多因素影响，例如人际关系、文化背景、习惯、期望值和工作能力满足不了工作的需要等。这些危害因素能引起心理行为改变，甚至引发心理精神疾病。

2. 国内分类　我国将职业危害因素分为广义分类和狭义分类。广义分类主要用于职业卫生评价，狭义分类主要应用于监督检查、职业健康监护和职业病诊断等。

1）广义分类：广义分类类似于国际分类，但不是按职业危害因素的性质分而是按职业危害因素的来源分，职业病危害因素按其产生的来源不同分为生产工艺过程中的有害因素、工作组织过程中的有害因素和生产环境中的有害因素三大类。

（1）生产工艺过程中产生的有害因素：分为化学因素、物理因素和生物因素。化学因素是指在生产中接触到的原料、中间产品、成品以及生产过程中的废气、废水、废渣中的化学毒物。主要包括生产性毒物和生产性粉尘。化学毒物以粉尘、烟尘、雾、蒸汽或气体的形态散布于车间空气中，主要经呼吸道进入人体内，还可经皮肤、消化道进入体内。常见的不良物理因素有异常气象条件、噪声、振动、非电离辐射、电离辐射等。生物因素为生产原料和作业环境中存在的致病微生物或寄生虫，如炭疽杆菌、森林脑炎病毒、布氏杆菌、真菌孢子、医务人员血源性病原体等。

（2）劳动过程中的有害因素：是生产中劳动者为完成某项生产任务的各种操作的总和，主要涉及劳动强度、劳动组织及操作方式等，包括不合理的劳动组织和作息制度；精神（心理）性职业紧张，如机动车驾驶；劳动强度过大或生产定额不当，如安排的工作与生理状况不相适应等；个别器官或系统过度紧张，如视力紧张、发音器官过度紧张等；长时间处于不良体位、姿势或使用不合理的工具等。

（3）生产环境中的有害因素：生产环境是劳动者操作、观察管理生产活动所处的外环境，涉及作业场所建筑布局、卫生防护、安全条件和设施有关的因素，常见的有：自然环境中的因素，如炎热季节的太阳辐射、高原环境的低气压、深井的高温高湿；厂房建筑或布局不合理、不符合职业卫生标准，如通风不良、采光照明不足、有毒无毒工段同在一个车间等；由不合理生产过程或不当管理所导致环境污染。

2）狭义分类：2015年11月17日，原国家卫生和计划生育管理委员会、国家安全生产监督管理总局、人力资源和社会保障部、中华全国总工会联合组织修订了《职业病危害因素分类目录》，同时废止了2002年3月11日由原卫生部发布的目录。2015年版的《职业病危害因素分类目录》将职业病危害因素分为粉尘类52种、化学因素375种、物理因素15种、放射因素8种、生物因素6种、其他类3种。

狭义分类主要根据职业病目录中的职业病病因进行分类。但是根据职业卫生的一般原理，职业危害因素导致职业病，如目前国际上比较多的职业病是腰背痛和心理精神疾患等。我国没有将此类人机功效学因素和精神因素列入职业病危害因素。虽然我国狭义分类不符合职业卫生的基本原理，但它提高了职业卫生监督检查的针对性，明晰职业健康监护的目标，也有利于有关职业病纠纷的裁决。

（二）职业危害因素识别方法

在职业卫生工作中，通过现场调查、工程分析、工作场所监测、职业流行病学调查以及实验室研究等方法，识别工作场所中职业危害，其目的在于辨识职业危害因素的种类、来源、存在形式、存在浓度（强度）、危害程度等，为职业危害监测与评价、劳动者健康监护以及研究应采取的职业卫生防护控制措施等提供重要依据。同时，职业危害因素的识别能力也是考核职业卫生工作者综合技术素质的重要指标，是职业卫生工作者必须具备的基本功。

职业危害因素基本识别方法有以下几种：

（1）作业场所特征分析：包括工作班、人数、布局、防护、原材料、成品、半成品和辅料等。

（2）工艺流程分析：识别危害因素及其来源。

（3）接触方式：呼吸道、皮肤、消化道。

（4）危害定性：流行病学、毒理、环境检测等。

（5）健康危害分析：健康监护。

（6）防治措施分析。

（7）文献分析：根据以往的工作经验和原有的资料积累。

（8）参考国际信息来源，包括国际化学物质安全规划署（IPCS）、国际癌症研究机构（LARC）、联合国际环境署的国际潜在有毒化学物质登记手册（UNEP－IRPTC）。

二、职业危害的评估

职业危害的评估即判断职业危害的程度如何，包括对劳动者健康影响的评估、工作场所职业危害因素水平的评估和职业危害风险的评估。

对劳动者健康危害的评估，主要技术方法有医学监护、职业流行病学调查、毒理学等试验研究和剂量－反应关系分析等。

工作场所职业危害因素水平的评估主要有两个目的：一是评估作业场所是否符合国家职业卫生标准的要求，即职业危害因素是否超标；二是评估防治措施的效果。通过现场监测，评价职业场所职业危害因素污染的水平；通过现场调查，确定劳动者的接触危害因素时间的长短，据此评估劳动者接触水平，把现场监测结果与职业卫生限值进行比较，判断防护措施的效果。

职业危害风险的评估通过划分工作场所有害因素暴露等级，评估劳动者职业暴露风险程度，为工作场所职业病危害风险管理提供技术依据，预防并控制工作场所有害因素所致的职业病危害。国内外提出许多评估模型和办法。传统上，主要根据把现场职业危害因素检测的结果与职业卫生标准相比较，结合危害因素的"毒性"大小和劳动者在劳动过程中的通气量，进行危害风险分级。这种做法存在一些问题，一是在实际工作中难以实施，如劳动者通气量的测定。二是如果职业危害因素还没有被制定卫生标准，则无法进行风险评估。三是没有考虑防治措施、管理措施和危害因素的特性，例如蒸发性等。经过多年的研究和实践，研究者认为职业危害风险是危害特征风险和暴露风险的函数。前者依赖于物质固有的特性，如蒸发性、腐蚀性、颗粒大小、致癌性等；后者依赖于防治措施、管理措施、应急措施以及工作场所职业危害因素的浓度高低等。目前，国际上常用的职业危害风险评估方法有欧盟的定性评估法、新加坡的半定量评估法和美国的定量评估法。

三、职业危害的预防与控制

无论是对危害的识别，还是对危害的评价，两者本身都不能防止职业危害的发生及其对健康的影响。因此，职业卫生的最终目标是控制工作环境中的健康危害，促进预防措施的实施，让人群拥有健康、安全和满意的职业场所。预防和控制措施有：替换、工程措施、管理措施和个体防护。替换指用无毒代替有毒，低毒代替高毒，目前，能够替换的物质和技术很少。因此，工程措施是首选的措施。预防和控制措施如图1-2所示。

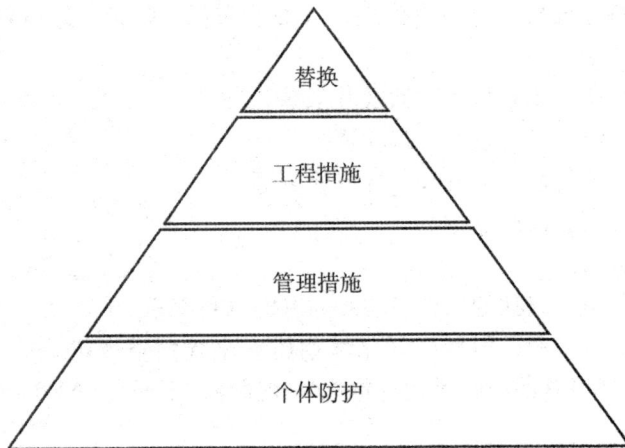

图1-2 预防和控制措施金字塔示意图

工程措施是指通过改进机械设计、隔离合密闭技术、通风技术或湿式作业等技术消除或减少作业场所职业危害因素浓度或强度。

管理控制是指对劳动者的培训教育、健康促进以及改变劳动者工作时间或方式等措施。改变在接触有害因素的场所工作的时间或者改变工作方式以减少接触。管理控制可提高干预措施的效果，同时也存在以下不足：①虽然工人轮岗制可减少工作日内总的平均接触量，但它会对大批工人造成高浓度、短时间的接触。正如我们已知的许多物质毒性和作用方式，短期高峰接触比长时间平均接触危害更大。②工作方式的改变会给工人带来很大的强迫性，同时给监测工作带来新问题，如如何实施和检验新工作方式、效果如何等。

个体防护是补充措施，应作为最后使用的措施。在职业危害因素超过职业卫生限值时，应使用个体防护用品。个体防护措施有一个致命的缺点，即不会减少或消除职业危害因素，只是阻断了劳动者和职业危害因素的接触。如果这个屏障失败，则劳动者立刻暴露在职业危害因素环境中。因此，劳动者必须佩戴正确的个体防护用品。

（曹燕花）

第二章
职业中毒

第一节　刺激性气体中毒

一、概述

刺激性气体（irrtant gases）指对眼、呼吸道黏膜和皮肤具有刺激作用，引起机体以急性炎症、肺水肿为主要病理改变的一类气态物质。包括在常态下气体以及在常态下虽非气体，但可以通过蒸发、升华或挥发后形成蒸汽或气体的液体或固体物质。此类气态物质多具有腐蚀性，生产中常因不遵守操作规程，容器或管道等设备被腐蚀，发生跑、冒、滴、漏等污染作业环境，在化学工业生产中最容易发生。

（一）种类

刺激性气体种类较多，按其化学结构和理化特性，可分为以下几类：

酸：无机酸，如硫酸、盐酸、硝酸、铬酸；有机酸，如甲酸、丙酸、乙二酸、丙烯酸。

成酸氧化物：二氧化硫、三氧化硫、二氧化氮、铬酐等。

成酸氢化物：氯化氢、氟化氢、溴化氢。

卤族元素：氟、溴、碘。

无机氯化物：光气、氯化氢、二氧化氯、二氯化砜、四氯化硅、四氯化钛、三氯化锑、三氯化砷、三氯化磷、三氯化硼等。

卤烃类：溴甲烷、碘甲烷、二氟一氯甲烷、四氟乙烯及其聚合物、聚全氟乙丙烯。

酯类：硫酸二甲酯、二异氰酸甲苯酯、甲酸甲酯、氯甲酸甲酯、丙烯酸甲酯等。

醚类：氯甲基甲醚。

醛类：甲醛、乙醛、丙烯醛、三氯乙醛等。

酮类：乙烯酮、甲基丙烯酮。

氨胺类：氨、乙胺、乙二胺、丙胺、丙烯胺，环乙胺。

强氧化剂：臭氧。

金属化合物：氧化银、硒化氢、波基镍、五氧化二钒等。氧化镉、羰基镍、硒化氢。

按 GBZ 73 - 2009，刺激性气体可分为以下几类：

酸：无机酸，如硫酸、盐酸、硝酸、铬酸、氯磺酸；有机酸，如甲酸、乙酸、丙酸、丁酸。

氮的氧化物：一氧化氮、二氧化氮、五氧化二氮等。

氯及其他化合物：氯、氯化氢、二氧化氯、光气、双光气、氯化苦、二氯化枫、四氯化硅、三氯氢硅、四氯化钛、三氯化锑、三氯化砷、三氯化磷、三氯氧磷、五氯化磷、三氯化硼等，二氯亚砜。

硫的化合物：二氧化硫、三氧化硫、硫化氢等。

成碱氢化物：氨。

强氧化剂：臭氧。

酯类：硫酸二甲酯、二异氰酸甲苯酯、甲酸甲酯、氯甲酸甲酯等，丙烯酸甲酯。

金属化合物：氧化银、硒化氢、波基镍、五氧化二钒等，氧化镉、羰基镍、硒化氢。

醛类：甲醛、己醛、丙烯醛、三氯乙醛等。

氟代烃类：八氟异丁烯、氟光气、六氟丙烯、氟聚合物的裂解残液气和热解气等。

其他：二硼氢、氯甲甲醚、四氯化碳、一甲胺、二甲胺、环氧氯丙烷等。

军用毒气：氮芥气、亚当氏气、路易氏气等。

上述具有刺激作用的化学物质，常见的有氯、氨、氮氧化物、光气、氟化氢、二氧化硫和三氧化硫等。

（二）毒理

刺激性气体的毒性按其化学作用，主要是酸、碱和氧化剂，如成酸氧化物、卤素、卤化物、酯类遇水可形成酸或分解为酸。酸可从组织中吸出水分，凝固其蛋白质，使细胞坏死。氨胺类遇水形成碱，可由细胞中吸出水分并皂化脂肪，使细胞发生溶解性坏死。氧化剂如氧、臭氧、二氧化氮可直接或通过自由基氧化，导致细胞膜氧化损伤。刺激性气体通常以局部损害为主，其损害作用的共同特点是引起眼、呼吸道黏膜及皮肤不同程度的炎性病理反应，刺激作用过强时可引起喉头水肿、肺水肿以及全身反应。病变程度主要取决于吸入刺激性气体的浓度和持续接触时间。病变的部位与其水溶性有关，水溶性高的毒物易溶解附着在湿润的眼和上呼吸道黏膜局部，立即产生刺激作用，出现流泪、流涕、咽痒、呛咳等症状，如氯化氢、氨；中等水溶性的毒物，其作用部位与浓度有关，低浓度时只侵犯眼和上呼吸道，如氯、二氧化硫，而高浓度时则可侵犯全呼吸道。水溶性低的毒物，通过上呼吸道时溶解少，故对上呼吸道刺激性较小，如二氧化氮、光气，易进入呼吸道深部，对肺组织产生刺激和腐蚀，常引起化学性肺炎或肺水肿。液体刺激性气态物质直接接触皮肤黏膜或溅入眼内可引起皮肤灼伤及眼角膜损伤。

（三）毒作用表现

1. 急性刺激作用　眼和上呼吸道刺激性炎症，如流泪、畏光、结膜充血、流涕、喷嚏、咽疼、咽部充血、呛咳、胸闷等。吸入较高浓度的刺激性气体可引起中毒性咽喉炎、气管炎、支气管炎和肺炎。吸入高浓度的刺激性气体可引起喉头痉挛或水肿，严重者可窒息死亡。

2. 中毒性肺水肿（toxic pulmonary edema）　吸入高浓度刺激性气体后所引起的肺泡内及肺间质过量的体液潴留为特征的病理过程，最终可导致急性呼吸功能衰竭，是刺激性气体所致的最严重的危害和职业病常见的急症之一。中毒性肺水肿的发生主要决定于刺激性气体的毒性、浓度、作用时间、水溶性及机体的应激能力。易引起肺水肿较常见的刺激性气体有光气、二氧化氮、氨、氯、臭氧、硫酸二甲酯、羰基镍、氧化镉、溴甲烷、氯化苦、甲醛、丙烯醛等。

肺水肿是肺微血管通透性增加和肺部水运行失衡的结果。其发病机制主要有：

1）肺泡壁通透性增加：①高浓度刺激性气体直接损伤肺泡上皮细胞，导致肺泡壁通透性增加，形成肺泡型肺水肿。刺激性气体可致肺泡膜上皮Ⅰ型细胞水肿、变性、细胞间连接部分开放；Ⅱ型细胞受损，肺泡表面活性物质（AS）合成减少，活性降低，使肺泡气液面表面张力增加，肺泡塌陷，体液渗出增加，液体迅速进入肺泡。②刺激性气体引起炎症反应时，参与炎症的肺泡巨噬细胞及多形核细胞等在肺内大量积聚，并释放大量的细胞因子和炎性介质，主要有氧自由基等，可达正常水平的20倍，造成肺泡氧化损伤，导致通透功能障碍。

2）肺毛细血管壁通透性增加：一方面高浓度刺激性气体直接损伤毛细血管内皮细胞，导致间隔毛细血管通透性增加，形成间质性肺水肿。刺激性气体直接破坏毛细血管内皮细胞，使内皮细胞胞浆突起回缩，裂隙增宽，液体渗出。另一方面，中毒使体内的血管活性物质，如组织胺、5-羟色胺、缓激肽、前列腺素等大量释放，使肺毛细血管通透性增加。

3）肺毛细血管渗出增加：上呼吸道炎症及肺水肿导致通气不足和弥散障碍，致使机体缺氧，通过神经体液反射，引起毛细血管痉挛，增加肺毛细血管压力和渗出，加重肺水肿。

4）肺淋巴循环受阻：毛细血管渗出液的回收与淋巴循环有关。刺激性气体可使交感神经兴奋性增高，右淋巴总管痉挛；此外，肺内体液增多，使血管临近的淋巴管肿胀，阻力增加，淋巴回流障碍，促使肺水肿发生。

刺激性气体引起的肺水肿，临床过程可分为四期：

（1）刺激期：吸入刺激性气体后表现为气管-支气管黏膜的急性炎症。主要在短时间内出现呛咳、流涕、咽干、咽痛、胸闷及全身症状，如头痛、头晕、恶心、呕吐等症状。吸入水溶性低的刺激性气体后，该期症状较轻或不明显。

（2）潜伏期：刺激期后，自觉症状减轻或消失，病情相对稳定，但肺部的潜在病理变化仍在继续发展，经过一段时间发生肺水肿，实属"假象期"。潜伏期长短，主要取决于刺激性气体的溶解度、浓度和个体差异，水溶性大，浓度高，潜伏期短。一般为2~6h，也有短至0.5h者，水溶性小的刺激性气体可36~48h，甚至72h。在潜伏期症状不多，期末可出现轻度的胸闷、气短、肺部少许干性啰音，但胸部X线片可见肺纹理增多、模糊不清等。此期在防止或减轻肺水肿发生以及病情的转归上具有重要的作用。

（3）肺水肿期：潜伏期之后，突然出现加重的呼吸困难，烦躁不安、大汗淋漓、剧烈咳嗽、咳大量粉红色泡沫样痰。体检可见口唇明显发绀、两肺密布湿性啰音、严重时大中水泡音、血压下降、血液浓缩、白细胞可高达（20~30）×10⁹个/L、部分中毒者血氧分析可见低氧血症。胸部X线检查，早期可见肺纹理增粗紊乱或肺门影增浓模糊。随着肺水肿的形成和加重，两肺可见散在的1~10mm大小不等、密度均匀的点片状、斑片状阴影，边缘不清，有时出现由肺门向两侧肺野呈放射状的蝴蝶形阴影。此期病情在24h内变化最剧烈，若控制不力，有可能进入急性呼吸窘迫综合征（acute respiratory distress syndrome，ARDS）期。

（4）恢复期：经正确治疗，如无严重并发症，肺水肿可在2~3d内得到控制，症状体征逐步消失一般3~5d，X线变化约在1周内消失，7~15d基本恢复，多无后遗症。二氟一氯甲烷引起的肺损害，可产生广泛的肺纤维化和支气管腺体肿瘤样增生，继而可引发呼吸功能衰竭。

3. 急性呼吸窘迫综合征（ARDS） 刺激性气体中毒、创伤、休克、烧伤、感染等心源性以外的各种肺内外致病因素所导致的急性、进行性呼吸窘迫、缺氧性呼吸衰竭。主要病理特征为肺毛细血管通透性增高而导致的肺泡渗出液中富含蛋白质的肺水肿及透明膜形成，并伴有肺间质纤维化。本病死亡率可高达 50%。刺激性气体所致中毒性肺水肿与 ARDS 之间的概念、致病机制、疾病严重程度以及治疗和预后存在着量变到质变的本质变化。

作用机制：发病机制错综复杂，至今仍未完全阐明。刺激性气体所致的 ARDS 可能是有毒物质的直接损伤或机体炎症反应过度表达的结果。目前认为主要是：①刺激性气体直接损伤毛细血管内皮细胞及肺泡上皮细胞，使毛细血管内皮及肺泡上皮的通透性增加；另一方面损伤肺泡 II 型细胞，肺泡表面活性物质减少。②肺部刺激性炎症可释放大量的细胞因子和炎性介质，引起炎症的放大和损伤。介质释放可致血管收缩、渗出，特别是血小板活化因子可引起肺泡毛细血管膜的通透性增加；前列腺素 F2a、血栓素所致肺内血小板凝聚、微血栓形成及内毒素性肺损伤。

急性呼吸窘迫综合征临床可分为四个阶段：①原发疾病症状。②潜伏期：大多数患者原发病后24～48h，出现呼吸急促发绀；极易误认为原发病病情加剧，常失去早期诊断时机。③呼吸困难、呼吸频数加快是最早、最客观的表现，发绀是重要的体征之一。出现呼吸窘迫，肺部水泡音，X 线胸片有散在浸润阴影。④呼吸窘迫加重，出现神志障碍，胸部 X 线有广泛毛玻璃样融合浸润阴影。ARDS 的病程与化学性肺水肿大体相似，仅在疾病程度上更为严重，在临床上呈现严重进行性呼吸困难，呼吸频率大于 28 次/min，严重的低氧血症，$Pa(O_2) \leq 8kPa$（60mmHg）和（或）氧合指数（$Pa(O_2)/Fi(O_2)$）$\leq 40kPa$（300mmHg）。用一般氧疗难以奏效，预后较差。而刺激性气体所致 ARDS 病因明确，其对肺部的直接损伤所致 ARDS 在发病过程中较其他原发病有更重要的意义，因此，在肺部体征、X 线表现、病理损害等方面更为明显。由于无其他原发病，所以在预后上较为良好。

4. 慢性影响 长期接触低浓度刺激性气体，可能成为引起慢性结膜炎、鼻炎、咽炎、慢性支气管炎、支气管哮喘、肺气肿的综合因素之一。急性氯气中毒后可遗留慢性喘息性支气管炎。有的刺激性气体还具有致敏作用，如氯、甲苯二异氰酸酯等。

（四）诊断

1. 诊断原则 依据 GBZ 73-2009，根据短期内接触较大量化学物的职业史，急性呼吸系统损伤的临床表现，结合血气分析和其他检查所见，参考现场劳动卫生学调查资料，综合分析，排除其他病因所致类似疾病后，方可诊断。

2. 刺激反应 出现一过性眼和上呼吸道刺激症状，胸部 X 线无异常表现者。

3. 诊断及分级标准

1）轻度中毒：有眼及上呼吸道刺激症状，如畏光、流泪、咽痛、呛咳、胸闷等，也可有咳嗽加剧、咳黏液性痰，偶有痰中带血。体征有眼结膜、咽部充血及水肿；两肺呼吸音粗糙，或可有散在性干、湿啰音；胸部 X 线表现为肺纹理增多、增粗、延伸、或边缘模糊。符合急性气管-支气管炎或支气管周围炎。

2）中度中毒：凡具有下列情况之一者，可诊断为中度中毒。

（1）呛咳、咳痰、气急、胸闷等；可有痰中带血、两肺有干、湿性啰音、常伴有轻度发绀；胸部 X 线表现为两中、下肺野可见点状或小斑片状阴影；符合急性支气管肺炎。

（2）咳嗽、咳痰、胸闷和气急较严重，肺部两侧呼吸音减低，可无明显啰音，胸部 X 线表现为肺纹理增多、肺门阴影增宽、境界不清、两肺散在小点状阴影和网状阴影，肺野透明度减低，常可见水平裂增厚，有时可见支气管袖口征和（或）克氏 B 线。符合急性间质性肺水肿。

（3）咳嗽、咳痰，痰量少到中等，气急、轻度发绀、肺部散在性湿啰音、胸部 X 线显示单个或少数局限性轮廓清楚、密度增高的类圆形阴影。符合急性局限性肺泡性肺水肿。

3）重度中毒：凡有下列情况之一者，可诊断为重度中毒。

（1）剧烈咳嗽、咳大量白色或粉红色泡沫痰，呼吸困难，明显发绀，两肺密布湿性啰音，胸部 X 线表现两肺野有大小不一、边缘模糊的粟粒小片状或云絮状阴影，有时可融合成大片状阴影，或呈蝶状形分布。血气分析 Pa（O_2）/Fi（O_2）≤40kPa（300mmHg）。符合弥漫性肺泡性肺水肿或中央性肺泡性肺水肿。

（2）上列情况更为严重，呼吸频数大于 28 次/min，或（和）有呼吸窘迫。胸部 X 线显示两肺广泛多数呈融合的大片状阴影，血气分析氧分压/氧浓度（Pa（O_2）/Fi（O_2））≤26.7kPa（200mmHg），符合急性呼吸窘迫综合征。

（3）窒息。

（4）并发严重气胸、纵隔气肿或严重心肌损害等。

（5）猝死。

（五）防治原则

1. 预防与控制措施　大部分刺激性气体中毒因意外事故所致。建立经常性的设备检查、维修制度和严格执行安全操作规程，防止生产过程中的跑、冒、滴、漏，杜绝意外事故发生。预防与控制原则主要包括两方面：操作控制和管理控制。

1）操作预防与控制：通过采取适当的措施，消除或降低作业场所正常操作过程中的刺激性气体的危害。

（1）技术措施：采用耐腐蚀材料制造的生产设备并经常维修，防止生产工艺流程的跑、冒、滴、漏；生产和使用刺激性气体的工艺流程应进行密闭抽风；物料输送、搅拌采用自动化。

（2）个人防护措施：选用有针对性的耐腐蚀防护用品（工作服、手套、眼镜、胶鞋、口罩等）。穿着聚氯乙烯、橡胶等制品的工作服；佩戴橡胶手套和防护眼镜；接触二氧化硫、氯化氢、酸雾等应佩戴碳酸钠饱和溶液及 10% 甘油浸渍的纱布夹层口罩；接触氯气、光气时用碱石灰、活性炭做吸附剂的防毒口罩；接触氨时可佩戴硫酸铜或硫酸锌防毒口罩。接触氟化氢时使用碳酸钙或乳酸钙溶液浸过的纱布夹层口罩；防毒口罩应定期进行性能检查，以防失效。选用适宜的防护油膏防护皮肤和鼻黏膜污染，3% 氧化锌油膏防酸性物质污染，5% 硼酸油膏防碱性物质污染；防止牙齿酸蚀症可用 1% 小苏打或白陶土溶液漱口。

2）管理预防和控制：按照国家法律、法规和标准建立管理制度、程序和措施，是预防和控制作业场所中刺激性气体危害的一个重要方面。

（1）职业安全管理预防和控制：加强刺激性气体在生产、贮存、运输、使用中的严格安全管理，严格按照有关规章制度执行。安全贮存，所有盛装刺激性物质的容器应防腐蚀、防渗漏、密封同时加贴安全标签；贮运过程应符合防爆、防火、防漏气的要求；做好废气的回收利用等。

（2）职业卫生管理预防和控制：健康监护措施：执行工人就业前和定期体格检查制度，发现明显的呼吸系统疾病，明显的肝、肾疾病，明显的心血管疾病，应禁止从事刺激性气体作业以及早期不良影响，从而采取相应措施。

应急救援措施：设置报警装置，易发生事故的场所，应配备必要的现场急救设备，如防毒面具、冲洗器及冲洗液、应急撤离通道和必要的泄险区等。

环境监测措施：对作业场所进行定期空气中刺激性气体浓度监测，及时发现问题，采取相应维修或改革措施，确保工人的作业场所安全。

（3）职业安全与卫生培训教育：培训教育工人正确使用安全标签和安全技术说明书，了解所使用化学品的易爆危害、健康危害和环境危害，掌握相应个体防护用品的选择、使用、维护和保养等，掌握特定设备和材料如急救、消防、溅出和泄漏控制设备的使用，掌握必要的自救、互救措施和应急处理方法。应根据岗位的变动或生产工艺的变化，及时对工人进行重新培训。

2. 处理原则　积极防治肺水肿和 ARDS 是抢救刺激性气体中毒的关键。

1）现场处理

（1）现场急救：迅速疏散可能接触者脱离有毒作业场所并对病情做出初步估计和诊断。患者应迅速移至通风良好的地方，脱去被污染的衣裤，注意保暖。处理灼伤及预防肺水肿：用水彻底冲洗污染处及双眼，吸氧、静卧、保持安静。对于出现肺水肿、呼吸困难或呼吸停止的患者，应尽快给氧，进行人工呼吸，心脏停搏者可给予心脏按压，有条件的可给予支气管扩张剂与激素。凡中毒严重者采取了上述抢救措施后，应及时送往医院抢救。

（2）保护和控制现场、消除中毒因素。

（3）按规定进行事故报告，组织事故调查。

（4）对健康工人进行预防健康筛检。

2）治疗原则

（1）刺激性气道或肺部炎症：主要给以止咳、化痰、解痉药物，适当给以抗菌治疗。急性酸性或碱性气体吸入后，应及时吸入不同的中和剂，如酸吸入后，应给予 4% 碳酸氢钠气雾吸入；而碱吸入后，应给予 2% 硼酸或醋酸雾化吸入。

（2）中毒性肺水肿与 ARDS：迅速纠正缺氧，合理氧疗，早期轻症患者可用鼻导管或鼻塞给氧，氧浓度为 50%。肺水肿或 ARDS 出现严重缺氧时，机械通气（mechanical ventilation）治疗是纠正缺氧的主要措施。常用的通气模式为呼气末正压（positive end expiratory pressure，PEEP），该种方法由于呼气时肺泡仍能维持正压，防止肺泡萎陷，改善肺内气体分布，增加氧弥散、促进 CO_2 排出、纠正通气/血流失调，改善换气功能，从而减少病死率。

降低肺毛细血管通透性，改善微循环：应尽早、足量、短期应用肾上腺皮质激素，常用大剂量地塞米松，以减轻肺部炎症反应，减少或阻止胶体、电解质及细胞液等向细胞外渗出，维持气管通畅；提高机体的应激能力。同时合理限制静脉补液量，ARDS 应严格控制输入液体量，保持体液负平衡。为减轻肺水肿，可酌情使用少量利尿剂等。

保持呼吸道通畅，改善和维持通气功能：可吸入去泡沫剂二甲硅酮，以降低肺内泡沫的表面张力，清除呼吸道中水泡，增加氧的吸入量和肺泡间隔的接触面积，改善弥散功能；还可适当加入支气管解痉药氢溴酸东莨菪碱，以松弛平滑肌，减少黏液分泌，改善微循环；可根据毒物的种类不同,尽早雾化吸入弱碱(4%碳酸氢钠)或弱酸(2%硼酸或醋酸),以中和毒物;必要时施行气管切开、吸痰。

(3)积极预防与治疗并发症:根据病情可采取相应的治疗方法,并给予良好的护理及营养支持等,如继发性感染、酸中毒、气胸及内脏损伤等。

3)其他处理:一般情况下,轻、中度中毒治愈后,可恢复原工作。重度中毒治愈后,原则上应调离刺激性气体作业。急性中毒后如有后遗症,结合实际情况,需妥善处理。

二、氯气

(一)理化特性

氯(chlorine,Cl_2)为黄绿色、具有异臭和强烈刺激性的气体。分子量70.91,比重2.488,沸点 $-34.6℃$。易溶于水和碱性溶液以及二硫化碳和四氯化碳等有机溶液。遇水可生成次氯酸和盐酸,次氯酸再分解为氯化氢和新生态氧,在高热条件下与一氧化碳作用,生成毒性更大的光气。在日光下与易燃气体混合时会发生燃烧爆炸。

(二)接触机会

电解食盐产生氯;使用氯气制造各种含氯化合物,如四氯化碳、漂白粉、聚氯乙烯、环氧树脂等;应用氯气作为强氧化剂和漂白剂,如制药业、皮革业、造纸业、印染业、油脂及兽骨加工过程中的漂白,医院、游泳池、自来水的消毒等。

(三)毒理

氯是一种强烈的刺激性气体,易溶于水。主要作用于气管、支气管、细支气管,也可作用于肺泡。氯气对人体的急性毒性与空气中氯气的浓度有关。氯的嗅阈和刺激阈在 $0.06 \sim 5.80mg/m^3$ 范围内。低浓度(如 $1.5 \sim 90.0mg/m^3$)时仅侵犯眼和上呼吸道,对局部黏膜有烧灼和刺激作用。高浓度或接触时间过长(如 $120 \sim 180mg/m^3$ 时,接触 $30 \sim 60min$),可侵入呼吸道深部。氯气吸入后与呼吸道黏膜的水作用生成次氯酸和盐酸,从而产生损害作用。因为生物体内不具备将次氯酸再分解为氯化氢和新生态氧的能力。氯化氢可使上呼吸道黏膜水肿、充血和坏死;次氯酸可透过细胞膜,破坏膜的完整性、通透性以及肺泡壁的气、血、气、液屏障,引起眼、呼吸道黏膜充血、炎性水肿、坏死,高浓度接触时可致呼吸道深部病变形成肺水肿。次氯酸还可与半胱氨酸的巯基起反应,抑制多种酶活性。吸入高浓度氯气(如 $3\,000mg/m^3$)还可引起迷走神经反射性心脏停搏或喉痉挛,出现电击样死亡。

(四)临床表现

1.急性中毒 常见于突发事故,急性中毒的表现有:

刺激反应:出现一过性眼和上呼吸道黏膜刺激症状,表现为畏光、流泪、咽痛、呛咳,肺部无阳性体征或偶有散在性干啰音,胸部X线无异常表现。

轻度中毒:表现为急性气管 - 支气管炎或支气管周围炎。此时呛咳加重、出现呛咳、可有少量痰、胸闷,两肺有散在性干、湿啰音或哮鸣音,胸部X线表现可无异常或可见下肺野有肺纹理增多、增粗、延伸、边缘模糊。

中度中毒:表现为支气管肺炎、间质性肺水肿或局限性肺泡性水肿或哮喘样发作。咳嗽加剧、气急、胸闷明显、胸骨后疼痛,有时咳粉红色泡沫痰或痰中带血,伴有头痛、头昏、烦躁、恶心、呕吐、上腹痛等神经系统症状和胃肠道反应。两肺可有干、湿性啰音或弥漫性哮鸣音。急性化学性支气管肺炎胸部 X 线可见两肺下部内带沿肺纹理分布呈不规则点状或小斑片状边界模糊、部分密集或相互融合的致密阴影。间质性肺水肿胸部 X 线表现肺纹理增多模糊，肺门阴影增宽境界不清，两肺散在点状阴影和网状阴影，肺野透亮度减低，常可见水平裂增厚，有时可见支气管袖口征及克氏 B 线。局限性肺泡性肺水肿胸部 X 线可见单个或多个局限性密度增高的阴影，哮喘样发作者胸部 X 线可无异常发现。

重度中毒：出现弥漫性肺泡性肺水肿或中央性肺泡性肺水肿；严重者出现急性呼吸窘迫综合征（ARDS）；吸入极高浓度氯气还可引起声门痉挛或水肿、支气管或反射性呼吸中枢抑制而致迅速窒息死亡或心脏停搏所致猝死；严重者可并发气胸或纵隔气肿等。

皮肤以及眼睛接触液氯或高浓度氯气可发生急性皮炎或皮肤及眼的灼伤。并发症主要有肺部感染、心肌损伤、上消化道出血以及气胸、纵隔气肿等。

2. 慢性作用　长期接触低浓度氯气可引起上呼吸道、眼结膜及皮肤刺激症状，慢性支气管炎、支气管哮喘、肺气肿等慢性非特异性呼吸系统疾病的发病率增高，对深部小气道功能可有一定影响。患者可有乏力、头晕等神经衰弱症状和胃肠功能紊乱，皮肤可发生痤疮样皮疹和疱疹，还可引起牙齿酸蚀症。

（五）诊断

诊断原则：诊断及分级标准依据 GBZ 65 - 2002。根据短期内吸入较大量氯气后迅速发病，结合临床症状、体征、胸部 X 线表现，参考现场劳动卫生学调查结果，综合分析，排除其他原因引起的呼吸系统疾病，方可诊断。

（六）处理原则

1. 治疗原则

（1）现场处理：立即脱离接触，置空气新鲜处，脱去被污染的衣服和鞋袜，静卧休息，保持安静及保暖。出现刺激反应者，严密观察至少 12h，并予以对症处理。

（2）合理氧疗：应卧床休息，以免活动后病情加重。可选择适当方法给氧，使动脉血氧分压维持在 8~10kPa，吸入氧浓度不应超过 60%。如发生严重肺水肿或急性呼吸窘迫综合征，给予鼻面罩持续正压通气（CPAP）或气管切开呼气末正压通气（PEEP）疗法，呼气末压力宜在 0.5kPa 左右。也可用高频喷射通气疗法。

（3）应用糖皮质激素：应早期、足量、短程使用，以防治肺水肿。

（4）维持呼吸道通畅：可给予雾化吸入疗法、支气管解痉剂，去泡沫剂可用二甲基硅油，如有指征应及时施行气管切开术。

（5）控制液体入量：合理掌握输液量，避免输液量过多过快等诱发肺水肿等因素。慎用利尿剂，一般不用脱水剂。

（6）预防发生继发性感染：中、重度者应积极防治肺部感染，合理使用抗生素。

此外，支持和对症治疗也相当重要，如维持血压稳定，纠正酸碱和电解质紊乱；给予高热量、高蛋白、多维生素、易消化的饮食，提高中毒者的抵抗力等。

（7）眼和皮肤损伤：眼有刺激症状时应彻底冲洗、可用弱碱性溶液如 2% 碳酸氢钠结膜下注射；皮肤灼伤，按酸灼伤常规处理。氯痤疮可用 4% 碳酸氢钠软膏或地塞米松软膏涂患处。

2. 其他处理

（1）治愈标准：由于急性中毒所引起的症状、体征、胸部 X 线异常等基本恢复，患者健康状况达到中毒前水平。

（2）中毒患者治愈后，可恢复原工作。

（3）中毒后如常有哮喘样发作，应调离刺激性气体作业工作。

（七）预防

严格遵守安全操作规程，防止设备跑、冒、滴、漏，保持管道负压；加强局部通风和密闭操作；易跑、冒氯气的岗位可设氨水储槽和喷雾器用于中和氯气；含氯废气需经石灰净化处理再排放，检修时或现场抢救时必须戴滤毒罐式或供气式防毒面具。其余预防和控制原则同概述。工作场所空气中氯最高容许浓度为 $1mg/m^3$。

三、氮氧化物

（一）理化特性

氮氧化物（nitrogen oxide，NO_x）俗称硝烟，是氮和氧化合物的总称：主要有氧化亚氮（N_2O）俗称笑气、氧化氮（NO）、二氧化氮（NO_2）、三氧化二氮（N_2O_4）、四氧化二氮（N_2O_5）、五氧化二氮（N_2O_5）等。除 NO_2 外，其他氮氧化物均不稳定，遇光、湿、热变成 NO_2 及 NO，NO 又转化为 NO_2。作业环境中接触到的是几种氮氧化物气体的混合物，主要是 NO_2 和 NO，其中以 NO_2 为主。NO_2 是在 21.1℃时为红棕色具有刺鼻气味气体，在 21.1℃以下时呈暗褐色液体；在 -11℃以下为无色固体，加压液体为 N_2O_4。NO_2 分子量 46.01，沸点 21.2℃，溶于碱、二硫化碳和氯仿，较难溶于水。性质较稳定。

（二）接触机会

1. 化工工业　制造硝酸、用硝酸浸洗金属时可释放大量硝烟；制造硝基化合物如硝基炸药、硝化纤维、苦味酸等可产生氮氧化物；苯氨染料的重氮化过程接触浓硝酸。

2. 作为燃料和爆破　卫星发射、火箭推进、汽车、内燃机排放尾气中及矿井、隧道用硝铵炸药爆炸时均含有或产生氮氧化物。

3. 焊接行业　电焊、气焊、气割及电弧发光时产生的高温能使空气中的氧和氮结合形成氮氧化物。

4. 农业（谷仓气体）　存放谷仓中的青饲料或谷物，因植物中含有硝酸钾，经缺氧条件下发酵，生成亚硝酸钾，与植物中的有机酸作用成为亚硝酸，当仓内温度升高时，亚硝酸分解成氮氧化物和水，造成"谷仓气体中毒"（silo - gas poisoning）。

（三）毒理

氮氧化物的毒作用主要取决于作业环境中 NO 和 NO_2 的存在。NO 不是刺激性气体，但极易氧化为 NO_2，而具有刺激作用。当 NO 大量存在时可产生高铁血红蛋白症及中枢神经系统损害。NO_2 生物活性大，毒性为 NO 的 4～5 倍，主要损害肺部终末细支气管和肺泡上皮，急性毒性主要引起肺水肿。NO 和 NO_2 同时存在时，毒性增强。人对 NO_2 嗅阈为 0.23～0.25mg/m^3；空气中 NO_2 浓度为 51.25～153.75mg/m^3 时可引起急性支气管炎或支气管肺炎；307.50～410.00mg/m^3 时可引起阻塞性毛细支气管炎；560.00～940.00mg/m^3 时可引起中毒性肺水肿和窒息；大于等于 1 460mg/m³，可很快引起死亡。氮氧化物较难溶于水，故对眼和上呼吸道黏膜刺激作用亦小，主要进入呼吸道深部，逐渐与细支气管及肺泡上皮的水起作用，生成硝酸和亚硝酸对肺组织产生刺激和腐蚀作用，使肺泡及毛细血管通透性增加，导致肺水肿；氮氧化物被吸收入血后形成硝酸盐和亚硝酸盐。硝酸盐可引起血管扩张，血压下降；亚硝酸盐能使血红蛋白氧化为高铁血红蛋白，引起组织缺氧。

（四）临床表现

氮氧化物急性吸入可致化学性气管炎、化学性肺炎及化学性肺水肿。肺水肿恢复期还可出现迟发性阻塞性毛细血管支气管炎。依临床表现及 X 线改变可分为四级。

1. 观察对象　与氮氧化物有密切接触史者应注意严密观察。如在 100mg/m³ 以上氮氧化物染毒区停留 0.5～1.0h 者，即使当时没有中毒症状，也要到医疗单位观察，如 72h 内无肺水肿发生可结束观察。

2. 轻度中毒　一般在吸入氮氧化物经 6～72h 的潜伏期后，出现胸闷、咳嗽、咳痰等，可伴有轻度头晕、头痛、无力、心悸、恶心等症状。胸部有散在的干啰音。X 线表现肺纹理增强或肺纹理边缘模糊。血气分析结果显示动脉血氧分压降低，低于预计值 1.33～2.67kPa（10～20mmHg）。

3. 中度中毒　除上述症状外，可有呼吸困难、胸部紧迫感，咳嗽加剧，咳痰或咳血丝痰，轻度发绀。两肺可闻干啰音或散在湿啰音。胸部 X 射线可见肺野透亮度减低，肺纹理增多、紊乱、模糊呈网状阴影或斑片状阴影，边缘模糊。血气分析常呈轻度至中度低氧血症：在吸入低浓度氧气（低于 50%）时才能维持动脉血气分压大于 8kPa（60mmHg）。

4. 重度中度　具有下列临床表现之一者可诊断为重度中毒。

（1）肺水肿：表现为明显的呼吸困难，剧烈咳嗽，咳大量白色或粉红色泡沫痰，明显发绀，两肺密布湿性啰音。胸部 X 线征象：两肺野有大小不等、边缘模糊的斑片状或云絮状阴影，有的可融合成大片状阴影。血气分析常呈重度低氧血症：在吸入高浓度氧气（高于 50%）时，动脉血气分压小于 8kPa（60mmHg）。

（2）并发昏迷、窒息、急性呼吸窘迫综合征（ARDS）。

5. 迟发性阻塞性毛细支气管炎　迟发性阻塞性毛细支气管炎的临床特征是在肺水肿基本恢复后 2 周左右，少数病例，在吸入氮氧化物气体后，可无明显急性中毒症状而在 2 周后，突然发生咳嗽、胸闷及进行性呼吸窘迫等症状，有明显发绀，两肺可闻干啰音或细湿啰音。X 线可见两肺满布粟粒状阴影。

（五）诊断

诊断原则：诊断及分级标准依据 CBZ 15－2002。根据短期内吸入较大量的氮氧化物的职业史，呼吸系统损害的临床表现和胸部 X 射线征象，结合血气分析及现场劳动卫生学调查资料，综合分析，并排除其他原因所致的类似疾病，方可诊断。

（六）处理原则

1. 治疗原则　治疗重点是防治肺水肿和迟发性阻塞性毛细支气管炎。

（1）现场处理：迅速、安全脱离中毒现场，保暖、静卧休息。

（2）注意病情变化，对密切接触氮氧化物者应视察 24～72h，观察期内应严格限制活动，卧床休息，保持安静，并给予对症治疗。

（3）积极防治肺水肿和迟发性阻塞性毛细支气管炎：保持呼吸道通畅，可给予雾化吸入、支气管解痉剂、去泡沫剂（如二甲基硅油），必要时给予气管切开；早期、足量、短程应用糖皮质激素，为防止迟发性阻塞性毛细支气管炎发生可酌情延长糖皮质激素的使用时间；限制液体输入量和输液速度等。

（4）合理氧疗。

（5）预防控制感染，防治并发症，注意维持水电解质及酸碱平衡。

（6）如出现高铁血红蛋白症，可给予亚甲蓝，维生素 C，葡萄糖液等治疗。

2. 其他处理（GBZ 15 - 2002） 急性轻、中度中毒，治愈后可恢复原工作；重度中毒患者视疾病恢复情况，应调离刺激性气体作业。如需劳动能力鉴定，按 GB/T 16180 - 2014 处理。

（七）预防

工作场所空气中二氧化氮时间加权平均容许浓度为 $5mg/m^3$，短时间接触容许浓度 $100mg/m^3$。患有明显的呼吸系统疾病，如慢性支气管炎、肺气肿、支气管炎、哮喘、支气管扩张、肺心病及明显的心血管系统疾病等，不宜从事接触氮氧化物作业。

四、氨

（一）理化特性

氨（ammonia，NH_3）常温常压下为无色、具有强烈辛辣刺激性臭味的气体。分子量为 17.04，密度为 0.5791g/L，比空气轻，易逸出。沸点 - 33.5℃，常温下加压可液化。极易溶于水而形成氨水（氢氧化铵），浓氨水含氨28% ~ 29%，呈强碱性。易燃，自燃点为 651℃，能与空气混合形成爆炸性混合气体。

（二）接触机会

合成氨生产。氮肥工业：氨可用于制造硫胺、硝胺、氢氧化铵、尿素等多种化肥。液氨做制冷剂：人造冰、冷藏等。以氨为原料的各种化学工业：制造碱、炸药、医药、氢氟酸、氰化物和有机腈以及合成纤维、塑料、树脂、鞣皮、油漆、染料等生产有机会接触氨。

（三）毒理

氨极易溶解于水，对眼及上呼吸道具有明显的刺激和腐蚀作用；氨能碱化脂肪，使组织蛋白溶解变性，且分子量小，扩散速度快，能迅速通过细胞渗透到组织内，使病变向深部发展。氨对人体的毒性反应与空气中氨气浓度和接触时间不同而差异极大；可由闻到气味，出现刺激症状，到危及生命。低浓度时可使眼结膜、鼻咽部、呼吸道黏膜充血、水肿等；浓度增高时可造成组织溶解性坏死，致严重的眼及呼吸道灼伤、化学性肺炎及中毒性肺水肿，造成呼吸功能障碍，出现低氧血症，乃至急性呼吸窘迫综合征（ARDS）、心脑缺氧。高浓度氨吸入后，血氨增高，三羧酸循环受到障碍。脑氨增高，可致中枢神经系统兴奋性增强，出现兴奋、惊厥等，继而转入抑制，以至昏迷、死亡。亦可通过神经反射作用引起心跳和呼吸骤停。

（四）临床表现

根据接触浓度和接触时间及个人易感性的不同，临床表现轻重不一。轻者表现为一过性眼和上呼吸道黏膜刺激症状。轻度中毒以气管、支气管损害为主，表现为支气管炎或支气管周围炎，也可引起轻度喉头水肿。中度中毒表现为支气管肺炎或间质性肺水肿。重度中毒以肺部严重损害为主，可出现肺泡性肺水肿或急性呼吸窘迫综合征（ARDS），伴有明显的气胸或纵隔气肿等并发症。可出现中毒性肝、肾损害。可致角膜及皮肤灼伤。

（五）诊断原则及分级标准

诊断原则：诊断及分级标准依据 GBZ 14 - 2015。根据短时间内吸入高浓度氨气的职业史，以呼吸系统损害为主的临床表现，和胸部 X 射线影像，结合血气分析检查及现场劳动卫生学调查结果，综合分析，排除其他病因所致类似疾病，方可诊断。

眼或皮肤灼伤：轻、中、重度急性中毒均可伴有眼或皮肤灼伤，其诊断分级参照 GBZ 54 - 2002 或 GBZ 51 - 2009。

（六）处理原则

1. 治疗原则　防治肺水肿和肺部感染是治疗关键，同时积极处理眼灼伤，防止失明。治疗中强调"早"字，及早吸氧、及早雾化吸入中和剂、早期应用糖皮质激素、早期使用抗生素预防感染。

（1）现场处理：迅速、安全脱离中毒现场，保暖、静卧休息。彻底冲洗污染的眼和皮肤。氨气遇水形成"强氨水"可灼伤面部皮肤，故现场抢救时忌用湿毛巾捂面。

（2）保持呼吸道通畅：及时清除气管堵塞物，气管阻塞时应及时给予气管切开；可给予支气管解痉剂、去泡沫剂（如10%二甲基硅油）、雾化吸入疗法；如有呼吸抑制，可给予呼吸中枢兴奋剂等。

（3）早期防治肺水肿：早期、足量、短程应用糖皮质激素、莨菪碱类药物等，同时严格控制液体输入量，维持水、电解质及酸碱平衡。

（4）合理氧疗：采用鼻导管低流量吸氧法，或面罩给氧。

（5）积极预防控制感染：及时、足量、合理应用抗生素，早期给予广谱抗生素，也可联合用药，防治继发症。

（6）眼、皮肤灼伤治疗：参照 GBZ 54 - 2002 或 GBZ 51 - 2009。皮肤灼伤应迅速用3%硼酸液或清水冲洗，特别应注意腋窝、会阴等潮湿部位。眼灼伤时应及时彻底用3%硼酸液冲洗，12h 内每15～30min 冲洗一次，每天剥离结膜囊，防止睑球粘连。

2. 其他处理　轻度中毒，治愈后可回原岗位工作。中、重度中毒，视疾病恢复情况，一般应调离接触刺激性气体的作业岗位。需劳动能力鉴定者，可参照 GB/T 16180 - 2014 处理。

（七）预防

工作场所空气中氨时间加权平均容许浓度为 $20mg/m^3$，短时间接触容许浓度 $30mg/m^3$。患有明显的呼吸系统疾病，如慢性支气管炎、肺气肿、哮喘、肺心病、活动性肺结核及严重肝病等，不宜从事与氨有接触的作业。

（八）氨中毒案例

Ⅰ. 某化肥厂运输液氨罐爆炸氨气泄漏造成集市多人急性氨中毒

企业：化肥厂

时间：1987年6月22日

地点：运输途中

岗位或操作：运输液氨

毒物名称：氨气

中毒病名：急性氨中毒、灼伤

中毒原因：液氨罐爆炸

经过：事故当日12时40分，甲化肥厂向乙化肥厂求购液氨，乙厂一辆液氨罐的汽车里充装了790kg液氨后驶出。途中，司机、押运人员、充装人员一起到附近饭店喝酒吃饭，于13时30分司机酒后继续驾车，车行25min后到达某乡集市附近时，氨罐尾部冒出白烟，先是"啪"的一声，而后"轰"的一声巨响，卡车向前猛冲，车后冒出大量白色烟雾。重达74.4kg的氨罐后封头向后偏右方向飞出64.4m，将一民房砖墙击穿一个大洞；直径0.8m，长3m，重约770kg的罐体挣断固定位置的钢丝绳，冲断氨罐支架及卡车前龙门架，摧毁驾驶室后向前偏左方向冲出95.7m，途中撞死3人，驾驶员、押运员也被当场挤死。喷出的液氨立即气化，致使赶集的87名农民发生氨灼伤，并致急性氨中毒，其中有57人送往县医院住院抢救治疗。汽车后部路旁的200棵树和约7 000m^{2}的庄稼全被毁坏。约有2万名赶集的农民乱成一片，四处逃跑。

本次事故共死亡9人，10名重度中毒者有严重后遗症，其余47名中度、轻度中毒患者陆续治愈出院，事故造成极坏的社会影响。

调查发现，事故主要原因有：一是此液氨罐制造质量低劣。按规范要求焊接厚钢板应打坡口焊接，而此罐全部焊缝均未开坡口。焊接质量极差，10mm的厚钢板只焊合4mm。X光探伤表明所拍的12张片子的焊缝中无1张合格。封头冲制不合格，无直边，封头直径与筒体直径不相等，造成错边。焊后未进行整体退火处理。二是管理混乱，没有建立压力容器管理制度。该罐本是固定式储罐，未经批准，随意改制成汽车上的移动罐。压力容器未按要求进行检验。三是在运输危险品前未按规定到有关部门办理危险品运输许可证。四是司机酒后驾驶，超速行驶。五是未按规定的路线运输危险物品，而是通过人员集中的集镇，扩大了事故后果。

提示：压力容器必须符合国家标准，并按规定定期检验。液氨运输要办理危险品运输许可证。

Ⅱ. 某有色冶金机械厂发生氨气泄漏导致急性中毒

企业：有色冶金机械厂

时间：1989年9月4日

地点：冷冻机房

岗位或操作：检修阀门

毒物名称：氨气

中毒病名：急性氨中毒

中毒原因：冷冻机阀门氨气泄漏

经过：事故当日9时，某工人正在修理冷冻机的阀门，突然从阀门里冲出大量氨气，当时还有17人在另一个房间的无菌池中做加料和化验等操作，结果9人因吸入氨气而中毒，经过抢救治疗后康复。

调查发现，设备未及时维修，维修时未采取应急防备措施。

提示：维修冷冻机阀门应注意防护和应急救援。

五、光气

（一）理化特性

光气（phosgene，$COCl_2$）即碳酰氯，常温下为无色气体，具有霉变干草或腐烂水果气味。分子量98.91，比重3.41，熔点－118℃，沸点8.3℃。易溶于苯、氯仿等有机溶剂，微溶于水，遇水缓慢水解成二氧化碳和氯化氢。光气的化学性质较活泼，易与碱作用生成盐而被分解；与氨水作用生成氯化铵、二氧化碳和水；与醇类作用生成酯；与乌洛托品作用生成无毒的加成物。

（二）接触机会

光气制造。光气作为化工的基础原料用于多种有机合成，如合成橡胶、泡沫塑料、染料，制药、农药等。脂肪族氯代烃类燃烧，如氯仿、三氯乙烯、氯化苦以及聚氯乙烯塑料制品、含二氯甲烷的化学涂料、在通风不良的场所使用四氯化碳灭火机灭火等可产生光气。曾用作军事毒剂。由于光气输送管道或容器爆炸、设备故障等意外事故时有大量光气泄漏，污染车间及周围环境，引起群体发生急性光气中毒。

（三）毒理

光气水溶性较小，对眼及上呼吸道的刺激性较弱，吸入后可到达呼吸道深部和肺泡，迅速与肺组织细胞成分发生酰化、氯化反应和水解反应。毒性比氯气大10倍，属高毒类。人的嗅觉阈为0.4～4.0mg/m³；生产环境中浓度达5mg/m³可嗅出烂苹果味；8～20mg/m³可引起人眼和上呼吸道刺激反应；20～50mg/m³时，可引起急性中毒；100～300m/m³时，接触15～30s可引起重度中毒，甚至死亡。

光气发生肺水肿的毒理作用可能是光气分子中的羰基与肺组织的蛋白质、酶及类脂中的功能基团等结合发生酰化反应，干扰细胞的正常代谢，破坏细胞膜以及肺泡上皮细胞，肺泡表面活性物质减少，肺泡萎陷，同时毛细血管内皮受损，通透性增加，从而导致化学性肺炎和肺水肿。近来研究表明，组织细胞损伤使细胞膜磷脂被分解生成花生四烯酸类化合物及自由基的产生，与光气所致肺水肿有密切关系。

光气除了引起急性肺损害外，还可直接刺激血管引起应激反应，使肺循环阻力升高，加重右心负荷致严重缺氧等因素而损害心肌。光气急性吸入可明显改变机体抗氧化酶系的活力，并且存在着一定程度的急性肝损害，而这种肝损伤与活性氧密切相关。

（曹燕花）

第二节 窒息性气体中毒

一、概述

窒息性气体（asphyxiating gases）是指被机体吸入后，可使氧（oxygen，O_2）的供给、摄取、运输和利用发生障碍，使全身组织细胞得不到或不能利用氧，而导致组织细胞缺氧窒息的一类有害气体的总称。窒息性气体中毒常发生于局限空间作业场所。中毒后机体可表现为多个系统受损，但首先是神经系统受损且最为突出。

常见的窒息性气体有：一氧化碳（carbon monoxide，CO）、硫化氢（hydrogen sulfide，H_2S）、氰化氢（hydrogen cyanide，HCN）和甲烷（methane，CH_4）。

（一）分类

窒息性气体按其作用机制不同分为两大类。

1. **单纯窒息性气体** 单纯窒息性气体本身无毒，或毒性很低，或为惰性气体，但由于它们的存在使空气中氧的比例和含量明显降低，相应地进入呼吸道、血液和组织细胞的氧含量也降低，导致机体缺氧、窒息的气体。如氮（nitrogen，N_2）、氢（hydrogen，H_2）、甲烷、乙烷（ethane，C_2H_6）、丙烷（propane，C_3H_8）、丁烷（butane，C_4H_{10}）、乙烯（ethene，C_2H_4）、乙炔（ethyne，C_2H_2）、二氧化碳（carbon dioxide，CO_2）、水蒸气以及氦（helium，He）、氖（neon，Ne）、氩（argon，Ar）等惰性气体。

单纯窒息性气体所致危害与氧分压降低程度成正比，仅在高浓度时，尤其在局限空间内，才有危险性。在101.3kPa（760mmHg）大气压下，空气中氧含量为20.96%。若空气中氧含量低于16%，即可致机体缺氧、呼吸困难；若低于6%可迅速导致惊厥、昏迷甚至死亡。

二氧化碳主要起单纯窒息性气体作用，但当其浓度超过正常浓度的5～7倍时，可引起中毒性知觉丧失。

2. **化学窒息性气体** 化学窒息性气体是指进入机体后可对血液或组织产生特殊化学作用，使血液对氧的运送、释放或组织利用氧的能力发生障碍，引起组织细胞缺氧窒息的气体，如一氧化碳、硫化氢、氰化氢、苯胺（aniline，$C_2H_5NH_2$）等。

根据毒作用环节不同，化学窒息性气体又分为以下两类：

（1）血液窒息性气体：阻止血红蛋白（Hb）与氧结合或妨碍 Hb 向组织释放氧，影响血液运输氧气的能力，造成组织供氧障碍而窒息的气体，如一氧化碳、一氧化氮，以及苯胺、硝基苯等苯的氨基、硝基化合物蒸气等。

（2）细胞窒息性气体：主要是抑制细胞的呼吸酶（respiratory enzymes）活性，阻碍细胞对氧的摄取和利用，发生细胞"内窒息"的气体，如硫化氢、氰化氢等。

窒息作用也可由麻醉剂和麻醉性化合物（如乙醚、氯仿、氧化亚氮、二硫化碳）所引起，它们对神经组织包括呼吸中枢均有影响，过量吸入可引起呼吸抑制、最终导致呼吸衰竭。

（二）接触机会

窒息性气体不仅在生产环境中常见，也是家庭生活中常见有毒气体之一。

一氧化碳在含碳物质氧化不全，以及以一氧化碳为原料的作业和环境中遇到，如炼焦、金属冶炼、窑炉、火灾现场、光气和合成氨制造、煤气发生炉，以及家庭生活用煤的不完全燃烧、煤气灶漏气等。

硫化氢多见于含硫矿物或硫化物的还原及动植物蛋白质腐败等有关的环境中，如石油提炼、化纤纺丝、皮革脱毛、合成橡胶及硫化染料等生产；皮革、造纸工业；制糖、酿酒、酱菜等食品加工；污物、垃圾清理和下水道疏通等作业。

氰化氢主要来源于氰化物，包括无机氰酸盐类和有机氰类化合物。在化学反应过程中，尤其在高温或与酸性物质作用时，能释放出氰化氢气体。常见于电镀、采矿、冶金和染料工业等；农业如熏蒸灭虫剂、灭鼠剂等；在军事上曾用做战争毒剂。

甲烷见于腐殖化环境和矿井。在化学工业生产过程中常被用做制造三氯甲烷等多种有机化合物的原料；在日常生活中，天然气、煤气、油田气和沼气中也存在大量的甲烷。

二氧化碳广泛应用于工业生产中，可以用做生产纯碱、化肥、无机盐及甲醇的原料，食品添加剂和防腐剂，也可以用于制造灭火剂；在酒池、地窖、矿井尾部和深井中含有大量的二氧化碳。

（三）毒理

不同种类窒息性气体的致病机制不同，但其主要致病环节都是引起机体组织细胞缺氧。

正常情况下，空气中的氧经呼吸道吸入到达肺泡，经过血气交换进入血液，与红细胞中的 Hb 结合形成氧合血红蛋白（HbO_2），再经血液循环输送至全身各组织器官，与组织中的气体交换进入细胞。在细胞内各种呼吸酶的作用下，参与糖、蛋白质、脂肪等营养物质的代谢转化，产生能量，并生成二氧化碳和水，以维持机体的生理活动。

上述过程中的任何一个环节被窒息性气体阻断，都会引起机体缺氧窒息。

一氧化碳可以与氧气竞争血红蛋白上的结合位点，形成碳氧血红蛋白（HbCO），使血液运输氧气的能力下降，导致组织细胞缺氧。

硫化氢进入机体后的作用是多方面的。主要是硫化氢与细胞色素氧化酶中的 Fe^{3+} 结合，抑制细胞呼吸酶的活性，导致组织细胞缺氧；硫化氢还可与谷胱甘肽（glutathione，GSH）的巯基（–SH）结合，使 CSH 失活，加重组织细胞缺氧；另外，高浓度硫化氢可通过对嗅神经、呼吸道黏膜神经及颈动脉窦和主动脉体的化学感受器的强烈刺激，导致呼吸麻痹，甚至猝死。

氰化氢进入机体后，氰离子（CN–）直接作用于细胞色素氧化酶，使其失去传递电子能力，导致细胞不能摄取和利用氧，引起细胞内窒息。

甲烷本身对机体无明显毒性，其造成的组织细胞缺氧，是由于吸入气中氧的比例和浓度降低所致的缺氧性窒息。

（四）毒作用特点

1. 脑对缺氧极为敏感　轻度缺氧即可引起智力下降、注意力不集中、定向能力障碍等；缺氧较重时出现头痛、耳鸣、恶心、呕吐、乏力、嗜睡，甚至昏迷；进一步发展可出现脑水肿。

2. 不同窒息性气体中毒的机制不同　对其治疗须按中毒机制和条件选用相应的特效解毒剂。

3. 慢性中毒尚无定论　有学者认为慢性中毒只是反复急性轻度中毒的结果。长期反复接触低浓度 CO，可有明显的神经功能和循环系统影响，但缺乏客观体征，且可对 CO 产生耐受性；长期接触氰化氢，可出现慢性刺激症状、类神经症、自主神经功能紊乱、肌肉酸痛及甲状腺肥大等，但无特异指标，诊断尚有困难；硫化氢的慢性影响也类似。

（五）毒作用表现

1. 缺氧症状　缺氧是窒息性气体的共同致病环节，是窒息性气体中毒的共同表现。但不同种类的窒息性气体，因其独特毒性的干扰或掩盖，缺氧的临床表现并非完全相同。

2. 脑水肿　主要是颅压增高的表现，但早期颅内压增高往往不明显。

3. 其他　窒息性气体会损伤呼吸道，引起中毒性肺水肿，发生急性反应性喉痉挛和反应性延髓呼吸中枢麻痹。急性一氧化碳中毒时面颊部呈樱桃红色，色泽鲜艳而无明显青紫。急性氰化物中毒表现为无发绀性缺氧及末梢性呼吸困难，缺氧性心肌损害和肺水肿。

4. 实验室检查　急性一氧化碳中毒，可定性、定量测定血中 HbCO 水平；急性氰化物中毒，可测定尿中硫氰酸盐含量（正常参考值上限：不吸烟者 5mg/L，吸烟者 10mg/L）；急性硫化氢中毒，可测定尿硫酸盐含量或检查血液中硫化血红蛋白。

（六）治疗

1. 治疗原则　窒息性气体中毒病情危急，应分秒必争进行抢救。有效的解毒剂治疗，及时纠正脑缺氧和积极防治脑水肿，是治疗窒息性气体中毒的关键。

2. 现场急救　窒息性气体中毒有明显剂量－效应关系，故特别强调尽快阻止毒物继续吸收，解除体内毒物毒性。抢救要重在现场，关键是及时。具体包括：①尽快脱离中毒现场，立即吸入新鲜空气。入院患者虽已脱离现场，仍应彻底清洗被污染的皮肤。②严密观察生命体征。危重者易发生中枢性呼吸循环衰竭；一旦发生，应立即进行心肺复苏；呼吸停止者，立即人工呼吸，给予呼吸兴奋剂。③并发肺水肿者，给予足量、短程糖皮质激素。

3. 氧疗法　是急性窒息性气体中毒急救的主要常规措施之一。采用各种方法给予较高浓度（40%～60%）的氧，以提高动脉血氧分压，增加组织细胞对氧的摄取能力，激活受抑制的细胞呼吸酶，改善脑组织缺氧，阻断脑水肿恶性循环，加速窒息性气体排出。

4. 尽快给予解毒剂

（1）单纯窒息性气体中毒：无特殊解毒剂，但二氧化碳中毒可给予呼吸兴奋剂，严重者用机械过度通气以促进二氧化碳排出，也可视作"解毒"措施。

（2）一氧化碳中毒：无特殊解毒药物，但高浓度氧吸入可加速 HbCO 解离，可视为"解毒"措施。

（3）硫化氢中毒：可应用小剂量亚甲蓝（20～120mg）。理论上也可给予 MtHb 形成剂，但硫化氢在体内转化速率甚快，且 MtHb 可降低血液携氧能力而加重缺氧。故除非在中毒后立即使用，否则可能弊大于利，必需慎用。

（4）急性氰化物中毒：可采用注射硫代硫酸钠或使用亚硝酸钠－硫代硫酸钠联合解毒疗法进行驱排。近年来有人采用高铁血红蛋白（MtHb）形成剂 10% 的 4－二甲氨基苯酚（4－DMAP），效果良好，作用快，血压下降等不良反应小；重症者可同时静注 15% 硫代硫酸钠 50ml，以加强解毒效果。也可用亚甲蓝－硫代硫酸钠疗法，即采用亚甲蓝代替亚硝酸钠，但剂量应大。或用对氨基苯丙酮（PAPP）治疗。

（5）苯的氨基或硝基化合物中毒：可致高铁血红蛋白血症，应用小剂量亚甲蓝还原目前仍不失为最佳解毒治疗。

5. 积极防治脑水肿

（1）脑水肿是缺氧引起的最严重后果，也是窒息性气体中毒死亡的最主要原因。因此，防治脑水肿是急性窒息性气体中毒抢救成败的关键。应早期防治、力求脑水肿不发生或程度较轻。限水利尿一直是缺氧性脑水肿的经典治疗原则。

（2）除了防治缺氧性脑水肿的基础措施外，还应采取如下措施：①给予脑代谢复活剂，如ATP、细胞色素C、辅酶A及能量合剂、肌苷、谷氨酸钠、γ－氨酪酸、乙酰谷氨酰胺、胞二磷胆碱、二磷酸果糖、施普善（脑活素）等。②利尿脱水：常用药物为20%甘露醇或25%山梨醇，也可与利尿药交替使用。③糖皮质激素的应用：对急性中毒性脑水肿有一定效果，常用地塞米松，宜尽早使用，首日应用较大的冲击剂量。

6. 对症支持疗法

（1）谷胱甘肽：作为辅助解毒剂，加强细胞抗氧化作用，加速解毒。

（2）低温与冬眠疗法：可减少脑氧耗量，降低神经细胞膜通透性，并有降温作用，以保护脑细胞，减轻缺氧所致脑损害。

（3）二联抗生素：预防感染。

（4）抗氧化剂：对活性氧包括氧自由基及其损伤作用具有明显抵御清除效果。用维生素E、大剂量维生素C、β－胡萝卜素及小剂量微量元素硒等拮抗氧自由基。

（5）纳洛酮：特异性阿片受体拮抗剂、神经元保护剂，对一氧化碳中毒患者起到有效的治疗作用，并有可能抑制一氧化碳中毒后的大脑后脱髓鞘和细胞变性，减少一氧化碳中毒后迟发性脑病的发生率。

（6）苏醒药：常用的有乙胺硫脲（克脑迷、抗利痛）、甲氯芬酯（氯酯醒、遗尿丁）、胞二磷胆碱、吡拉西坦（脑复康）等，配合其他脑代谢复活药物，常可收到较好效果。

（7）钙通道阻滞剂：可阻止Ca^{2+}向细胞内转移，并可直接阻断血栓素的损伤作用，广泛用于各种缺血缺氧性疾患，可早期用药。常用药物有心可定（prenylamine）、维拉帕米（verapamil，异搏定）、硝苯地平（nifedipine）等。

（8）缺氧性损伤的细胞干预措施：缺氧性损伤的分子机制主要涉及活性氧生成及细胞内钙超载，目前的细胞干预措施主要针对这两点，目的在于将损伤阻遏于亚细胞层面，不使其进展为细胞及组织损伤。缺氧可以诱发大量自由基生成；而治疗过程中的给氧措施，可使机体出现"缺血－再灌注样效应"也会产生大量的自由基。大量的自由基可导致细胞脂质过氧化损伤，故以清除氧自由基为主的抗氧化治疗，已成为近年窒息性气体中毒治疗进展的重要标志。常用的自由基清除剂如巴比妥类、维生素E和C，辅酶Q、超氧化物歧化酶（SOD）、谷胱甘肽、糖皮质激素等。

（9）改善脑组织灌流：主要措施包括以下几点，①维持充足的脑灌注压：要点是使血压维持于正常或稍高水平，故任何原因的低血压均应及时纠正，但也应防止血压突然升高过多，以免颅内压骤增。紧急情况下可用4～10℃生理盐水或低分子右旋糖酐（300～500ml/0.5h）经颈动脉直接快速灌注，以达降温、再通微循环的目的。②纠正颅内"盗血"：可采用中度机械过度换气法。因动脉血二氧化碳分压（Pa（CO_2））降低后，可使受缺氧影响较小的区域血管反射性收缩，血液得以重新向严重缺氧区灌注，达到改善脑内分流、纠正"盗血"的目的。一般将Pa（CO_2）维持在4kPa（30mmHg）即可，$PaCO_2$过低可能导致脑血管过度收缩、加重脑缺氧。③改善微循环状况：低分子（MW2万～4万）右旋糖酐有助于提高血浆胶体渗透压、回收细胞外水分、降低血液黏稠度、预防和消除微血栓，且可以很快经肾小球排出而具有利尿作用；一般24h内可投用1 000～1 500ml。

（10）控制并发症：①早期、足量、短程应用激素，预防硫化氢中毒性肺水肿的发生发展。②高压氧治疗或面罩加压给氧，预防一氧化碳中毒迟发性神经精神后发症。

（11）其他对症处理：如对角膜溃疡等进行处理。

（七）预防措施

窒息性气体中毒事故的主要原因是：设备缺陷和使用中发生跑、冒、滴、漏；缺乏安全作业规程或违章操作；家庭室内采用煤炉取暖且通风不良。

中毒死亡多发生在现场或送院途中。现场死亡除窒息性气体浓度高外，主要由于不明发生窒息事故的原因，不做通风，缺乏急救的安全措施而致救者也窒息死亡；缺乏有效的防护面具；劳动组合不善，在窒息性气体环境单独操作而得不到及时发现与抢救，或窒息昏倒于水中溺死。据此，预防窒息性气体中毒的重点在于：

（1）严格管理制度，制订并严格执行安全操作规程。

（2）定期检修设备，防止跑、冒、滴、漏。

（3）窒息性气体环境设置警示标识，装置自动报警设备，如一氧化碳报警器等。

（4）加强卫生宣教，做好上岗前安全与健康教育，普及急救互救知识和技能训练。

（5）添置有效防护面具，并定期维修与检测效果。

（6）高浓度或通风不良的窒息性气体环境作业或抢救，应先进行有效的通风换气，通风量不少于环境容量的3倍，佩戴防护面具，并设置专人接应保护。高浓度硫化氢、氰化氢环境短期作业，可口服 4 - DMAP 180mg 和 PAPP 90mg 进行预防，20min 即显效。4 - DMAP 作用快、药效短；PAPP 作用慢，药效持久。

二、一氧化碳

（一）理化特性

一氧化碳（carbon monoxide，CO），俗称"煤气"，是一种无色、无味、无臭、无刺激性的气体，分子量28.01，密度0.967g/L，熔点 - 205.0C，沸点 - 190℃，微溶于水，易溶于氨水。易燃、易爆，在空气中含量达12.5%时可发生爆炸。

（二）接触机会

CO 为分布广泛的窒息性气体，生产性和生活性原因引起的急性 CO 中毒均较常见。含碳物质不完全燃烧均可产生 CO，接触 CO 的作业存在于 70 余种工业中，如冶金工业的炼焦、金属冶炼等；机械工业的铸造、锻造；采矿爆破作业；CO 用作化工原料制造光气、甲醇、甲酸、甲醛，合成氨、丙酮等；耐火材料、玻璃、陶瓷、建筑材料等工业使用的窑炉、煤气发生炉等。此外，家庭用煤炉、煤气灶、燃气热水器和汽车发动机尾气产生的 CO 也可在通风不良的情况下引起急性 CO 中毒。

（三）毒理

1. 吸收与排泄　CO 主要经呼吸道吸收，透过肺泡迅速弥散入血。入血后80% ~ 90%与血红蛋白（Hb）可逆性结合，形成碳氧血红蛋白（HbCO），失去携氧功能。空气中 CO 浓度越高，肺泡气中 CO 分压越大，血液中 HbCO 的饱和度也越高。吸入 CO 的10% ~ 15%与血管外血红素蛋白，如肌红蛋白、细胞色素氧化酶等结合。CO 还可透过胎盘屏障进入胎儿体内。

进入机体的 CO 绝大部分以原形随呼气排出，约1%转化为 CO_2 呼出。正常大气压下（氧分压为0.21绝对大气压），CO 的生物半排期平均为320min（128 ~ 409min），吸入高浓度 CO 需 7 ~ 10d 方可完全排出，但提高空气中氧分压可显著缩短 CO 生物半排期。如吸入 1

个大气压纯氧，CO 生物半排期可缩短至 80min；而吸入 3 个大气压纯氧则缩短至 23.5min。

2. 毒作用机制

（1）与 Hb 结合形成 HbCO：这是急性 CO 中毒引起机体缺氧窒息最主要的机制，经呼吸道吸入的 CO 绝大部分与 Hb 分子中原卟啉Ⅸ的亚铁复合物发生紧密而可逆性结合，形成 HbCO 使 Hb 失去携氧能力，导致组织缺氧。

CO 与 Hb 的亲和力比 O_2 与 Hb 的亲和力大 300 倍，少量 CO 即可与 O_2 竞争，生成大量 HbCO；而且 HbCO 的解离速度比 HbO_2 慢 3 600 倍；HbCO 不仅无携氧功能，还影响 HbO_2 的解离，阻碍氧的释放，故导致低氧血症和组织缺氧。CO 与 Hb 的结合具有可逆性。及时测定血中 HbCO 含量可作为反映 CO 中毒严重程度的参考指标。停止接触后，O_2 可缓慢地取代 CO，重新形成 HbO_2。高压氧疗可加速 HbCO 解离。

血液 HbCO 含量主要与空气 CO 浓度、接触时间及每分钟肺通气量有关，后者取决于接触者劳动强度，CO 的分压越高，则血液中 HbCO 饱和度越大，达到饱和的时间也越短。

（2）与肌红蛋白结合形成碳氧肌红蛋白：影响氧从毛细血管向细胞线粒体弥散，损害线粒体功能。

（3）其他：CO 与线粒体细胞色素氧化酶可逆性结合，阻断电子传递链，抑制组织呼吸，导致细胞内窒息。CO 还可与一氧化氮合酶（NOS）、鸟苷酸环化酶等结合，干扰有关酶的活性。

机体缺氧可影响多个脏器系统，中枢神经系统（CNS）的组织细胞对缺氧最敏感。CO 的毒作用影响了 O_2 和能量供应，引起脑水肿，脑血液循环障碍，使大脑和基底神经节，尤其是苍白球和黑质，因血管吻合支较少、血管水肿和结构不健全，而发生变性、软化、坏死，或白质广泛性脱髓鞘病变，由此出现以中枢神经系统损害为主伴有不同并发症的症状与体征，如颅压增高、帕金森综合征和一系列神经精神症状等。此外，因 HbCO 为鲜红色，故急性 CO 中毒患者的皮肤黏膜呈樱桃红色；还可引起心肌损害等。

（四）临床表现

1. 急性一氧化碳中毒　是吸入较高浓度 CO 后引起的急性脑缺氧性疾病，起病急骤、潜伏期短，主要表现为急性脑缺氧引起的中枢神经损害。少数患者可有迟发性神经精神症状，部分患者也可有其他脏器的缺氧性改变。中毒程度与血中 HbCO 浓度有关。

（1）轻度中毒：以脑缺氧反应为主要表现。患者出现剧烈头痛、头昏、耳鸣、眼花、视物模糊、颞部血管压迫和搏动感，并有恶心、呕吐、心悸、胸闷、四肢无力和步态不稳等症状，可有意识模糊、嗜睡、短暂昏厥甚至谵妄状态等轻度至中度意识障碍，但无昏迷。血液 HbCO 浓度可高于 10%。经治疗，症状可迅速消失。

（2）中度中毒：除有上述症状外，皮肤、黏膜呈樱桃红色，意识障碍加重，表现为浅至中度昏迷，对疼痛刺激有反应，瞳孔对光反射和角膜反射迟钝，血液 HbCO 浓度可高于 30%。经抢救可较快清醒，恢复后一般无并发症和后遗症。

因 HbCO 为鲜红色，故患者皮肤黏膜在中毒之初呈樱桃红色，与其他缺氧不同，是其临床特点之一；再者全身乏力显著，即使患者尚清醒，却已难以行动，不能自救。

（3）重度中毒：上述症状进一步加重，因脑水肿而迅速进入深昏迷或去大脑皮层状态，昏迷可持续十几个小时，甚至几天；肤色因末梢循环不良而呈灰白或青紫色；呼吸、脉搏由弱、快变为慢而不规则，甚至停止，心音弱而低钝，血压下降；瞳孔缩小，瞳孔对光反射等各种反射迟钝或消失，可出现病理反射；初期肌张力增高、牙关紧闭、可出现阵发性抽搐或强直性全身痉挛，晚期肌张力显著降低，瞳孔散大，大小便失禁，可因呼吸麻痹而死亡。经抢救存活者可并发脑水肿、休克或严重的心肌损害、肺水肿、呼吸衰竭上消化道出血、锥体系或锥体外系损害等脑局灶损害症状。血液 HbCO 浓度可高于 50%。

2. 急性 CO 中毒迟发脑病（神经精神后发症） 是指少数急性 CO 中毒意识障碍恢复后，经过 2~60d 的"假愈期"，又出现严重的神经精神和意识障碍症状。包括：痴呆、谵妄或去大脑皮层状态；锥体外系神经障碍，出现帕金森综合征表现；锥体系损害，出现偏瘫、病理反射阳性或大小便失禁等；大脑皮层局灶性功能障碍如失语、失明等或出现继发性癫痫。重者生活不能自理甚至死亡。头颅 CT 检查可见脑部病理性密度减低区；脑电图可见中、高度异常。

约 10% 的患者可发生此病，部分患者经治疗后恢复，有些则留下严重后遗症。

迟发脑病的发生可能与 CO 中毒急性期病情重、昏迷时间长、苏醒后休息不够充分或治疗处理不当、高龄、有高血压史、脑力劳动者、精神刺激等有关。

3. 慢性影响 长期接触低浓度 CO 是否可引起慢性中毒尚有争论。有研究表明长期反复接触低浓度 CO 可出现神经和心血管系统损害，如头痛、头晕、耳鸣、无力、记忆力减退及睡眠障碍，以及心律失常、心肌损害和动脉粥样硬化等。

（五）实验室检查

（1）血液 HbCO 测定：血中 HbCO 含量与接触 CO 浓度和时间有密切的关系，因此，选用血中 HbCO 作为接触 CO 的生物监测指标，是诊断 CO 中毒的重要依据和特异性诊断指标之一。

血中 HbCO 生物半减期平均为 5h 左右，脱离接触环境后可较快降低，并与临床表现程度有时可不平行，故超过 8h 测定结果无临床意义。为使监测结果有可比性，职业接触 CO 的生物限值 WS/T 114-1999 规定采样时间为工作班末，即下班前 1h 以内。方法：取患者和健康者血液各 20μl，分别滴入试管，各加 5% 氢氧化钠 2ml 混匀后观察，若患者样品为樱桃红色，则 HbCO 定性阳性。用双波长分光光度法有较高的灵敏度及准确度，快速简便 [参见《职业性急性一氧化碳中毒诊断标准》（GBZ 23-2002）附录 B]。

血中 HbCO >10% 即提示有较高浓度 CO 接触史，对本病诊断及鉴别诊断有参考意义。该生物限值主要用于健康工人群体接触 CO 水平的评价，也可用于个体评价。不适用于有心血管疾患工人、怀孕女工、接触二氯甲烷工人和高原作业工人接触 CO 的评价。吸烟能使 HbCO 的本低值升高，因此，采样前 8h 不宜吸烟，以尽可能排除吸烟对监测结果的影响。

（2）脑电图及诱发电位检查：多数急性 CO 中毒患者可出现异常脑电图；迟发脑病患者脑电图及诱发电位改变较临床表现出现更早。

（3）脑 CT 与磁共振（MRI）检查：有助于早期发现脑水肿；急性中毒症状消失后 CT 或 MRI 出现新的异常则提示有迟发脑病的可能：

（4）心肌酶学检查。

（5）心电图检查。

通过中毒后不同阶段的电生理学和脑 CT，尤其是 MRI 对比，可早期预测急性 CO 中毒迟发脑病的发生。早期进行心肌酶学及心电图检查动态观察，则有助于早期诊断和及时治疗急性 CO 中毒引起的心肌损害。

（六）诊断

1）诊断依据：《职业性急性一氧化碳中毒诊断标准》（GBZ 23 – 2002）。

2）诊断原则：根据吸入较高浓度 CO 的接触史和急性发生的中枢神经损害的症状和体征，结合血中碳氧血红蛋白（HbCO）及时测定的结果，现场卫生学调查及空气中 CO 浓度测定资料，并排除其他病因后，可诊断为急性一氧化碳中毒。

3）接触时出现的反应：头痛、头昏、心悸、恶心等症状，吸入新鲜空气后症状可消失。

4）诊断及分级标准：急性一氧化碳中毒以急性脑缺氧引起的中枢神经损害为主要临床表现，故不同程度的意识障碍是临床诊断和分级的重要依据。

（1）轻度中毒：具有以下任何一项表现者。

a. 出现剧烈的头痛、头昏、四肢无力、恶心、呕吐。

b. 轻度至中度意识障碍，但无昏迷者，血液碳氧血红蛋白浓度可高于 10%。

（2）中度中毒：除有上述症状外，意识障碍表现为浅至中度昏迷，经抢救后恢复且无明显并发症者。

血液碳氧血红蛋白浓度可高于 30%。

（3）重度中毒：具备以下任何一项者。

a. 意识障碍程度达深昏迷或去大脑皮层状态。

b. 患者有意识障碍且并发有下列任何一项表现者：①脑水肿。②休克或严重的心肌损害。③肺水肿。④呼吸衰竭。⑤上消化道出血。⑥脑局灶损害如锥体系或锥体外系损害体征。

血液碳氧血红蛋白浓度可高于 50%。

（4）急性一氧化碳中毒迟发脑病（神经精神后发症）：急性一氧化碳中毒意识障碍恢复后，经 2~60d 的"假愈期"，又出现下列临床表现之一者。

a. 精神及意识障碍呈痴呆状态，谵妄状态或去大脑皮层状态。

b. 锥体外系神经障碍出现帕金森综合征的表现。

c. 锥体系神经损害（如偏瘫、病理反射阳性或小便失禁等）。

d. 大脑皮层局灶性功能障碍如失语、失明等，或出现继发性癫痫。

头部 CT 检查可发现脑部有病理性密度减低区；脑电图检查可发现中度及高度异常。

5）鉴别诊断：轻度急性 CO 中毒需与感冒、高血压、食物中毒等鉴别，中度及重度中毒者应注意与其他病因，如脑外伤、脑膜炎、糖尿病酮症酸中毒昏迷、脑血管意外、氰化物或硫化氢中毒所致昏迷、安眠药中毒等引起的昏迷鉴别，对迟发脑病需与其他有类似症状的疾患进行鉴别。急性一氧化碳中毒迟发脑病应注意与精神病、脑血管性痴呆、帕金森病进行鉴别。根据毒物接触史、既往疾病史及中枢神经系统阳性体征，尤其是及时检测血 HbCO 及头颅 CT 检查有助于临床鉴别诊断。

（七）处理原则

1. 治疗原则

1）迅速将患者移离中毒现场至通风处，松开衣领，注意保暖，保持安静，必要时吸氧，密切观察意识状态。

2）及时进行急救与治疗

（1）轻度中毒者，可给予氧气吸入及对症治疗。

（2）中度及重度中毒者应积极给予常压口罩吸氧治疗，有条件时应给予高压氧治疗。重度中毒者视病情应给予消除脑水肿、促进脑血液循环，维持呼吸循环功能及镇痉等对症及支持治疗。加强护理、积极防治并发症及预防迟发脑病。

3）对迟发脑病者，可给予高压氧、糖皮质激素、血管扩张剂或抗帕金森病药物与其他对症与支持治疗。

中度及重度急性一氧化碳中毒患者昏迷清醒后，应观察2个月，观察期间宜暂时脱离一氧化碳作业。

2. 治疗措施

1）急性一氧化碳中毒的治疗

（1）迅速脱离中毒现场：移至空气新鲜处，保持呼吸道通畅，静卧保暖，密切观察意识状态。

（2）立即给予氧疗：以纠正缺氧并促进CO排出。有条件者尽早给予高压氧治疗。呼吸停止者及时人工呼吸或采用机械通气。

（3）积极防治脑水肿：急性重度中毒患者，中毒后2～4h即可出现脑水肿，2～48h达到高峰，并可持续5～7d。应及早应用脱水剂，目前最常用的是20%甘露醇溶液快速静脉滴注，2～3d后颅内压增高情况好转可酌情减量；也可注射50%葡萄糖、呋塞米脱水，ATP、肾上腺皮质激素有助于缓解脑水肿，肾上腺皮质激素常用地塞米松，应早期、足量。

（4）促进脑细胞代谢：应用能量合剂，如ATP、辅酶A、细胞色素C、胞磷胆碱、施普善（脑活素）、吡拉西坦（脑复康）、大量维生素C等。

（5）对症支持治疗：频繁抽搐惊厥、脑性高热者，可用地西泮（安定）10～20mg静脉滴注，或应用苯巴比妥镇静，或施行冬眠疗法，控制肛温在33～35℃左右；震颤性麻痹服苯海索（安坦）2～4mg，3次/d；瘫痪者肌内注射氢溴酸加兰他敏2.5～5.0mg，口服B族维生素和地巴唑，配合新针灸、按摩疗法；纠正水、电解质平衡紊乱；给予足够营养；给予抗生素治疗，预防并发感染；加强护理；积极防治并发症和后遗症。

（6）苏醒后处理：应尽可能卧床休息，密切观察2周，一旦发生迟发脑病，应给予积极治疗。

2）迟发脑病的治疗：目前尚无特效药物，现有治疗方法包括高压氧、糖皮质激素、血管扩张剂、改善脑微循环、促进神经细胞营养和代谢、抗帕金森病药物及其他对症与支持治疗。

近几年新的治疗方法有：大剂量烟酸；金纳多联合高压氧；施普善（脑活素）联合高压氧；阿米三嗪-萝巴新联合高压氧；纳洛酮联合高压氧；降纤酶联合高压氧；脑多肽联合高压氧；东莨菪碱联合高压氧；奥扎格雷钠与低分子肝素联合；氟桂利嗪（西比灵）与复方丹参注射液联合；针刺与高压氧联合；推拿按摩与高压氧联合；运动再学习方案等。

3. 其他处理

（1）轻度中毒者经治愈后仍可从事原工作。

（2）中度中毒者经治疗恢复后，应暂时脱离一氧化碳作业并定期复查，观察2个月如无迟发脑病出现，仍可从事原工作。

（3）重度中毒及出现迟发脑病者，虽经治疗恢复，皆应调离一氧化碳作业。

（4）因重度中毒或迟发脑病治疗半年仍遗留恢复不全的器质性神经损害时，应永远调离接触一氧化碳及其他神经毒物的作业。视病情安排治疗和休息。

（八）预防

（1）加强预防一氧化碳中毒的卫生宣教，普及自救、互救知识。

（2）对可能产生 CO 的场所，应加强自然通风和局部通风。

（3）经常检修煤气发生炉和管道等设备，以防漏气。

（4）加强对空气中 CO 的监测，设立 CO 报警器。

（5）认真执行安全生产制度和操作规程。

（6）加强个人防护，进入高浓度 CO 的环境工作时，要佩戴特制的 CO 防毒面具，两人同时工作，以便监护和互助。

（7）我国职业卫生标准规定一般地区工作场所空气中 CO 的时间加权平均容许浓度（PC – TWA）为 20mg/m³，短时间接触容许浓度（PC – STEL）为 30mg/m³；高原海拔 2 000 ~ 3 000m 工作场所空气中 CO 的最高容许浓度（MAC）为 20mg/m³，海拔大于 3 000m 的 MAC 为 15mg/m³。车间空气卫生标准规定的 MAC 为 30mg/m³。

（九）一氧化碳中毒案例

Ⅰ．某钢铁厂检修煤气退火炉发生急性一氧化碳中毒

企业：钢铁厂

时间：1983 年 4 月 25 日和 11 月 9 日

地点：生产车间煤气退火炉和焙烧炉

岗位或操作：检修

毒物名称：一氧化碳

中毒病名：急性一氧化碳中毒

中毒原因：煤气退火炉阀门泄漏一氧化碳及焙烧炉燃料燃烧不充分

经过：4 月 25 日上午 8 时左右，某钢铁厂第一薄板车间检修工甲对煤气退火炉进行检修，甲在检修完毕后开始调试时，阀门突然漏气，大量煤气从其上方逸出。甲因吸入过量煤气而引起急性一氧化碳中毒，被送入医院急救脱险。同年 11 月 9 日 18 时左右，该厂耐火车间焙烧工乙，在打开焙烧炉看火时，因炉中的燃料燃烧不完全，致使一氧化碳逸出，乙因吸入过量一氧化碳而引起急性中毒。

提示：退火炉检修完毕进行调试和打开焙烧炉看火时，均应加强防护。

Ⅱ．某钢铁厂铸钢车间采用新工艺发生急性一氧化碳中毒

企业：钢铁厂

时间：1983 年 12 月 23 日

地点：铸钢车间

岗位或操作：浇铸

毒物名称：一氧化碳

中毒病名：急性一氧化碳中毒

中毒原因：浇铸产生一氧化碳

经过：事故当日 21 时，某钢铁厂铸钢车间采用新工艺"70 砂"造型铸钢，2 名操作工中的甲浇铸完毕后，发现浇铸处有煤气味的气体大量外逸，2 人见状，急忙逃到了休息室内。人刚进休息室就闻到比室外更浓重的煤气味，其中操作工甲立即转身逃出，逃出后见操作工乙久未出来，又返回到休息室寻找乙，发现乙已昏倒在休息室内，疾呼救援，在众人的帮助下，将乙背出休息室送医院抢救脱险，诊断为急性一氧化碳中毒。

提示：浇铸车间内多种危害因素共存，应加强通风排毒和个人防护。休息室应与车间相对隔离，预防车间空气污染休息室。

Ⅲ. 某制药厂维生素 C 车间急性一氧化碳中毒

企业：制药厂

时间：1989 年 8 月 23 日

地点：维生素 C 车间发酵缸内

岗位或操作：检修

毒物名称：一氧化碳

中毒病名：急性一氧化碳中毒

中毒原因：密闭空间作业无防护，救援不当

经过：事故当日，维生素 C 车间在大修中进行空气试压，第四次送气时（约 14 时 20 分），在发酵缸内操作的工人先后昏倒，于是采取通气排除缸内有毒气体，造成大量气体从缸内逸出，又导致前来救援人员中毒。约 14 时 50 分，连接发酵缸的总过滤器被击穿，活性炭燃烧，使现场中毒情况加剧。共中毒 27 人，其中 6 人死亡。经测定，现场空气中一氧化碳浓度严重超标。

提示：发酵缸内作业应按密闭空间作业进行防护。

三、硫化氢

（一）理化特性

硫化氢（hydrogen sulfide，H_2S）是一种易燃、无色并具有强烈腐败臭鸡蛋气味的气体，分子量 34.08，熔点 -82.9℃，沸点 -60.7℃。气体的相对密度为 1.19，易积聚在低洼处。H_2S 易溶于水生成氢硫酸，也易溶于乙醇、汽油、煤油和原油等。呈酸性反应，能与大部分金属反应形成黑色硫酸盐。

（二）接触机会

工业生产中很少使用 H_2S，接触的 H_2S 一般是工业生产或生活中产生的废气，或是某些化学反应产物，或以杂质形式存在，或由蛋白质自然分解或其他有机物腐败产生。H_2S 中毒多由于含有 H_2S 介质的设备损坏，输送含有 H_2S 介质的管道和阀门漏气，违反操作规程、生产故障以及各种原因引起的 H_2S 大量生成或逸出，含 H_2S 的废气、废液排放不当，无适当个人防护情况下疏通下水道、粪池、污水池等密闭空间作业，H_2S 中毒事故时盲目施救等所致。接触 H_2S 较多的行业有石油天然气开采业、石油加工业、煤化工业、造纸及纸制品业、煤矿采选业、化学肥料制造业、有色金属采选业、有机化工原料制造业、皮革、皮毛及其制品业、污水处理（化粪池）、食品制造业（腌制业、酿酒业）、渔业、城建环卫等。

（三）毒理

1. 吸收与排泄　H_2S 主要经呼吸道吸收，皮肤也可吸收很少一部分。人血后可与血红蛋白结合为硫血红蛋白。体内的 H_2S 代谢迅速，大部分被氧化为无毒的硫酸盐和硫代硫酸盐，随尿排出，小部分以原形态随呼气排出，无蓄积作用。

2. 毒作用机理　H_2S 易溶于水，接触到湿润的眼结膜和呼吸道黏膜以及潮湿的皮肤时迅速溶解，形成氢硫酸，并与黏膜表面的钠离子结合生成碱性的硫化钠，氢硫酸和硫化钠具有刺激和腐蚀作用，可引起眼和上呼吸道炎症，严重者可导致角膜溃疡、化学性肺炎和化学性肺水肿，或皮肤充血、糜烂、湿疹。

由于 H_2S 与金属离子具有很强的亲和力，进入体内未及时被氧化分解的 H_2S，可与氧化型细胞色素氧化酶的 Fe^{3+} 结合，使其失去传递电子的能力，造成组织缺氧，导致细胞"内窒息"。H_2S 还可与体内的二硫键结合，从而抑制三磷酸腺苷酶、过氧化氢酶、谷胱甘肽等的活性，干扰细胞内的生物氧化还原过程和能量供应，加重细胞内窒息。对神经系统尤为敏感。

H_2S 的强烈刺激，可作用于嗅神经、呼吸道黏膜末梢神经以及颈动脉窦和主动脉体的化学感受器，反射性引起中枢兴奋。但 H_2S 浓度过高则很快由兴奋转入超限抑制，还可直接作用于延髓的呼吸及血管运动中枢，使呼吸抑制、麻痹、昏迷，导致"电击样"死亡。

H_2S 刺激阈低，人接触 H_2S 浓度为 $4 \sim 7 m/m^3$ 的空气时即可闻到中等强度难闻臭味。但高浓度的 H_2S 可致嗅神经麻痹，故不能依靠其气味强烈与否来判断环境中 H_2S 的危险程度。

（四）临床表现

1. 急性中毒　H_2S 具有刺激作用、窒息作用和神经毒作用，按病情发展程度可分级如下：

（1）轻度中毒：眼胀痛、异物感、畏光、流泪，鼻咽部干燥、灼热感，咳嗽、咳痰、胸闷、头痛、头晕、乏力、恶心、呕吐等症状，可有轻度至中度意识障碍。检查可见眼结膜充血、水肿，肺部呼吸音粗糙，可闻及散在干、湿啰音。X 线胸片显示肺纹理增强。

（2）中度中毒：立即出现明显的头痛、头晕、乏力、恶心、呕吐、共济失调等症状，意识障碍明显，表现为浅至中度昏迷。同时有明显的眼和呼吸道黏膜刺激症状，出现咳嗽、胸闷、痰中带血、轻度发绀和视物模糊、结膜充血、水肿、角膜糜烂、溃疡等。肺部可闻及较多干、湿啰音，X 线胸片显示两肺纹理模糊，肺野透亮度降低或有片状密度增高阴影。心电图显示心肌损害。经抢救多数短时间内意识可恢复正常。

（3）重度中毒：见于吸入高浓度 H_2S 后，迅速出现头晕、心悸、呼吸困难、行动迟钝等明显的中枢神经系统症状，继而呕吐、腹泻、腹痛、烦躁和抽搐，意识障碍达深昏迷或呈植物状态，可并发化学性肺水肿、休克等心、肝、肾多脏器衰竭，最后可因呼吸麻痹而死亡。接触极高浓度 H_2S，可在数秒内突然倒下，呼吸停止，发生所谓的"电击样"死亡。

2. 慢性危害　长期接触低浓度 H_2S 可引起眼及呼吸道慢性炎症，如慢性结膜炎、角膜炎、鼻炎、咽炎、气管炎和嗅觉减退，甚至角膜糜烂或点状角膜炎等。全身症状可有类神经征、自主神经功能紊乱，如头痛、头晕、乏力、睡眠障碍、记忆力减退和多汗、皮肤划痕症阳性等表现，也可损害周围神经。

（五）诊断

1. 诊断依据　职业性急性硫化氢中毒诊断标准（GBZ 31 - 2002）。

2. 诊断原则　根据短期内吸入较大量 H_2S 的职业接触史，出现中枢神经系统和呼吸系统损害为主的临床表现，参考现场职业卫生学调查，综合分析，并排除其他类似表现的疾病，方可诊断。

3. 接触反应　接触 H_2S 后出现眼刺痛、畏光、流泪、结膜充血、咽部灼热感、咳嗽等眼和上呼吸道刺激表现，或有头痛、头晕、乏力、恶心等神经系统症状，脱离接触后在短时间内消失者。

4. 诊断及分级标准

（1）轻度中毒：具有下列情况之一者：①明显的头痛、头晕、乏力等症状并出现轻度至中度意识障碍。②急性气管—支气管炎或支气管周围炎。

（2）中度中毒：具有下列情况之一者：①意识障碍表现为浅至中度昏迷。②急性支气管肺炎。

（3）重度中毒：具有下列情况之一者：①意识障碍程度达深昏迷或呈植物状态。②肺水肿。③猝死。④多脏器衰竭。

（六）处理原则

1. 急救和治疗

（1）现场急救：迅速脱离中毒现场，移至空气新鲜处，保持呼吸道通畅，对症抢救，有条件者吸氧，严密观察，注意病情变化。

（2）氧疗：及时给氧，对中、重度中毒患者，特别是昏迷者，应尽早给予高压氧疗，纠正脑及重要器官缺氧。

（3）积极防治脑水肿和肺水肿：宜早期、足量、短程应用肾上腺皮质激素，如地塞米松。也可给予脱水剂、利尿剂合剂等治疗。

（4）复苏治疗：对呼吸、心脏停搏者，立即进行心、肺复苏，做人工呼吸，吸氧，注射强心剂和兴奋剂，待呼吸、心跳恢复后，尽快高压氧疗。

（5）眼部刺激处理：眼部受损害者，用自来水或生理盐水彻底冲洗至少 15min，应用抗生素眼膏，可起到预防感染、润滑、隔离睑、球结膜和角膜防止粘连。

（6）其他对症及支持疗法：严密监护，抗生素预防感染，维持水、电解质平衡，给予营养支持药物，防治休克，保护脑、心、肺、肝、肾等重要脏器，防治多器官功能衰竭。

2. 其他处理　轻、中度中毒患者经治愈后可恢复原工作，重度中毒者经治疗恢复后应调离原工作岗位。对神经系统损害恢复不全的患者，则应安排治疗和休息。需要进行劳动能力鉴定者按《劳动能力鉴定职工工伤与职业病致残等级》（GB/T 16180 - 2014）处理。

（七）预防

（1）加强安全管理，制订并严格遵守安全操作规程和各项安全生产制度，杜绝意外事故发生。

（2）定期检修生产设备，防止跑、冒、滴、漏。

（3）做好作业环境监测，设置毒物超标自动报警器和警示标识。

（4）凡进入存在 H_2S 的工作场所，应事先充分通风排毒，携带个人防护用品及便携式

H_2S 检测报警仪。在事故抢险或故障抢修时,应佩戴好防毒面具。

(5) 加强 H_2S 中毒预防、自救、互救相关知识的教育和技能培训,增强自我保护意识。

(6) 做好职业健康监护工作,排除职业禁忌证。

(7) 认真执行职业卫生标准规定,工作场所空气中 H_2S 的最高容许浓度(MAC)为 $10mg/m^3$。

具体指导意见、实施方法可参见《硫化氢职业危害防护导则》(GBZ/T 259 - 2014)。

(曹燕花)

第三节 苯的氨基和硝基化合物中毒

一、概述

(一)概念

苯或其同系物(如甲苯、二甲苯、酚)苯环上的氢原子被一个或几个氨基(—NH_2)或硝基(—NO_2)取代后,即形成芳香族氨基或硝基化合物,又称为苯的氨基和硝基化合物。因苯环不同位置上的氢可由不同数量的氨基或硝基、卤素或烷基取代,故可形成种类繁多的衍生物,比较常见的有苯胺、苯二胺、联苯胺、二硝基苯、三硝基甲苯、硝基氯苯等,其主要代表为苯胺(aniline,$C_6H_5NH_2$)和硝基苯(nitrobenzene,$C_6H_5NO_2$)等。

(二)理化特性

此类化合物多具有沸点高、挥发性低,常温下呈固体或液体状态,多难溶或不溶于水,而易溶于脂肪、醇、醚、氯仿及其他有机溶剂等理化性质。如苯胺的沸点为 184.4℃,硝基苯为 210.9℃,联苯胺高达 410.3℃。

(三)接触机会

广泛应用于制药、染料、油漆、印刷、橡胶、炸药、农药、香料、油墨及塑料等生产工艺过程中。如苯胺常用于制造染料和作为橡胶促进剂、抗氧化剂、光学白涂剂、照相显影剂等;联苯胺是染料工业的重要中间体,主要用于制造偶氮染料和橡胶硬化剂,也用来制造塑料薄膜等;对苯二胺作为一种化工原料,在合成染料、合成树脂、橡胶防老化剂、环氧树脂固化剂、石油产品添加剂、阻燃剂、染发剂,炭黑处理剂等方面有着极广泛的用途;三硝基甲苯主要在国防工业、采矿、筑路等工业生产中使用较多;硝基氯苯是生产染料、颜料、医药、农药、橡胶助剂中间体等重要的有机化工原料。

(四)毒理

在生产条件下,主要以粉尘或蒸气或液体的形态存在,可经呼吸道和完整皮肤吸收。也可经消化道吸收,但职业卫生意义不大。液态化合物,经皮肤吸收途径更为重要。在生产过程中劳动者常因热料喷洒到身上,或在搬运及装卸过程中,外溢的液体经浸湿的衣服、鞋袜沾染皮肤而吸收中毒。

该类化合物吸收进入人体内后,在肝脏代谢,经氧化还原代谢后,大部分最终代谢产物从肾脏随尿排出体外。但是,苯胺的转化快,而硝基苯转化慢。

（五）毒作用特点

该类化合物主要引起血液及肝、肾等损害，由于各类衍生物结构不同，其毒性也不尽相同。如在芳香族苯环上，不同异构体的毒性也有差异，一般认为 3 种异构体的毒性次序为：对位 > 间位 > 邻位。在基团取代上，一般取代的氨基或硝基的数目越多，其毒性越大。烷基、羧基、磺基取代或乙酰化可使毒性大大减弱。氨基的毒性大于硝基，带卤族元素基团的毒性大。虽然如此，该类化合物的主要毒作用仍有不少共同或相似之处。

1. 血液损害

（1）高铁血红蛋白（MetHb）形成：在正常生理情况下，红细胞内血红蛋白（Hb）中的铁离子呈亚铁（Fe^{2+}）状态，能与氧结合或分离。当 Hb 中的 Fe^{2+} 被氧化成高价铁（Fe^{3+}）时，即形成高铁血红蛋白（MetHb），这种 Hb 不能与氧结合。Hb 中 4 个 Fe^{2+} 只要有一个被氧化成 Fe^{3+}，则不仅其本身，而且还可影响其他的 Fe^{2+} 与 O_2 的结合或分离。

正常生理条件下，体内只有少量血红蛋白被氧化成 MetHb，占血红蛋白总量的 0.5% ~ 2.0%。红细胞内有可使高铁血红蛋白还原的酶还原系统和非酶还原系统。酶还原系统包括：①还原型辅酶 I（NADH）- 高铁血红蛋白还原酶系统，该系统是生理情况下使少量高铁血红蛋白还原的主要途径。②还原型辅酶 II（NADPH）- 高铁血红蛋白还原酶系统，该系统仅在中毒解毒过程中，在外来电子传递物如亚甲蓝存在时才发挥作用，在解毒时具有重要意义。非酶还原系统包括还原型谷胱甘肽（GSH）和维生素 C。由于体内有酶和非酶高铁血红蛋白还原系统，正常情况下保持体内血红蛋白与高铁血红蛋白的平衡。若大量生成高铁血红蛋白，超过了生理还原能力，即发生高铁血红蛋白血症。

高铁血红蛋白的形成剂可分为直接作用和间接作用两类。前者有亚硝酸盐、苯肼、硝化甘油、苯醌等。而大多数苯的氨基硝基化合物属间接作用类，该类化合物经体内代谢后产生的苯胲和苯醌亚胺，这两种物质为强氧化剂，具有很强的形成高铁血红蛋白的能力。也有些苯的氨基硝基化合物不形成高铁血红蛋白，如二硝基酚、联苯胺等。

苯的氨基硝基类化合物致高铁血红蛋白的能力也强弱不等。下述化合物高铁血红蛋白的形成能力强弱依序为：对硝基苯 > 间位二硝基苯 > 苯胺 > 邻位二硝基苯 > 硝基苯。

（2）硫血红蛋白形成：若每个血红蛋白中含一个或以上的硫原子，即为硫血红蛋白。正常情况下，硫血红蛋白约占小于 2%。苯的氨基硝基类化合物大量吸收也可致血中硫血红蛋白升高。通常，硫血红蛋白含量大于 0.5% 时即可出现发绀。一般认为，可致高铁血红蛋白形成者，多可致硫血红蛋白形成，但形成能力低得多，故较少见。硫血红蛋白的形成不可逆，故因其引起的发绀症状可持续数月之久（红细胞寿命多为 120d）。

（3）溶血作用：GSH 具有维持红细胞膜的正常功能，与还原型辅酶 II 一起，防止红细胞内血红蛋白氧化，或促使高铁血红蛋白还原，并可使红细胞内产生的过氧化物分解，从而起到解毒作用。红细胞的存活需要不断供给 GSH。苯的氨基硝基化合物经生物转化产生的中间产物，如苯基羟胺可使红细胞内的还原型谷胱甘肽减少，这样红细胞膜失去保护，发生破裂，产生溶血作用。特别是有先天性葡萄糖 6 - 磷酸脱氢酶（G - 6 - PD）缺陷者，更容易引起溶血。此类化合物形成的红细胞珠蛋白变性，致使红细胞膜脆性增加和功能变化等，也可能是其引起溶血的机制之一。

（4）形成变性珠蛋白小体：又名赫恩滋小体（Heinz body）。苯的氨基硝基化合物在体内经代谢转化产生的中间代谢物，除作用于血红蛋白的铁原子和红细胞的 GSH 外，还可直接作用于珠蛋白分子中的巯基（—SH），使球蛋白变性。初期仅 2 个巯基被结合变性，其变性是可逆的；到后期，4 个巯基均与毒物结合，变性的珠蛋白在红细胞内形成沉着物，即形成赫恩滋小体。

赫恩滋小体呈圆形，或椭圆形，直径 0.3 ~ 2.0μm，具有折光性，多为 1 ~ 2 个，位于细胞边缘或附着于红细胞膜上，有赫恩滋小体的红细胞极易破裂，引起溶血。赫恩滋小体的形成略迟于高铁血红蛋白，中毒后 2 ~ 4d 可达高峰，1 ~ 2 周左右才消失。

溶血作用和高铁血红蛋白形成虽然两者关系密切，但程度上不呈平行关系，溶血的轻重程度与产生的赫恩滋小体的量也不平行。另外，高铁血红蛋白形成和消失的速度，与赫恩滋小体的形成和消失也不相平行。

(5) 引起贫血：长期较高浓度的接触（如 2，4，6 - 三硝基甲苯等）可能致贫血，出现点彩红细胞、网织红细胞增多，骨髓象显示增生不良，呈进行性发展，甚至出现再生障碍性贫血。

2. 肝肾损害　某些苯的氨基硝基化合物可直接损害肝细胞，引起中毒性肝炎及肝脂肪变性。以硝基化合物所致肝脏损害较为常见，如三硝基甲苯、硝基苯、二硝基苯及 2 - 甲基苯胺、4 - 硝基苯胺等。肝脏病理改变主要为肝实质改变，早期出现脂肪变性，晚期可发展为肝硬化。严重的可发生急性、亚急性黄色肝萎缩。某些苯的氨基和硝基化合物本身及其代谢产物直接作用于肾脏，引起肾实质性损害，出现肾小球及肾小管上皮细胞发生变性、坏死。中毒性肝损害或肾损害亦可由于大量红细胞破坏，血红蛋白及其分解产物沉积于肝脏或肾脏，而引起继发性肝细胞损害或肾脏损害，此种损害一般恢复较快。

3. 神经系损害　该类化合物难溶于水，易溶于脂肪，进入人体后易与含大量类脂质的神经细胞发生作用，引起神经系统的损害。重度中毒患者可有神经细胞脂肪变性，视神经区可受损害，发生视神经炎、视神经周围炎等。

4. 皮肤损害及致敏作用　有些化合物对皮肤有强烈的刺激作用和致敏作用，一般在接触后数日至数周后发病，脱离接触并进行适当治疗后皮损可痊愈。个别过敏体质者，还可发生支气管哮喘，临床表现与一般哮喘相似。

5. 晶体损害　有些化合物，如三硝基甲苯、二硝基酚、二硝基邻甲酚可引起眼晶状体浑浊，最后发展为白内障。中毒性白内障多发生于慢性职业接触者，一旦发生，即使脱离接触，多数患者病变仍可继续发展。中毒性白内障的发病机制仍然不清楚，曾有以下几种看法：氨基（—NH$_2$）或硝基（—NO$_2$）与晶状体组织或细胞成分结合和反应的结果；高铁血红蛋白血症形成后，因缺氧促使眼局部糖酵解增多、晶状体乳糖堆积而致；自由基的形成或机体还原性物质的耗竭导致眼晶状体细胞氧化损伤。

6. 致癌作用　目前公认能引起职业性膀胱癌的主要毒物为 4 - 氨基联苯、联苯胺和 β - 萘胺等。

(六) 诊断

我国现行职业性苯的氨基和硝基化合物急性中毒诊断标准：GBZ 30 - 2015 进行诊断及分级。尚无统一的职业性苯的氨基和硝基化合物慢性中毒诊断标准。

(七) 治疗原则

根据国家职业性急性苯的氨基、硝基化合物中毒诊断标准（GBZ 30 - 2015）进行治疗。

1. 急性中毒处理

1）迅速脱离现场，脱去污染的衣服、鞋、袜。皮肤污染者可用5%醋酸溶液清洗皮肤，再用大量肥皂水或清水冲洗；眼部受污染，可用大量生理盐水冲洗。

2）注意维持呼吸、循环功能；给予吸氧，必要时可辅以人工呼吸，给予呼吸中枢兴奋药及强心、升压药物等。

3）高铁血红蛋白血症的处理

（1）5%～10%葡萄糖溶液500ml加维生素C 5.0g静脉滴注，或50%葡萄糖溶液80～100ml加维生素C 2.0g静脉注射。适用于轻度中毒患者。

（2）亚甲蓝（methylene blue，美蓝）的应用：常用1%亚甲蓝溶液5～10ml（1～2mg/kg）加入10%～25%葡萄糖液20ml中静脉滴注，1～2h可重复使用，一般用1～2次。

亚甲蓝作为还原剂可促进MetHb还原，其作用机制是亚甲蓝能作为中间电子传递体加快正常红细胞MetHb的酶还原系统的作用速度，促进NADPH还原MetHb。

亚甲蓝的不良反应是注射过快或一次应用剂量过大易出现恶心、呕吐、腹痛，甚至抽搐、惊厥等。

（3）甲苯胺蓝和硫堇：甲苯胺蓝（toluidine blue）和硫堇（thionine）也可使MetHb还原，加快还原速度。常用4%甲苯胺蓝溶液10mg/kg，缓慢静脉注射，每3～4h一次。0.2%硫堇溶液10ml，静脉注射或肌内注射，每30min一次。

（4）10%～25%硫代硫酸钠10～30ml静脉注射。

4）溶血性贫血的治疗：可根据病情严重程度采取综合治疗措施。糖皮质激素治疗为首选方法，一般应大剂量静脉快速给药。严重者可采用置换血浆疗法和血液净化疗法。

5）中毒性肝损害的处理：除给予高糖、高蛋白、低脂肪、富维生素饮食外，应积极采取"护肝"治疗。

6）化学性膀胱炎，主要碱化尿液，应用适量肾上腺糖皮质激素，防治继发感染。并可给予解痉剂及支持治疗。

7）其他：对症和支持治疗，如有高热，可用物理降温法或用人工冬眠药物并加强护理工作，包括心理护理等。

其他处理：轻、中度中毒治愈后，可恢复原工作。重度中毒视疾病恢复情况可考虑调离原工作岗位。

2. 慢性中毒处理 慢性中毒患者应调离岗位，避免进一步的接触，并积极治疗。治疗主要是对症处理，如有类神经症可给予谷维素、安神补脑液、地西泮（安定）等。慢性肝病的治疗根据病情可选用葡萄糖醛酸内酯0.1g，每日3次；联苯双酯25mg，每日3次，口服。维生素C 2.5g加10%葡萄糖液500ml，静脉滴注，每日1次。白内障的治疗目前无特效药物，可用氨肽碘、砒诺辛钠等眼药水滴眼。

（八）预防和控制

1. 改善生产设备，改革工艺流程 加强生产操作过程中的密闭化、连续化，采用计算机等自动化控制设备。如苯胺生产，用抽气泵加料代替手工操作，以免工人直接接触。以无毒或低毒物质代替剧毒物，如染化行业中用固相反应法代替使用硝基苯作热载体的液相反应；用硝基苯加氢法代替还原法生产苯胺等工艺。

2. 重视检修制度，遵守操作规程 工厂应定期进行设备检修，防止跑、冒、滴、漏现象发生。在检修过程中应严格遵守各项安全操作规程，同时要做好个人防护，检修时要戴防毒面具，穿紧袖工作服、长筒胶鞋，戴胶手套等。

3. 改善车间生产环境 加强通风、排毒设施的检查和维修，保证这些设备有效的工作；对车间的建筑及地面可用清水冲洗。定期进行车间毒物浓度监测，保证车间毒物浓度在国家最高容许浓度以下。

4. 增强个人防护意识 开展多种形式的安全健康教育，在车间内不吸烟，不吃食物，工作前后不饮酒，及时更换工作服、手套，污染毒物的物品不能随意丢弃，应妥善处理。接触TNT的工人，工作后应用温水彻底淋浴，可用10%亚硫酸钾肥皂洗浴、洗手，该品遇TNT变为红色，将红色全部洗净，表示皮肤污染已去除。也可用浸过9∶1的酒精氢氧化钠溶液的棉球擦手，如不出现黄色，则表示TNT污染已清除。

5. 做好就业前体检和定期体检工作 就业前发现血液病、肝病、内分泌紊乱、心血管疾病、严重皮肤病、红细胞葡萄糖-6-磷酸脱氢酶缺乏症、眼晶状体浑浊或白内障患者，不能从事接触此类化合物的工作。每年定期体检一次，体检时，特别注意肝（包括肝功能）、血液系统及眼晶状体的检查。

二、苯胺

（一）理化特性

苯胺（aminobenzene）又称阿尼林（aniline）、氨基苯（aminobenzene）等。化学式$C_6H_5NH_2$，分子量93.1。纯品为无色油状液体，易挥发，具有特殊气味，久置颜色可变为棕色。熔点-6.2℃，沸点184.3℃，蒸气密度3.22g/L，苯胺微溶于水，能溶于苯、乙醇、乙醚、氯仿等有机溶剂。

（二）接触机会

工业生产中以下途径可接触到苯胺。

（1）苯胺合成：工业所用的苯胺均由人工合成，硝酸作用于苯合成硝基苯，再还原成苯胺。

（2）苯胺的应用：广泛用于印染、染料制造、橡胶（硫化时的硫化剂及促进剂）、照相显影剂，塑料、离子交换树脂、香水、药物合成等化工厂业。

（3）在自然界少量存在于煤焦油中。

（三）毒理

1. 毒理 苯胺可经呼吸道、皮肤和消化道进入人体，经皮吸收是引起中毒的主要原因。其液态及其蒸气都可经皮吸收，吸收率随室温和相对湿度的升高而增加。经呼吸道吸入的苯胺，少量（小于5%）以原形由呼吸道排出，约有1%以原形经尿直接排出，90%滞留在体内。苯胺入血后经氧化先形成毒性更大的中间代谢产物——苯基羟胺（苯胲），然后再氧化生成对氨基酚，与硫酸、葡萄糖醛酸结合后，经尿排出。吸收量的13%~56%可经此途径排出体外。随苯胺吸收量的增加，其代谢物对氨基酚也相应增加，故暴露苯胺者，尿液中对氨基酚含量常与血液中高铁血红蛋白的含量呈平行关系。

2. 毒性与毒作用 苯胺的主要毒性作用是其中间代谢产物苯胲，它有很强的形成高铁血红蛋白的能力，使血红蛋白失去携氧功能，造成机体组织缺氧，引起中枢神经系统、心血管系统及其他脏器的一系列损伤。另外红细胞内的珠蛋白变性形成赫恩滋小体，红细胞脆性增加，容易产生溶血性贫血，继发肝、肾损伤。还可引起皮肤损伤。

苯胺的急性毒性：大鼠吸入 $4hLC_{50}$ 为 $774.2mg/m^3$，小鼠 LC_{50} 为 $1\ 120mg/m^3$，人经口 MLD 估计为 4g。苯胺具有一定的致癌作用。

（四）临床表现

1. 急性中毒　短时间内吸收大量苯胺，可引起急性中毒，在夏季为多见，主要引起高铁血红蛋白血症。早期表现为发绀，最先见于口唇、指端及耳垂等部位，其色调与一般缺氧所见的发绀不同，呈蓝灰色，称为化学性发绀。当血液中高铁血红蛋白含量大于血红蛋白总量的15%时，即可出现明显发绀，但此时可无自觉症状。当高铁血红蛋白含量增高至30%以上时，出现头昏、头痛、乏力、恶心、手指麻木及视力模糊等症状。高铁血红蛋白含量增加至50%时，出现心悸、胸闷、呼吸困难、精神恍惚、恶心、呕吐、抽搐等症状；严重者可发生心律失常、休克，甚至昏迷、瞳孔散大、反应消失。

较严重的中毒者，在中毒 3~4d 后可出现不同程度的溶血性贫血，并继发黄疸、中毒性肝病和膀胱刺激症状等。肾脏受损时，出现少尿、蛋白尿、血尿等，严重者可发生急性肾衰竭。少数见心肌损害。眼部接触可引起结膜炎、角膜炎。

2. 慢性中毒　长期慢性接触苯胺可出现类神经症，如头晕、头痛、倦乏无力、失眠、记忆力减退、食欲缺乏等症状，并出现轻度发绀、贫血和肝脾肿大等体征，红细胞中可出现赫恩小体。皮肤经常接触苯胺蒸气后，可引起湿疹、皮炎等。

（五）临床诊断

1. 诊断原则　有明确的苯胺职业暴露史，出现相应的以高铁血红蛋白血症为主的临床表现，并结合现场劳动卫生学调查，参考实验室检查结果（高铁血红蛋白增高、红细胞内赫恩滋小体、尿中对氨基酚增高），排除其他因素引起的类似疾病（如亚硝酸盐中毒），方可诊断。

2. 诊断分级标准　急性中毒根据国家《职业性急性苯的氨基、硝基化合物中毒诊断标准》（GBZ30 – 2015）进行诊断及分级。

慢性中毒目前尚无诊断标准，主要依据血液、肝脏及神经系统的改变进行诊断。

（六）预防与控制措施

参见本节概述。

（七）对氯苯胺中毒案例

Ⅰ. 某染料化工厂急性对氯苯胺轻度中毒

企业：染料化工厂

时间：1986 年 3 月 24 日

地点：蒸馏釜缩合工段

岗位或操作：检修

毒物名称：对氯苯胺

中毒病名：急性对氯苯胺中毒

中毒原因：拆除阀门毒物喷出

经过：该缩合工段轮流生产色酚（AS – E）、永固红 F4R（耐晒红 F4R、永固红 3005、

AS－B）两种染料。事故当日 8 时左右，在由 AS－E 转产 AS－B 时，发现蒸馏釜原料管道堵塞，该工段技术员甲为排除故障拆开阀门准备检修。由于管道内仍有一定的压力，随着阀门的拆除，管道内留存的对氯苯胺加速喷出，部分原料直接溅落在甲的面部，他只简单地用水冲洗了一下，继续作业，这时工段长乙和操作工丙见状，即帮助甲将剩余的 3 吨对氯苯胺加热到 110℃，放掉后继续进行转产准备，乙、丙在作业过程中，双手皮肤均接触过对氯苯胺，同时也吸入了部分对氯苯胺气体。9 时许，发现甲面色发紫，本人感到胸闷、头痛，即将其送往专科医院诊治，经化验，甲血液高铁血红蛋白在 30%，诊断为急性轻度对氯苯胺中毒，收治入院。乙、丙 2 人一直工作到下班，自觉头晕、胸闷、恶心、肝区疼痛等，随即也去了专科医院求诊。检查结果，两人口唇、耳郭均有轻度发绀，经化验血高铁血红蛋白大于 10%，诊断为急性轻度对氯苯胺中毒，收治入院。

提示：必须建立完善的设备检修操作规程，压力管道检修必须首先减压，拆除阀门时应加强防护。

Ⅱ. 某乡办化工厂分离桶铲铁泥发生急性对氯苯胺中毒

企业：乡办化工厂

时间：1992 年 11 月 30 日

地点：车间

岗位或操作：清理试生产反应后残余物

毒物名称：对氯苯胺

中毒病名：急性对氯苯胺中毒

中毒原因：大量对氯苯胺逸出无防护

工艺流程：由对硝基氯化苯加铁粉、水、盐酸后经还原反应产生对氯苯胺。反应结束后要用铁锹铲出分离桶内的铁泥。

经过：事故当日凌晨 0 时 30 分，甲（男，40 岁）、乙（男，24 岁）2 名工人开始从敞开式的分离桶内铲铁泥，由于天气冷，铁泥结块，至凌晨 3 时，工人开始向分离桶内冲水蒸气，并用手工将铁泥铲出。此时有大量对氯苯胺气体逸出，但劳动者均未佩戴个人防护用品。5 时 30 分，2 名工人自觉头痛、恶心、胸闷、口唇及手指青紫，才停止工作，到 8 时就诊，诊断为急性对氯苯胺中毒。

提示：小企业职业防护的关键是改变落后的生产工艺，清理残余物时应加强防护。

三、三硝基甲苯

（一）理化特性

三硝基甲苯（trinitrotoluene），化学式 $C_6H_2CH_3(NO_2)$，分子量 227.13，有 6 种同分异构体，通常所指的是 α－异构体，即 2，4，6－三硝基甲苯，简称 TNT。其为灰黄色结晶，又称黄色炸药。熔点 80.65℃，比重 1.65，沸点 240℃（爆炸）。本品极难溶于水，易溶于丙酮、苯、醋酸甲酯、甲苯、氯仿、乙醚等。受热容易引起爆炸。

（二）接触机会

工业生产中以下途径可接触到三硝基甲苯。

1. 制造　甲苯被硝化剂（硝酸和硫酸的混合酸）逐级硝化成一硝基甲苯、二硝基甲苯、

TNT。在化学合成、粉碎、过筛、配料、包装生产过程可产生 TNT 粉尘及蒸气；

2. 使用　TNT 作为炸药，广泛应用于国防、采矿、开凿隧道等方面。TNT 还用做照相、药品和染料的中间体。

（三）毒理

1. 毒理　三硝基甲苯可经皮肤、呼吸道及消化道进入人体。在生产过程中，主要经皮肤和呼吸道吸收。TNT 有较强的亲脂性，很容易从皮肤吸收，尤其气温高时，经皮吸收的可能性更大。在生产硝胺炸药时，由于硝酸胺具有吸湿性，一旦污染皮肤，就能使皮肤保持湿润，更易加速皮肤的吸收。进入机体内的三硝基甲苯（TNT）一部分以原形经尿排出体外，主要转化途径是在肝微粒体和线粒体的参与下，通过氧化、还原、结合等途径进行代谢，其多种代谢产物与葡萄糖醛酸结合后经尿液排出体外。接触 TNT 工人的尿液中可以检出 10 余种 TNT 的代谢产物，如 4 - 氨基 - 2，6 - 二硝基甲苯（4 - A）、2 - 氨基 - 4，6 - 二硝基甲苯（2 - A）、原形 TNT 以及 2，4 和 2，6 - 二氨基硝基苯（2，4 - DA 和 2，6 - DA）以及其他代谢物。工人尿液中 4 - A 含量最多，也存在一定量的原形 TNT。因此，尿 4 - A 和原形 TNT 含量可作为职业接触的生物监测指标。

2. 毒性与毒作用

（1）晶体：晶体损害以中毒性白内障为主要表现。TNT 白内障的发病特点为：①发病缓慢：一般需接触 TNT 2～3 年后发病。②病变范围从周边到中央：初期主要表现为晶状体周边部出现散在点状浑浊，逐渐形成尖向中心底向外的楔形浑浊体，进而多数楔形浑浊体融合而聚集成环形暗影。随病情进展，除晶状体周边浑浊外，其中央部也出现环形或盘状浑浊，裂隙灯下可见浑浊为多数浅棕色小点聚积而成，多位于前皮质和成人核之间。整个皮质部透明度降低。环的大小近于瞳孔直径，此时视力可减退，若再发展则周边浑浊与中央浑浊融合，视力明显减退。③低浓度可发病：在低 TNT 浓度下可发生晶状体损伤，甚至空气浓度相当低或低于最高容许浓度时仍可发病，发病随接触工龄增长而增多，且损害加重。④病变的持续进展性：一般认为晶状体损害一旦形成，虽脱离接触仍可继续发展（可能是晶状体对 TNT 及代谢物的排除极缓慢）。

有关白内障形成的机制尚不清楚，体外试验，TNT 与动物晶体匀浆一起孵育，可以检出 TNT 硝基阴离子自由基与活性氧。目前认为 TNT 在体内还原为 TNT 硝基阴离子自由基，并可形成大量活性氧，可能与白内障的形成有关。也有人认为白内障的形成可能与 TNT 所致的 MetHb 沉积于晶体或 TNT 代谢产物沉积于晶体有关。

（2）肝脏：肝脏是 TNT 毒作用的主要靶器官，接触 TNT 工人早期体征为肝大和（或）脾大。肝大程度与肝损伤严重性并不平行，约 25% TNT 中毒性肝硬化患者，肝大在 1.0cm 以内。如果继续接触 TNT，则除肝大外，肝脏质地变硬，脾大一般在肝大之后，严重者可导致肝硬化、萎缩，平均工龄 10 年左右可诊断出。

对肝脏损害的病理特点是：急性改变主要是肝细胞坏死和脂肪变性；慢性改变主要是肝细胞再生和纤维增生。

肝脏损害机制可能与 TNT 硝基阴离子自由基有关，它可形成大量活性氧，致使脂质过氧化与细胞内钙稳态失调；也可能是 TNT 与体内氨基酸结合，导致氨基酸缺乏，致使肝细胞营养不良所致：国内调查表明肝大检出率与 TNT 白内障的病变程度之间并无平行关系。

大量动物实验显示，TNT 具有明显致畸、致突变、致癌作用。另外接触人群中肝癌高发的报道日渐增多，近年我国流行病学调查证实，接触作业者肝癌发病与工龄、工种以及接触 TNT 程度关系明确，值得重视和进一步探讨。

(3) 血液系统：TNT 可引起血红蛋白、中性粒细胞及血小板减少；也可出现赫恩滋小体。长期高浓度 TNT 接触可导致再生障碍性贫血，近年我国的调查显示，在目前 TNT 生产条件下，较少发生血液方面的改变。

(4) 其他：调查发现接触 TNT 男工出现性功能异常、精液质量差、男工血清睾酮降低，女工出现月经异常等生殖系统损伤；TNT 暴露者出现尿蛋白含量增高等肾脏损害表现；长期暴露 TNT 的劳动者，类神经综合征发生率增高，并伴有自主神经功能紊乱；部分患者可出现心肌损害。

3. 毒作用机制　有关 TNT 毒作用机制还未完全明了，近年的研究表明，三硝基甲苯可在体内多种器官和组织内（肝、肾、脑、晶体、睾丸、红细胞等）接受来自还原型辅酶Ⅱ的一个电子，被还原活化为 TNT 硝基阴离子自由基，并在组织内产生大量的活性氧，使体内还原性物质如还原型谷胱甘肽、还原型辅酶Ⅱ明显降低，进一步可影响蛋白质巯基的含量。另外 TNT 硝基阴离子自由基、活性氧可诱发脂质过氧化，与生物大分子共价结合并引起细胞内钙稳态紊乱，导致细胞膜结构与功能破坏，细胞内代谢紊乱甚至死亡，从而对机体产生损伤作用。

(四) 临床表现

1. 急性中毒　在生产环境中发生急性中毒的情况较少见。一般只有接触高浓度三硝基甲苯粉尘或蒸气，才可引起急性中毒。

轻度急性中毒时，患者可有头晕、头痛、恶心、呕吐、食欲缺乏。上腹部及右季肋部痛，口唇呈蓝紫色，发绀可扩展到鼻尖、耳壳、指（趾）端等部位。重度者，除上述症状加重以外，尚有神志不清，呼吸浅表、频速，偶有惊厥，甚至大小便失禁，瞳孔散大，对光反应消失，角膜及腱反射消失。严重者可因呼吸麻痹死亡。

2. 慢性中毒　长期接触 TNT 引起慢性中毒，主要表现出肝、眼晶体、血液等损害。

(1) 肝损害：患者出现乏力、食欲减退、恶心、肝区疼痛与传染性肝炎相似。体检时肝大大多在肋下 1.0～1.5cm，有压痛、叩痛，多数无黄疸。随着病情进展，肝质地由软变韧，可出现脾肿大，严重者可导致肝硬化。肝功能试验可出现异常，其中包括血清丙氨酸氨基转移酶 (ALT)、天门冬氨酸氨基转移酶 (AST)、血清肝胆酸 (CC)、血清转铁蛋白 (TF) 和前白蛋白 (PA)、色氨酸耐量试验 (ITTT)、吲哚氰绿滞留试验 (ICG) 等。TNT 对肝和晶体的损害不完全一致，据全国普查，TNT 引起的肝损害早于晶体损害。

(2) 白内障：慢性中毒患者出现白内障是常见而且具有特征性的体征，一般接触 2～3 年发病，工龄越长发病率越高，10 年以上工龄为 78.5%，15 年以上工龄为 83.65%。开始于双眼晶状体周边部呈环形浑浊，环为多数尖向内，底向外的楔形浑浊融合而成，进一步晶体中央部出现盘状浑浊。

中毒性白内障患者可伴有肝大，但亦可在无肝损伤情况下单独存在。

(3) 血液系统：TNT 可引起血红蛋白、中性粒细胞及血小板减少，出现贫血，也可出现赫恩滋小体，严重者可出现再生障碍性贫血，但在目前生产条件下，发生血液方面的改变较少。

(4) 皮肤：有的接触 TNT 工人出现"TNT 面容"，表现为面色苍白，口唇耳廓青紫色。

另外手、前臂、颈部等裸露部位皮肤产生过敏性皮炎，黄染，严重时呈鳞状脱屑。

（5）生殖功能：接触 TNT 男工可能引起性功能低下，如性欲低下、早泄与阳痿等。精液检查发现精液量显著减少，精子活动率小于 60% 者显著增多，精子形态异常率增高。接触者血清单酮含量显著降低。女工则表现为月经周期异常，月经量过多或过少，痛经等。

（6）其他：长期接触 TNT 工人，神经衰弱综合征发生率较高，可伴有自主神经功能紊乱。部分可出现心肌及肾损害，尿蛋白含量及某些酶增高。

（五）临床诊断

1. 诊断原则　根据长期三硝基甲苯职业接触史，出现肝脏、血液及神经等器官或者系统功能损害的临床表现，结合职业卫生学调查资料和实验室检查结果，综合分析，排除其他病因所致的类似疾病，方可诊断。

2. 诊断分级标准　慢性 TNT 中毒根据国家《职业性慢性三硝基甲苯中毒的诊断》（GBZ 69 – 2011）诊断及分级标准。

（六）治疗原则

慢性 TNT 中毒的治疗原则为：

（1）宜食用清淡而富有营养的饮食，禁止饮酒和服用产生肝功能损害的药物。

（2）保肝降酶。

（3）重症患者出现肝功能衰时，建议进行专科对症治疗。

（4）其他治疗原则与内科相同。

（七）预防与控制措施

见本节概述。

（八）对硝基甲苯中毒案例

Ⅰ . 某化学有限公司清扫污染的地面时发生急性对硝基甲苯中毒

企业：化学有限公司

时间：2000 年 7 月 3 日

地点：生产车间

岗位或操作：原料工

毒物名称：对硝基甲苯

中毒病名：急性对硝基甲苯中毒

中毒原因：计量管焊接处破裂

工艺流程：对硝基甲苯加铁粉，生产聚对苯二甲酸乙二醇酯（PAT）染料。

经过：事故当日 12 时，8 名工人在车间作业时，计量管焊接处突然破裂，PAT 洒落在车间地面上，6 名当班工人进行清扫，4h 后均出现头痛、胸闷、指甲和口唇发绀等症状，送市人民医院就诊，被诊断为急性对硝基苯中毒。调查发现，在处理毒物泄漏时，没有任何个人防护。

提示：生产事故处置不当，没有事故预案，随意处理是造成中毒事故的常见原因之一。

Ⅱ . 对硝基甲苯

理化性质：对硝基甲苯为晶体，具有微弱的芳香气味，分子量为 137.1，相对密度为 1.12，熔点为 52.22℃，沸点为 237.78℃，蒸气压为（53.7℃）0.13kPa，闪点为 106.11℃。

主要用于染料合成。

对硝基甲苯为可燃固体，易燃，遇明火、高热或与氧化剂接触，有引起燃烧爆炸的危险，受高热分解释放出有毒的气体。燃烧分解产生一氧化碳、二氧化碳、氧化氮。

接触途径：经呼吸道、胃肠道、皮肤和（或）眼睛直接接触进入人体。

职业中毒特点：对硝基甲苯对眼睛、呼吸道和皮肤有刺激作用，可引起高铁血红蛋白血症。经吸入、摄入及皮肤吸收进入人体，主要损害血液、皮肤、消化系统、心血管系统和中枢神经系统。中毒的典型表现为头痛、气短、腹痛、恶心、眩晕、呼吸困难、发绀等，大量进入人体可严重损害肝脏并引起溶血，甚至死亡。

健康损害的靶器官：血液，中枢神经系统，心血管系统，皮肤，消化系统。

应急处理：泄漏时，隔离泄漏污染区，限制出入。切断火源。当有对硝基甲苯泄漏时，应佩戴面具、手套，仔细收集清扫干净漏物，并盛放在适当的容器内，放置在远离可燃性、还原性物质和硫酸的地方。当水体有对硝基甲苯泄入时，应立即将被污染水体隔断，以避免污染扩散。当对硝基甲苯倾倒在土壤中时，应将被污染土壤收集起来，转移到安全地带。

废弃物处置方法：建议用控制焚烧法处置。要保证完全燃烧。焚烧大量物料时，焚烧炉排出的氮氧化物通过洗涤器除去。

灭火方法：消防人员须佩戴防毒面具、穿全身消防服。灭火剂专用泡沫、干粉、二氧化碳。

急救措施：如果眼睛直接接触对硝基甲苯，应立即用大量水冲洗（灌洗）眼睛，冲洗时不时翻开上下眼睑，并立即就医。

如果皮肤直接接触对硝基甲苯，应立即用肥皂和水冲洗污染皮肤。若该化学物质渗透进衣服，要立即将衣服脱掉，用肥皂和水清洗皮肤，并迅速就医。

如果接触者吸入大量对硝基甲苯，应立即将接触者移至空气新鲜处。如果呼吸停止，要进行人工呼吸，注意保暖和休息。尽快就医。

如果吞入对硝基甲苯，应漱口，大量饮水，催吐，并送往医院救治。

（曹燕花）

第四节　金属和类金属中毒

一、概述

金属（metal）和类金属（metalloid）及其合金在工农业生产、国防建设、科技发展和日常生活中应用广泛，尤其在建筑业、汽车、航空航天、电子和其他制造工业以及在油漆、涂料和催化剂生产过程中都大量使用。了解金属和类金属的理化特性、接触机会、毒作用机制、职业中毒表现、救治方法及中毒预防措施，在职业卫生与职业医学中具有特殊重要性。

金属主要指原子结构中最外层电子数较少（一般小于4）的元素组成的单质；除汞以外，在室温下均为固态，并有较高的熔点和硬度；且具有光泽、富有延展性、良好的导电性和传热性；可以与氧反应生成金属氧化物，与酸、盐置换反应生成金属化合物。金属通常分为黑色金属（铁、锰、铬及其合金）和有色金属（铅、汞、镉、镍、铝等）。

类金属是在元素周期表对角线上的几种元素，其性质介于金属和非金属之间，也叫准金属、半金属、亚金属或似金属。通常包括硼、硅、锗、硒、碲、钋、砷和锑。

各种金属与类金属都是通过矿山开采、冶炼、精炼加工后而获得的。因此，从矿山掘进、开采、冶炼、加工到应用这些金属和（或）类金属时，都易污染环境，不同程度的影响相关工作场所劳动者的身体健康。作业场所中金属和类金属通常以气溶胶形式存在，如蓄电池厂的铅、金属冶炼厂和钢铁厂的各种金属等。在生产环境中呼吸道是主要的入体途径，也可通过消化道和皮肤进入体内。金属与类金属不像大多数化合物那样，可在组织中进行代谢性降解进而易于从人体排出，金属与类金属作为一种元素往往不会被降解破坏，而是转变为其原价态或形成化合物，并提高毒性，如铅在体内变为可溶性二价铅离子干扰一系列酶的活性而引起铅中毒，砷在体内转变为具有毒性的三价甲基砷，尤其是单甲基三价砷毒性最高。不同金属与类金属的排泄通道和速率有很大的差异。金属与类金属多经肾脏排出，如铅、汞、镉、铬等，有些还可经唾液、汗液、乳汁、毛发等排出体外。甲基汞在人体内的生物半减期仅70d，而镉是10~20年；同一种金属在不同组织的生物半减期也可能不一致，如铅在一些组织仅几周，而在骨骼内却长达20年。

金属和类金属对人体的作用，可以涉及不同水平，如器官或组织、细胞、分子水平，其造成的毒作用累及面也比较广泛。不同的金属毒作用机制也不同，可以仅有局部作用，也可以有全身反应，有的也可能是过敏原、致畸物、致突变物或致癌物。虽不同金属与类金属的毒性作用机制往往不同，但也有相似的作用方式：①与巯基（—SH）共价结合，改变生物大分子的结构和功能。铅、汞、镉、铊、锑、碲、砷等均能与—SH结合，引起毒作用。②产生过多自由基，破坏机体抗氧化系统，引起氧化损伤。过渡金属如铁、铜、锌、镉、镍、锰、钒等，在价态变化过程中发生氧化还原反应，产生自由基；还可作用于体内内源性抗氧化酶，如超氧化歧化酶、过氧化氢酶、谷胱甘肽氧化酶和还原酶等，削弱机体的抗氧化能力，可引起生物膜脂质过氧化，可攻击蛋白质、核酸产生致畸、致癌作用。③有毒金属与必需金属元素之间相互作用，干扰机体必需金属元素的正常生理生化作用。如铅模拟和抑制细胞内第二信使钙，引起神经毒性。④诱导合成保护性蛋白，限制细胞损伤。如汞、镉、砷等可诱导热休克蛋白（HSP）的合成，汞、镉、铜、锌可诱导金属硫蛋白合成，并与其结合以维持靶蛋白质的完整性。

和其他毒物中毒一样，每一种金属和类金属因其靶器官和毒性不同而出现不同的临床表现。很多金属和类金属具有靶器官毒性，即有选择性地在某些器官或组织中蓄积并发挥生物学效应，而引起慢性毒性作用。金属也可与有机物结合，改变其物理特性和毒性，如金属氰化物和羰基化物毒性很大。急性金属中毒多由吸入高浓度金属烟雾或金属气化物所致，在现代工业中，这种类型的接触比较少见，常常是由于意外的化学反应、事故或在密闭空间燃烧或焊接造成。低剂量长时间接触金属和类金属引起的慢性毒性作用是目前金属中毒的重点。

了解金属和类金属中毒的表现，结合职业史可帮助诊断。大多数金属和类金属通过代谢可在血和尿中检出从而帮助明确诊断。由于受金属和类金属在体内转运、分布、再分布及排泄的影响，常用生物样品（血、尿）中金属和类金属含量难以反映该种金属和类金属在体内靶器官的作用剂量或蓄积水平，与该金属和类金属中毒所引起的临床表现之间也不一定呈现相关关系。

金属和类金属中毒的治疗原则与职业中毒相同，分为病因治疗、对症治疗和支持疗法。络合剂治疗可作为许多金属和类金属中毒治疗的病因治疗，即解毒和排毒疗法。络合剂可供给电子对的配位原子，与金属和类金属离子以配位键结合形成无毒的结合物而排出体外，在体内也可与敏感的配体竞争金属和类金属。治疗金属和类金属中毒常用的络合剂有两种，即氨羧络合剂和巯基络合剂。通常络合剂与有毒金属和类金属的亲和力大于体内必需金属元素，因此可有效地排出有毒金属和类金属并具有较弱的不良反应；另外，当络合剂与有毒金属和类金属的亲和力大于内源性配体如酶类与有毒金属和类金属的结合力时，有利于被抑制酶的活性恢复。

金属和类金属中毒预防原则与其他职业危害的预防相同，应采取管理、卫生技术、个人防护以及卫生保健措施。

二、铅

1. **理化特性**　铅（lead，Pb）为灰白色重金属，密度 $11.3g/cm^3$，熔点 327℃。铅属于ⅣVA族元素，离子半径相对较大（1.2Å），电负性高，易于与蛋白质相互作用。

2. **接触机会**　在生产过程中，铅以粉尘或烟尘形态污染空气。接触铅的工业有：铅矿开采和冶炼；蓄电池制造和维修；制造含铅耐腐蚀化工设备、管道、构件等；火车轴承挂瓦、桥梁工程、船舶制造与拆修；放射性防护材料制造；印刷行业；电子与电力行业；军火制造；化工行业；食品行业；油漆生产、颜料行业；塑料工业；橡胶工业；医药工业；农药工业；玻璃陶瓷工业；自来水管道和暖气管道连接铅封等。在日常生活中，用含铅容器贮存食品、饮料、服用过量含铅药物如樟丹等，可能引起意外铅中毒。儿童由于代谢和发育方面的特点，对铅特别敏感。儿童铅中毒的原因主要是来自工业生产、生活和交通等方面的铅排放，如工业废气、燃煤、钢铁冶金、化学工厂排放废气等；含铅废水污染饮用水也是铅中毒的重要来源，接触含铅的家庭装饰材料（油漆、涂料）、香烟烟雾、化妆品（口红、爽身粉）、含铅容器、金属餐具、玩具和学习用品也可损害儿童健康。

3. **毒理**　铅主要经呼吸道，其次是经消化道进入人体。血液中的铅90%以上与红细胞结合，其余在血浆中。血浆中的铅一部分是活性较大的可溶性铅，主要为磷酸氢铅（$PbHPO_4$）和甘油磷酸铅，另一部分是血浆蛋白结合铅。铅可蓄积，人体内90%~95%的铅以不溶性磷酸铅 $[Pb_3(PO_4)_2]$ 形式储存于骨内，骨铅与血液和软组织中的铅保持着动态平衡。除骨组织外，脑、肝脏、肾脏、肌肉等器官中也有较多的铅分布。体内的铅主要经肾脏随尿排出，少部分铅可随粪便、唾液、汗液、乳汁、月经、脱落的皮屑等排出。乳汁内的铅可影响婴儿，血铅也可通过胎盘进入胎儿体内而影响到子代。

4. **临床表现**　铅中毒有急性和慢性中毒。急性中毒主要是由于服用大量铅化合物所致，在工业生产中少见。职业性铅中毒多为慢性中毒，早期症状常是一般性衰弱状态，如感到疲倦、乏力、头晕、头痛、腹痛、抽筋、便秘、烦躁、口中有金属甜味、食欲不良、睡眠不安、体位变动时眼睛发花和肌肉及关节疼痛等，有的患者出现面色灰白、体重减轻。随后可出现神经衰弱综合征、腹部隐痛、便秘等。病情加重时，出现四肢远端麻木，触觉、痛觉减退等神经炎的表现，并有握力减退。有些患者可在齿龈和牙齿交界处出现暗蓝色的"铅线"，为硫化铅颗粒沉积而形成，口腔卫生较差者易出现。铅对周围神经系统的损伤，以运动功能受累较著，主要表现为伸肌无力，重者出现肌肉麻痹，亦称"铅麻痹"，由于桡神经支配的手指和手腕伸肌无力，使腕下垂，称为"垂腕"；腓神经支配的腓骨肌、伸趾总肌无力，使得足下垂，称为"垂足"。在血液及造血系统，可有轻度贫血，多呈低色素正常细胞型贫血，另外出现点彩红细胞和网织红细胞增多等；部分患者出现高血压、肾脏受到损害，表现为近曲小管损伤引起的 Fanconi 综合征，伴有氨基酸尿、糖尿和磷酸盐尿，少数较重患者可出现蛋白尿、尿中红细胞、管型及肾功能减退；女性患者出现月经失调、不孕不育、流产和早产等；男性患者精子数目减少、活动力降低和畸形率增加。

短时间内高浓度铅暴露可导致急性铅中毒，主要症状有恶心、呕吐、腹绞痛、便秘、疲劳、溶血性贫血、周围神经以及中枢神经功能改变，严重者可出现中毒性脑病，表现为脑神经受损或精神障碍的症状。其中腹绞痛是慢性铅中毒急性发作的典型症状，发作前常有腹胀或顽固性便秘，为突然发作的腹绞痛，部位多在脐周，疼痛呈持续性伴阵发性加重，每次发作约持续数分钟至数小时。因疼痛剧烈，患者面色苍白、焦虑、急躁不安、出冷汗，并常弯腰屈膝，手按腹部以减轻疼痛。

儿童铅中毒可出现多动、注意力不集中、智商降低、阅读障碍、眼手协调差、认知能力下降、情绪不稳定等神经系统症状；还有贫血、食欲缺乏、体重身高发育迟缓、腹痛、反应迟钝、便秘或腹泻、运动障碍、听视力下降以及体弱多病、反复发热、易感冒、龋齿、铅线等症状表现。

5. 诊断 根据确切的职业史及以神经、消化、造血系统为主的临床表现与有关实验室检查，参考作业环境调查，进行综合分析，排除其他原因引起的类似疾病，方可诊断职业性铅中毒。其中实验室检查包括血铅、尿铅、尿 δ - 氨基 - γ - 酮戊酸脱水酶（ALA）、血锌原卟啉（ZPP）[具体参见《职业性慢性铅中毒诊断标准》（GBZ 37 - 2015）]。

儿童铅中毒的诊断和分级主要依照血铅水平：2006 年我国标准为连续两次静脉血铅值 $100 \sim 199 \mu g/L$ 为高血铅症，大于等于 $200 \mu g/L$ 为铅中毒。美国 CDC 的儿童血铅干预水平为血铅值大于等于 $50 \mu g/L$。

6. 处理原则

（1）急性中毒：对于急性铅中毒的急救，首要的是立即脱离铅暴露环境，如果是口服中毒者，可立即给予催吐或导泻，然后给予牛奶、蛋清、豆浆以保护胃黏膜；对腹痛者可用热敷或口服阿托品 $0.5 \sim 1.0 mg$；对昏迷者应及时清除口腔内异物，保持呼吸道的通畅，防止异物误入气管或呼吸道引起窒息。对于血铅超过 $800 \mu g/L$，尤其有中枢或周围神经系统紊乱的情况下，应考虑应用驱铅药物。

（2）慢性中毒：对于慢性铅中毒，可用驱铅疗法。驱铅药物按性质分为可溶性络合剂和阻断性络合剂。可溶性络合剂可以与体内的铅络合成为可溶性络合物，从尿中排出。较常用的药物是依地酸钠钙（$CaNa_2$ - EDTA）。阻断性络合剂为大分子络合剂，可于肠道内与铅形成不溶性的大分子络合物，而起到阻断经口摄入的铅及胆汁等肠道排放的铅经肠道的吸收，达到预防和治疗的效果。

药物依地酸钠钙（$CaNa_2$ - EDTA）的用法是：每日 $1.0 g$ 静脉注射或加于 25% 葡萄糖液静脉滴注。一般 $3 \sim 4 d$ 为一疗程，间隔 $3 \sim 4 d$，根据病情使用 $3 \sim 5$ 个疗程。也可采用二巯基丁二酸钠（Na - DMSA），每日 $1.0 g$ 用生理盐水或 5% 葡萄糖液配成 $5\% \sim 10\%$ 浓度静脉注射。二巯基丁二酸（DMSA）胶囊不良反应小，可口服，剂量为 $0.5 g$，每日 3 次。另外进行对症疗法，有类神经症者给予镇静剂，腹绞痛发作时可静脉注射 10% 葡萄糖酸钙或皮下注射阿托品。还要适当休息、合理营养以及补充维生素等。

7. 预防 首先应在作业场所控制铅的接触水平，应用无毒或低毒材料代替铅，改革工艺，使生产过程密闭化，减少手工操作，降低车间空气中铅的浓度。加强个人防护，铅作业者应穿防护服，带过滤式防烟尘口罩，严禁在车间进食，坚持湿式清扫。定期监测车间空气中铅浓度，对铅作业者进行就业前体检与就业后定期健康检查，严格实行职业禁忌管理。对铅接触或高危人群，选用能反映铅慢性接触早期损害且测定方法简便易行的指标（如 ZPP、FEP 等）进行筛检，早期检出铅中毒患者予以防治。另外可以补充维生素 B$_1$、维生素 C、维生素 E 以及钙、锌进行预防。职业禁忌证包括贫血、卟啉病及多发性周围神经病。对于儿童，通过开展健康教育、环境干预、避免儿童接触铅源、合理膳食和营养均衡、有重点的筛查和监测，达到早发现、早干预的目的。

三、汞

1. 理化特性 汞（mercury，Hg）俗称水银，原子量 200.59，沸点 356.6℃。

（1）唯一的液态金属：银白色液态金属。

（2）熔点低，易蒸发：熔点 -38.9℃，即在常温下即可蒸发，且温度越高，蒸发量越大，空气流动快时蒸发更多。

（3）比重大：液态汞比重 13.6，蒸气比重 6.9。

（4）表面张力大：如果溅落，立刻形成许多小汞珠，增加蒸发的表面积。

（5）易吸附：汞附着力强，易被粗糙的桌面、墙面、泥土、地面缝隙、衣物等吸附，成为汞作业场所持续污染空气的二次毒源。

（6）生成汞齐：汞可与金、银等重金属生成汞合金（汞齐）。

（7）溶解性：液体汞易溶于类脂质、硝酸、热浓硫酸，不溶于水和有机溶剂。

2. 接触机会

（1）汞矿开采与冶炼：汞的天然矿物主要是硫化汞（HgS）俗称朱砂。汞的冶炼有火法和湿法两种方式。火法炼汞是将汞矿石或精矿进行焙烧（450～800℃），直接将汞还原呈气态分离出来，然后冷凝成液态汞。湿法炼汞是先用硫化钠或次氯酸盐溶液浸出汞，后用电解或置换等方法获得汞。尤其是土法火式炼汞，除了职业接触外，还严重污染空气、土壤和水源。

（2）电工器材、仪器仪表制造和维修：如温度计、气压表、血压计、水平仪、水银整流器、石英灯、荧光灯、自动电开关、交通信号的自动控制器、水银真空泵、极谱仪、飞机和轮船导航的回转器等。

（3）工业用途：氯碱行业用汞作阴极电解食盐生产烧碱和氯气，塑料、染料工业用汞作催化剂（氯化汞和氯化亚汞做聚氯乙烯触媒，硫酸汞和硫酸亚汞作有机化学工业触媒），用于鞣革、印染、涂料等。

（4）汞齐的生产及应用：工业上用汞齐法提取金、银、铊等贵重金属，用金汞齐镀金及镏金，口腔科用汞齐补牙。

（5）汞化合物作防腐剂：如铬酸汞植物种子防腐剂，硫柳汞疫苗防腐。

（6）其他：含汞偏方治白癜风、癣、痔等使用不当、误服汞的无机化合物（如升汞、甘汞、醋酸汞等）和接触美白化妆品等，用雷汞制造雷管做起爆剂，在原子能工业中用汞做钚反应堆冷却剂等。

3. **毒理** 金属汞主要以蒸气形式经呼吸道进入体内。汞蒸气具有高脂溶性，可迅速弥散，透过肺泡壁被吸收，吸收率可高达85%。汞也可经皮肤吸收，但难经消化道吸收。

汞及其化合物进入机体后，最初分布于红细胞及血浆中，之后到达全身很多组织。最初集中在肝脏，随后转移至肾脏，主要分布在肾皮质，以近曲小管上皮组织内含量最多，导致肾小管重吸收功能障碍；在肾功能尚未出现异常时可观察到尿中某些酶和蛋白的改变，如N-乙酰-β-氨基葡萄糖苷酶（NAG）和$β_2$-微球蛋白（$β_2$-MG）。汞在体内可诱发生成金属硫蛋白（metallothionein，MT），这是一种低分子富含巯基的蛋白质，主要集中在肾脏，对汞在体内的解毒和蓄积以及保护肾脏起一定作用。汞可通过血脑屏障进入脑组织，并在脑中长期蓄积。汞也易通过胎盘进入胎儿体内，影响胎儿发育。

汞主要经肾脏排出，在未产生肾脏损害时，尿汞的排出量约占总排出量的70%；但尿汞的排出很不规则，且较为缓慢，停止接触后十多年，尿汞仍可超过正常值。少量汞可随粪便、呼出气、乳汁、唾液、汗液、毛发等排出。汞在人体内半减期约60d。

汞中毒的机制尚不完全清楚。汞进入体内后，在血液内通过过氧化氢酶氧化为二价汞离子（Hg^{2+}）。Hg^{2+}与蛋白质的巯基（—SH）具有特殊亲和力，而巯基是细胞代谢过程中许多重要酶的活性部分，当汞与这些酶的巯基结合后，可干扰其活性甚至使其失活，如汞离子与GSH结合后形成不可逆性复合物而损害其抗氧化功能；与细胞膜表面上酶的巯基结合，可改变酶的结构和功能。汞与体内蛋白结合后可由半抗原成为抗原，引起变态反应，出现肾病综合征，高浓度的汞还可直接引起肾小球免疫损伤。

汞与巯基结合并不能完全解释汞毒性作用的特点。有报道 Hg^{2+} 与羰基、羧基、羟基、氨基也有很高的亲和力，汞还可引起细胞"钙超载"。

4. **临床表现**

（1）急性中毒：短时间吸入高浓度汞蒸气（大于$1mg/m^3$）或摄入可溶性汞盐可致急性中毒，多由于在密闭空间内工作或意外事故造成。

（1）神经系统及全身症状：起病急骤，出现头痛、头昏、乏力、失眠、发热等。

（2）口腔-牙龈炎：如流涎带腥臭味、牙龈红肿、酸痛、糜烂、出血、牙根松动等。

（3）汞毒性皮炎：红色斑丘疹，以头面部和四肢为多。

（4）间质性肺炎：X线胸片检查可见广泛性不规则阴影。

（5）急性胃肠炎：恶心、呕吐、腹痛、腹泻等。

（6）肾功能损害：蛋白尿、红细胞尿、肾功能衰竭。

2）慢性中毒：慢性汞中毒较常见，其典型临床表现为易兴奋症、震颤和口腔炎。

（1）神经系统：初期表现为类神经症，如头昏、乏力、健忘、失眠、多梦、易激动等，部分病例可有心悸、多汗等自主神经系统紊乱现象，病情进一步发展则会发生性格改变，如急躁、易怒、胆怯、害羞、多疑等。震颤是神经毒性的早期症状，开始时表现为手指、舌尖、眼睑的细小震颤，多在休息时发生；进一步发展成前臂、上臂粗大震颤，也可伴有头部震颤和运动失调。震颤特点为意向性，即震颤开始于动作时，在动作过程中加重，动作完成后停止，被别人注意、紧张或愈加以控制时，震颤程度常更明显加重。震颤、步态失调、动作迟缓等综合征，类似帕金森病，后期可出现幻觉和痴呆。部分患者出现周围神经病，表现为双下肢沉重、四肢麻木、烧灼感、四肢呈手套、袜套样感觉减退。慢性中毒性脑病以小脑共济失调表现多见，还可表现为中毒性精神病。

（2）口腔——牙龈炎：早期多有流涎、糜烂、溃疡、牙龈肿胀、酸痛、易出血；继而可发展为牙龈萎缩、牙齿松动，甚至脱落；口腔卫生不良者，可在龈缘出现蓝黑色汞线。

（3）肾脏损害：少数患者可有肾脏损害。早期因肾小管重吸收功能障碍可表现为 NAG 和 β_2 - MG 和视黄醇结合蛋白（RBP）含量增高；随着病情加重，肾小球的通透性改变，尿中出现高分子蛋白、管型尿甚至血尿，可见水肿。

（4）其他：胃肠功能紊乱、脱发、皮炎、免疫功能障碍，生殖功能异常，如月经紊乱、不育、异常生育、性欲减退、精子畸形等。

5. 实验室检查　尿汞反映近期汞接触水平，急性汞中毒时，尿汞往往明显高于生物接触限值（20μmol/mol 肌酐，35μg/g 肌酐）；尿汞正常者经驱汞试验（用 5% 二巯基丙磺酸钠 5ml 一次肌内注射），尿汞大于 45μg/d，亦提示有过量汞吸收。尿汞测定多推荐用冷原子吸收光谱法。

6. 诊断　根据接触金属汞的职业史、出现相应的临床表现及实验室检查结果，参考职业卫生学调查资料，进行综合分析，排除其他病因所致类似疾病后，方可诊断。

7. 处理原则

1）治疗原则

（1）急性中毒治疗原则：迅速脱离现场，脱去污染衣服，静卧，保暖；驱汞治疗，用二巯基丙磺酸钠或二巯基丁二酸钠治疗；对症处理与内科相同。

（2）慢性中毒治疗原则：应调离汞作业及其他有害作业；驱汞治疗，用二巯基丙磺酸钠或二巯基丁二酸钠、二巯基丁二酸治疗；对症处理和内科相同。

驱汞治疗应尽早尽快。急性中毒时，可用二巯基丙磺酸钠 125~250mg，肌内注射；慢性中毒时，可用二巯基丙磺酸钠 125~250mg，肌内注射，每日 1 次，连续 3d，停 4d 为一疗程。一般甩药 3~4 个疗程，疗程中需进行尿汞监测。

2）其他处理：观察对象应加强医学监护，可进行药物驱汞；急性和慢性轻度汞中毒者治愈后可从事正常工作；急性和慢性中毒及重度汞中毒者治疗后不宜再从事接触汞及其他有害物质的作业；如需劳动能力鉴定，按 GB/T 16180 处理。

8. 预防

（1）改革工艺及生产设备，控制工作场所空气汞浓度：用无毒原料代替汞，如电解食盐采用离子膜电解代替汞作阴极，硅整流器代替汞整流器，电子仪表、气动仪表代替汞仪表。实现生产过程自动化、密闭化。加强通风排毒，如从事汞的灌注、分装应在通风柜内进行，操作台设置板孔下吸风或旁侧吸风。为防止汞污染和沉积，敞开容器的汞液面可用甘油或 5% 硫化钠液等覆盖，防止汞蒸气的蒸发；车间地面、墙壁、天花板、操作台宜用不吸附汞的光滑材料，操作台和地面应有一定倾斜度，以便清扫与冲洗，低处应有贮水的汞吸收槽；可用 $1g/m^3$ 的碘加酒精点燃熏蒸，使空气中的汞生成不易挥发的碘化汞。对排出的含汞蒸气，应用碘化或氯化活性炭吸附净化。

（2）加强个人防护，建立卫生操作制度：接汞作业应穿工作服，佩戴防毒口罩或用 2.5%~10.0% 碘处理过的活性炭口罩。工作服应定期更换、清洗除汞并禁止携带出车间。班后、饭前要洗手、漱口，严禁在车间内进食、饮水和吸烟。

（3）职业健康检查：汞暴露者应坚持在岗期间的职业健康检查，查出汞中毒的患者应调离汞作业并进行驱汞治疗。上岗前必须进行职业健康检查，有职业禁忌证的劳动者均不宜从事汞作业。妊娠和哺乳期女工应暂时脱离汞作业。

9. 职业禁忌证 中枢神经系统器质性疾病，已确诊仍需要医学监护的精神障碍性疾病，慢性肾脏疾病。

四、锰

1. 理化特性 锰（manganese，Mn）为浅灰色金属，密度 7.4g/cm^3，熔点 1 246℃，溶于低浓度酸。

2. 接触机会 锰是人类生命活动必需微量元素之一，而过量则造成锰中毒。锰的职业接触见于：锰矿石的开采、粉碎、运输、加工和冶炼；制造锰合金；锰化合物用于制造电池，焊接、氧化和催化剂；用锰焊条电焊；染料工业中应用的氯化锰、碳酸锰和铬酸锰等染料。日常生活中的不锈钢、废旧电池都含有锰，锰在酸碱盐环境下容易析出。

锰主要通过呼吸道吸收，消化道吸收较少。锰烟或锰尘经呼吸道吸收入血后，与血浆中的 $β_1$ - 球蛋白结合为转锰素分布于全身，并迅速从血液中转移到在富有线粒体的肝、肾、胰、心、肺、脑的细胞中，少部分经胃肠道吸收的锰入肝。锰大多经胆囊分泌，随粪便缓慢排出。

3. 临床表现 急性锰中毒比较少见，主要是口服高锰酸钾或吸入高浓度氧化锰烟雾引起的急性腐蚀性胃肠炎或刺激性支气管炎、肺炎。

慢性锰中毒主要见于长期吸入锰烟尘的职业从事者，一般在接触锰的烟尘 3～5 年或更长时间后发病。早期主要表现为类神经症和自主神经功能障碍，如记忆力减退、嗜睡、精神萎靡不振等，继而出现典型的锥体外系神经受损症状和体征，肌张力增高，手指细小震颤，腱反射亢进，并有神经情绪改变，如激动、多汗、欣快和情绪不稳定。后期出现典型的帕金森综合征：说话含糊不清、面部表情减少、动作笨拙、慌张步态、肌张力呈齿轮样增强、双足沉重感、静止性震颤，并于精神紧张时加重，以及不自主哭笑、记忆力显著减退、智能下降、强迫观念和冲动行为等精神症状。体征可见蹲下易于跌倒、闭目难立征阳性、单足站立不稳、轮替缓慢。少数患者可有手套、袜子样分布的感觉障碍，浅反射由引出转向迟钝、消失，深反射由正常转向活跃、亢进。此外，还会出现血压、心率、心电图以及肝功能等方面的改变。锰烟尘可引起肺炎、肺尘埃沉着病，还可发生结膜炎、鼻炎和皮炎。

4. 诊断 慢性锰中毒的诊断应根据密切的职业接触史和以锥体外系损害为主的临床表现，参考作业环境调查、现场空气中锰浓度测定等资料，进行综合分析，排除其他疾病如帕金森病、肝豆状核变性等，方可诊断［具体参照《职业性慢性锰中毒诊断标准》（GBZ 3 - 2006）］。尽管肌张力是否增高是诊断慢性锰中毒的关键，但因缺乏客观灵敏的定量方法，且检查到的、确定的肌张力增高已不是早期表现，所以，慢性锰中毒的早期诊断目前仍非常困难，许多学者正在探索用计算机断层成像（CT）检查和磁共振成像（MRI）检查等方法进行早期诊断的可能性。

5. 处理原则

（1）急性中毒：急性经口锰中毒应立即用温水洗胃，口服牛奶和氢氧化铝凝胶。锰烟雾引起的"金属烟热"可对症处理。

（2）慢性中毒：早期慢性锰中毒患者可用依地酸钠钙（CaNa$_2$ - EDTA）或二巯丁二酸（DMPS）及其钠盐（Na - DMPS）进行驱锰治疗。使用络合剂治疗可增加体内锰从尿中排泄。出现震颤性麻痹综合征可用左旋多巴制剂及金刚烷胺治疗。左旋多巴应从很低的剂量开始，如美多巴1/2片，3次/d，然后逐渐增加至有效。如果疗效不显著可以与金刚烷胺联合使用改善锰中毒引起的锥体外系损伤。近年来用对氨基水杨酸钠（PAS）治疗锰中毒，可使尿锰排出量为治疗前1.5～16.4倍。口服剂量每次2～3g，每日3～4次，3～4周为一疗程。静脉用药，6g PAS加入5%葡萄糖溶液500ml，每日1次，连续3d，停药4d为一疗程；4～5疗程后症状有好转。

6. 预防 锰矿的开采、爆破、粉碎、筛选等过程采用湿式作业，或密闭操作，多应用机械生产；车间采取机械通风或自然通风，减少空气中锰尘浓度；定期监测车间空气中锰浓度；在焊接用材料、焊条生产过程中应采取密闭和吸尘装置，避免锰烟及锰尘飞扬，电焊作业尽量用自动电焊代替手工电焊，加强手工电焊作业场所的通风措施；加强个人防护，佩戴滤膜口罩；根据国家有关规定进行职业健康检查，做到早发现、早诊断、早治疗。

五、砷

1. 理化特性 砷（arsenic，As）是地壳中普遍存在的一种类金属元素，在自然界中主要伴生于各种黑色或有色金属矿中，已在200多种矿物中发现砷，其中最重要的是黄铁矿。砷有灰、黄、黑三种同素异构体，其中灰色结晶具有金属性，质脆而硬，比重5.73，熔点817℃（2.5MPa），613℃升华，不溶于水，溶于硝酸和王水，在潮湿空气中易氧化，生成三氧化二砷（As_2O_3）又称砒霜。

砷的化合物种类很多，主要为砷的氧化物和盐类，常见有三氧化二砷、五氧化二砷、砷酸铅、砷酸钙、亚砷酸钠等。含砷矿石、炉渣遇酸或受潮及含砷金属用酸处理时可产生砷化氢。

2. 接触机会 砷化物的用途非常广泛，职业接触的机会较多。在工业中，铅、铜、金及其他含砷有色金属冶炼时，砷以蒸气状态逸散在空气中，形成氧化砷。处理烟道和矿渣、维修燃烧炉等都可接触三氧化二砷粉尘。开采雄黄、雌黄等含砷的矿石及从事含砷农药（如砷酸铅、砷酸钙）、含砷防腐剂（如砷化钠）、除锈剂（如亚砷酸钠）等制造和应用的工人可接触砷。此外，砷化物在玻璃工业中常作为颜料，砷合金用做电池栅极、半导体元件、轴承及强化电缆铅外壳。中医用雄黄（AsS）和三氧化二砷作为皮肤外用药。生产中，在氢和砷同时存在的条件下，如有色金属矿石和炉渣中的砷遇酸或受潮时，可产生砷化氢。

3. 毒理 砷化合物可经呼吸道、消化道或皮肤进入体内。职业暴露主要由呼吸道吸入所致。吸收入血的砷化合物主要与血红蛋白结合，随血液分布到全身各组织和器官，并沉积于肝、肾、肌肉、骨、皮肤、指甲和毛发。五价砷和砷化氢在体内转变为三价砷，人体吸收的三价砷大部分通过甲基转移酶两次甲基化生成单甲基砷酸（monomethyl arsinic acid）和二甲基砷酸（demethyl arsinic acid）从尿中排出，少量砷可经粪便、皮肤、毛发、指甲、汗腺、乳腺及肺排出。砷可通过胎盘屏障。砷在体内半衰期约10h。

砷的毒性取决于其化学形态和价态。无机砷化物毒性大于有机砷化物，而三价的无机砷化物又大于五价无机砷化物。研究证实，无机砷在体内代谢过程中产生的三价甲基砷化物毒性更强，尤其单甲基三价砷毒性最强，这可能是砷在体内发挥毒作用的重要原因。在体内，砷是亲硫元素，三价砷极易与巯基（—SH）结合，从而引起含巯基的酶、辅酶和蛋白质生物活性及功能改变。砷与酶作用可有单巯基反应和双巯基反应两种方式，前者主要形成

As－S复合物，使酶中活性巯基消失而抑制酶的活性，此时加入过量单巯基供体，如GSH即可使酶活性恢复。后者是砷与酶或蛋白中的两个巯基反应，形成更稳定的环状化合物。单巯基供体不能破坏此环状化合物使酶活性恢复，只有二巯基化合物供体才能破坏该环状结构，将巯基游离，使酶活性恢复。砷与丙酮酸氧化酶辅酶硫辛酸的反应，以及用二巯基药物如二巯基丙醇（BAL）恢复其活性就基于这一机制。此外，砷进入血液循环后，可直接损害毛细血管，引起通透性改变。

砷化氢，是强烈溶血性毒物，毒作用主要表现为大量溶血引起的一系列变化。溶血的机制还不十分清楚，一般认为是由于砷化氢和血红蛋白结合后形成过氧化物，通过谷胱甘肽过氧化物酶的作用，大量消耗维持红细胞膜完整性的还原型谷胱甘肽所致。

4. 临床表现

（1）急性中毒：工业上常因设备事故或违反操作规程大量吸入砷化合物所致，但已很少见。主要表现为呼吸道症状，如咳嗽、喷嚏、胸痛、呼吸困难以及头痛、头晕、全身衰弱，甚至烦躁不安、痉挛和昏迷。恶心、呕吐和腹痛、腹泻等消化道症状出现较晚。严重者多因呼吸和血管中枢麻痹而死亡。

口服砷化物中毒可在摄入后数分钟至数小时发生，主要为恶心、呕吐、腹痛及血样腹泻、寒战、皮肤湿冷、痉挛，严重者极度衰弱，脱水、尿少、尿闭和循环衰竭，并出现神经系统症状，兴奋、躁动不安、谵妄、意识模糊、昏迷，可因呼吸麻痹死亡。急性中毒恢复后可有迟发性末梢神经炎，数周后表现出对称性远端感觉障碍，个别可有中毒性肝炎、心肌炎，以及皮肤损害。

砷化氢急性中毒，可在吸入砷化氢数小时至十余小时内发生，出现急性溶血引发的症状和体征，腹痛、黄疸和少尿三联征是砷化氢中毒的典型表现。尿中可见大量血红蛋白、血球及管型尿，伴有头痛、恶心、腹疼、腰痛、胸部压迫感、皮肤青铜色、肝脾肿大等症状，严重者可导致急性肾衰竭。

（2）慢性中毒：职业性慢性中毒主要由呼吸道吸入所致，除一般类神经症外，主要表现为皮肤黏膜病变和多发性神经炎。皮肤改变主要表现为脱色素和色素沉着加深、掌跖部出现点状或疣状角化，并可发生皮肤癌变。砷诱导的末梢神经改变主要表现为感觉异常和麻木，严重病例可累及运动神经，伴有运动和反射减弱。此外，呼吸道黏膜受砷化物刺激可引起鼻衄、嗅觉减退、喉痛、咳嗽、咳痰、喉炎和支气管炎等。

砷是确认的人类致癌物，职业暴露主要致肺癌、皮肤癌，也可致膀胱癌。有报道与白血病、淋巴瘤及肝癌等也有关。

砷可通过胎盘屏障并引起胎儿中毒、胎儿体重下降或先天畸形。

5. 诊断　急性中毒的诊断原则为：根据短时间内接触大量砷及其化合物的职业史，出现以呼吸、消化和神经系统损伤为主的临床表现，结合尿砷等实验室检查结果，参考现场职业卫生学调查综合分析，排除其他类似疾病方可诊断。慢性中毒的诊断原则为：根据长期接触砷及其化合物的职业史，出现以皮肤、肝脏和神经系统损害为主的临床表现，结合尿砷或发砷等实验室检查结果，参考现场职业卫生学调查综合分析，排除其他类似疾病方可诊断。

急性中毒因有明显接触史、典型临床表现及排泄物中有过量砷存在，诊断并不困难。接触反应的症状加重，并具备以下一项者：急性气管－支气管炎、支气管肺炎；恶心、呕吐、腹痛、腹泻等急性胃肠炎表现；头晕、头痛、乏力、失眠、烦躁不安等症状，即可诊断为急性中毒。慢性中毒诊断则需根据较长期间密切接触砷化物的职业史，以及出现皮炎、皮肤过度角化、皮肤色素沉着及神经系统症状为主的临床表现，排除其他原因引起的类似症状，以及实验室检查综合诊断。正在暴露者，检测尿形态砷和毛发砷高于当地正常值则有助于诊断。

我国现行诊断标准：GBZ 83 – 2013。

6. 处理原则

（1）急性中毒：尽快脱离现场，并使用解毒剂。经口中毒者应迅速洗胃、催吐，洗胃后应予氢氧化铁或蛋白水、活性炭至呕吐为止并导泻。同时迅速使用特效解毒剂，如二巯基丁二酸钠、二巯基丙磺酸钠、二巯基丙醇等。并辅以对症治疗。

砷化氢中毒需严密监视血细胞变化和肾功能，碱性尿可减少血红蛋白在肾小管沉积和引起肾损伤，血浆游离血红蛋白高于150mg/L时或少尿是换血的指征。如果发生急性肾衰竭，应进行血液透析，二巯基丙醇对砷化氢中毒无效。

（2）慢性中毒：慢性砷中毒主要为对症治疗，目前还没有治疗慢性砷中毒的有效方法，皮肤改变和多发性神经炎按一般对症处理。职业性慢性砷中毒患者应暂时脱离接触砷工作。

7. 预防　在采矿、冶炼及农药制造过程中，生产设备应采取密闭、通风等技术措施，减少工人对含砷粉尘的接触。在维修设备和应用砷化合物过程中，要加强个人防护。医学监护应注重皮肤、呼吸道以及肝、肾、血液和神经系统功能改变。尿砷监测有助于对工业卫生设施效果的评价。

六、镉

1. 理化性质　镉（cadmium，Cd）是一种微带蓝色的银白色金属，质软，耐磨，延展性较好，原子量112.41，熔点320.9℃，沸点765℃，固体密度8.65，呈明显碱性，易溶于硝酸，但难溶于盐酸和硫酸。常见的镉化合物有氧化镉（CdO）、硫化镉（CdS）、硫酸镉（$CdSO_4$）和氯化镉（$CdCl_2$）等。

2. 接触机会　镉主要和锌、铅及铜矿共生。镉及其化合物主要用于电镀，以及工业颜料、塑料稳定剂、镍镉电池、光电池及半导体元件制造等；镉合金用于制造高速轴承、焊料、珠宝等。从事上述职业均可接触镉及其化合物。非职业接触包括：吸入镉污染的空气（如金属矿开采与金属炼厂附近），食用含镉废水灌溉生产的粮食、蔬菜，经常食用镀镉器皿贮放的酸性食物或饮料等。吸烟是慢性接触镉的另一途径。

3. 毒理　镉可经呼吸道和消化道吸收。经呼吸道吸入的镉尘和镉烟因粒子大小和化学组成不同，有10%～40%经肺吸收。消化道吸收一般不超过10%，但当有铁、蛋白质、钙或锌缺乏时，镉吸收增加。吸收入血液循环的镉大部分与红细胞结合（主要与血红蛋白结合），亦可与金属硫蛋白结合，后者是一种可诱导的低分子蛋白。血浆中的镉主与血浆蛋白结合。

镉蓄积性强，体内生物半减期长达8～35年，主要蓄积于肾脏和肝脏，肾镉含量约占体内总含量的1/3，而肾皮质镉含量约占全肾的1/3。镉主要通过肾脏随尿液缓慢排出。

镉及其化合物毒性因其品种不同而异，其急性毒性多属低毒至中等毒性类。如：小鼠经口LD_{50}值（mg/kg）：氧化镉72，硫酸镉88，氯化镉150，硫化镉1 160。急性吸入毒性比经口摄入毒性大数十倍，死因主要是肺炎和肺水肿，有时可伴有肝、肾等其他脏器损害。

镉具有明显的慢性毒性，可致机体多系统、多器官损害，是损害人类健康的重要环境毒物之一。吸入镉烟尘可致肺间质性肺炎和局灶性肺气肿。镉可致肾脏的慢性损害，主要发生在近曲小管，呈现具特征性的肾小管重吸收功能障碍，肾小球亦可受累。生殖系统损害也十分明显，可引起精原上皮细胞、间质的破坏、精子数量减少，活动能力下降。镉还被认为是高度可疑的环境内分泌干扰物，低剂量镉可能具有雌激素样作用。

镉可诱导肝脏合成金属硫蛋白，并经血液转移至肾脏，被肾小管吸收蓄积于肾。镉金属硫蛋白的形成可能与解毒和保护细胞免受损伤有关。

镉中毒机制目前尚不十分清楚。研究表明：镉与巯基、羟基等配基的结合能力大于锌，因此可干扰以锌为辅基的多种酶类活性（主要是置换酶中的锌），导致机体功能障碍。例如：镉中毒时，可见到肾小管细胞中含锌的亮氨酰基氨肽酶（leamyl aminopeptidase）活性受抑制，致使蛋白质分解和重吸收减少，出现肾小管性低分子蛋白尿。实验还显示，锌和硒可防止或抑制镉的某些毒作用。镉对下丘脑 - 垂体 - 性腺轴调节功能的影响是其生殖内分泌干扰作用的重要机制之一。

4. 临床表现

（1）急性中毒：急性吸入高浓度镉烟数小时后，出现咽喉痛、头痛、肌肉酸痛、恶心、口内有金属味，继而发热、咳嗽、呼吸困难、胸部压迫感、胸骨后疼痛等。严重者可发展为突发性化学性肺炎，伴有肺水肿和肝、肾损害，可因呼吸衰竭死亡。

（2）慢性中毒：低浓度长期接触可发生慢性中毒。最常见的是肾损害。肾小球滤过功能多为正常，而肾小管重吸收功能下降，以尿中低分子蛋白（分子量 30 000 以下）增加为特征，如 β_2 - 微球蛋白等。继续接触，可发展成 Fanconi 综合征，伴有氨基酸尿、糖尿、高钙和高磷酸盐尿。肾小管功能障碍可引起肾石症和骨软化症。也可引起呼吸系统损伤和肺气肿。慢性接触镉者可出现嗅觉减退及贫血（主因红细胞脆性增加），可致肺部损害，如肺气肿等。流行病学调查表明，接触镉工人中肺癌及前列腺癌发病率增高。含镉工业废水污染环境（如饮用水、稻谷的镉污染），因饮食而致镉摄入量增加后可致骨痛病，日本发生的"痛痛病事件"即属此类。镉污染区育龄妇女生殖状况调查结果显示，其月经异常发生率、流产发生率均高于对照人群。

5. 诊断　急性中毒的诊断主要依靠接触史和临床表现。如短期内吸入高浓度氧化镉烟尘，在数小时后出现咳嗽、咳痰、胸闷、乏力等症状，两肺呼吸音粗糙，可伴有散在的干、湿啰音，胸部 X 射线检查表现为肺纹理增多、增粗、延伸或边缘模糊，符合急性气管支气管炎表现者，可诊断为轻度急性中毒；在轻度中毒的基础上，出现急性肺炎或急性间质性肺水肿者，可诊断为中度急性中毒；吸入高浓度氧化镉烟尘后，出现急性肺泡性肺水肿或急性呼吸窘迫综合征者可诊断为重度急性中毒。慢性中毒的诊断主要根据职业接触史、临床表现和实验室诊断。一年以上密切接触镉及其化合物的职业史，尿镉连续两次测定值高于 $5\mu mol/mol$ 肌酐（$5\mu g/g$ 肌酐），可伴有头晕、乏力、腰背及肢体痛、嗅觉障碍等症状，实验室检查具备下列条件之一者：尿 β_2 - 微球蛋白含量在 $9.6\mu mol/mol$ 肌酐（$1\,000\mu g/g$ 肌酐）以上或尿视黄醇结合蛋白含量在 $5.1\mu mol/mol$ 肌酐（$1\,000\mu g/g$ 肌酐）以上者可诊断为慢性轻度中毒；在慢性轻度中毒的基础上，出现慢性肾功能不全，可伴有骨质疏松症或骨质软化症者可诊断为慢性重度中毒。

我国现行诊断标准：GBZ 17 - 2015。

6. 处理原则 对于急性中毒，应迅速将中毒患者移至空气新鲜处，保持安静及卧床休息。急救原则与内科相同，视病情需要早期短程给予足量糖皮质激素。

对于慢性中毒，无特殊解毒药物，应根据肾脏损害情况给予相应处理，如出现肾损伤、肺气肿及骨病等，应脱离进一步接触，加强对症处理，积极治疗。出现生殖系统损害时，应该避免继续接触，积极促进康复。

7. 预防 在焊接和切割含镉金属以及产生氧化镉烟的场所，要加强密闭、局部通风和个人防护。开展生物监测和定期体检，尤应注意尿蛋白、尿糖的早期监测。要重视生殖系统周期损害的检测，重视非职业性镉接触的危害。中毒者应及时治疗，防止肾损伤。

七、其他金属与类金属

1. 铬 (chromium, Gr) 铬是一种银灰色、抗腐蚀性强、硬而脆的黑色金属，比重7.2，熔点1 890℃，沸点2 482℃。溶于稀盐酸及硫酸。主要以金属铬、三价铬和六价铬三种形式出现。工业上常用的是六价铬和三价铬化合物，如氧化铬、三氧化铬、铬酸、氯化铬、铬酸钠、铬酸钾、重铬酸钾和重铬酸钠等。

铬矿开采、冶炼可接触铬尘和铬酸雾；镀铬可接触铬酸雾；油漆、鞣革、橡胶、陶瓷等工业可接触铬酸盐；铬还用做木材防腐剂、农药杀霉菌剂、阻冻剂、杀藻类剂，实验室常用铬酸洗液去除玻璃器皿污垢及难溶物质。

所有铬的化合物都有毒性，三价铬是人体必需微量元素，毒性很小，六价铬毒性比三价铬高100倍，毒性降低，同时产生五价铬中间体及多种氧自由基，通过和蛋白质及核酸紧密结合发挥毒性作用。铬酸盐可经呼吸道、消化道和皮肤吸收。

急性中毒，接触高浓度铬酸或铬酸盐，可刺激眼、鼻、喉及呼吸道黏膜，引起灼伤、充血、鼻出血等。严重者因肾衰竭死亡。慢性中毒的病变部位主要在皮肤和鼻。皮炎表现为片块状红斑、丘疹。典型的皮肤溃疡称铬疮，为不易愈合的侵蚀性溃疡，多发生在手指、手背易擦伤部位，溃疡边缘隆起而坚硬，中间凹陷，上覆黄褐色结痂，外观呈"鸡眼状"，可深达内膜，治愈后留有边界清楚的圆形疤痕。铬酐、铬酸、铬酸盐及重铬酸盐等六价铬化合物引起以鼻黏膜糜烂、溃疡和鼻中隔穿孔为主的铬鼻病。另外铬化合物生产者肺癌发病率增高。

采取加强通风、戴防毒口罩等防护措施以降低对呼吸道和鼻黏膜的刺激；劳动者必须穿上工作服并戴橡胶长手套防止皮肤污染。鼻黏膜和皮肤溃疡局部可用10%抗坏血酸擦洗，或涂10%复方依地酸二钠钙软膏。

2. 镍 (nickel, Ni) 镍是一种银白色、坚韧并带磁性的金属，比重8.9，熔点1 453℃，沸点2 732℃，可溶于硝酸。镍可形成液态羰基镍 (nickel carbonyl)。工业上常见的镍化合物有一氧化镍、三氧化二镍、氢氧化镍、硫酸镍、氯化镍和硝酸镍等。

镍矿开采、冶炼，不锈钢生产，铸币，电池，原子能工业应用各种镍合金。羰基镍主要用于精炼、有机合成、橡胶工业等。

可溶性镍化合物和羰基镍易经呼吸道吸收并与白蛋白结合，但不在组织中蓄积，主要经尿排出，半减期约1周。镍易透过胎盘屏障，不溶性镍化合物可蓄积在呼吸道。

镍中毒主要表现为皮炎和呼吸道损害。可溶性镍化合物主要引起接触性皮炎和过敏性湿疹；接触高浓度镍气溶胶也可引起鼻炎、鼻窦炎、嗅觉缺失、鼻中隔穿孔；对镍及其化合物高度敏感者，可产生支气管哮喘或肺嗜酸性粒细胞浸润症；短期内吸入高浓度羰基镍主要引起急性呼吸系统和神经系统损害；镍精炼劳动者鼻和呼吸道肿瘤发病率增高。

镍皮炎可用局部激素疗法并脱离进一步接触，严重过敏者应脱离镍作业。接触羰基镍者可检测尿中镍含量，可用二乙基二硫代甲酸钠驱镍。

3. 锌（zincum，Zn）　　锌是一种银白色金属，不溶于水，溶于强酸或碱液中。比重7.14，熔点419.4℃，沸点907℃，加热到500℃时可形成直径小于 $1\mu m$ 的氧化锌烟尘。锌冶炼、炼铜、焊接镀锌铁等可接触氧化锌烟尘。镀锌和生产锌合金可接触锌化合物。锌白用于颜料，硫酸锌用于人造丝、医药等。

氧化锌烟尘可经呼吸道吸收，进入循环的锌与血浆中金属硫蛋白、清蛋白及红细胞结合，广泛分布于横纹肌等组织中。锌主要经胰液、胆汁和汗液排出，仅有20%由肾脏排出。

急性锌中毒主要是过量接触氧化锌烟雾后数小时发生金属烟热（metal fume fever），表现为头痛、口中金属味，接着出现肌肉和关节痛及疲劳、发热、寒战、多汗、咳嗽，8～12h后可出现胸痛，24～48h后症状消失，类似"流感"过程。接触氯化锌可引起严重皮肤及眼灼伤。慢性皮肤接触主要引起湿疹性皮炎或皮肤过敏。

4. 铊（thallium，TI）　　铊呈银灰色，比重11.85，熔点303.5℃，沸点1 457℃，易溶于硝酸和浓硫酸。铊产生于用于制造合金及铊化合物的生产过程中。硫酸铊主要用做杀鼠剂和杀虫剂；溴化铊和碘化铊是制造红外线滤色玻璃的原料；铊的氧化物和硫化物可制光电管；铊汞齐用于制造低温温度计。

铊属高毒类。职业活动中暴露的含铊烟尘、蒸气或可溶性铊盐可通过消化道、皮肤和呼吸道吸收。铊可迅速分布到机体各组织中的细胞内，铊和钾类似，可稳定地和一些酶（如 $Na^+ - K^+ - ATP$ 酶）结合，铊还可和巯基结合干扰细胞内呼吸和蛋白质合成，铊和核黄素结合可能是其神经毒性的原因。

急性中毒表现为胃肠道刺激症状，继而出现神经麻痹，精神障碍，甚至肢体瘫痪，肌肉萎缩。脱发是铊中毒的特殊表现（症状），常于急性中毒后1～3周出现。慢性中毒主要有毛发脱落及皮肤干燥，并伴疲劳和虚弱感，可发生失眠、行为障碍、精神异常，以及内分泌紊乱，包括阳痿和闭经。

严禁在接触铊的工作场所进食和吸烟，并佩戴防护口罩或防毒面具、手套，工作时穿防护服，工作后淋浴。误服者应催吐，用1%鞣酸或硫酸钠洗胃后用普鲁士蓝。对严重中毒病例，可考虑血液净化和肾上腺糖皮质激素疗法。

5. 钡（barium，Ba）　　钡是银白色金属，熔点725℃，沸点1 140℃。由于钡是活泼金属，金属活动性顺序位于钠、镁之间，与水剧烈反应，生成强碱氢氧化钡，放出氢气，加热下能与氢、硫、氮、碳作用。钡与卤素在室温下即可发生反应，生成卤化物。因此自然界中都以化合物的形式存在，种类繁多。钡在自然界主要以重晶石（ $BaSO_4$ ）和毒重石（ $BaCO_3$ ）的矿物形式存在。

钡可溶于酸，生成盐，硫酸钡和碳酸钡不溶于水。钡可还原若干金属的氧化物、卤化物和硫化物而获得相应的金属。由于钡易氧化，需浸于矿物油和液体石蜡中保存。

钡矿的开采和冶炼、各种钡化合物的生产和使用均是钡的职业暴露机会。金属钡可作消气剂和制造各种合金，工业上常用的有硫酸钡（ $BaSO_4$ ）、氯化钡（ $BaCl_2$ ）、碳化钡（ BaC_2 ）、氢氧化钡［ $Ba(OH)_2$ ］、碳酸钡（ $BaCO_3$ ）、硫化钡（ BaS ）等。硫酸钡除可做白色颜料、医用造影剂外，还可作纺织、橡胶、肥皂、水泥、塑料的填充剂；氯化钡用于制造其他钡盐、钢材淬火等；碳酸钡用于陶瓷、搪瓷、玻璃工业等。

生活中常因误食而致钡中毒。曾有将氯化钡误作白矾，以及将碳酸钡误作熟石膏引起多人中毒。X线造影用的硫酸钡不纯或以其他钡盐误作硫酸钡应用均可导致中毒事故。亦有误将实验室用的氯化钾（掺含钡盐）配制治疗用药静脉滴注导致中毒死亡的报道。职业性急性钡中毒多属生产和使用过程中的意外事故。生活性钡中毒大多由误食引起。

除难溶的硫酸钡外，所有钡的化合物都有毒。钡剂可以经过消化道、皮肤、呼吸道吸收。钡是一种肌肉毒，钡离子对骨骼肌、平滑肌、心肌等各种肌肉组织产生过度的刺激和兴奋作用。钡中毒时细胞膜上的 $Na^+ - K^+ - ATP$ 酶继续活动，故细胞外液中的钾不断进入细胞，但钾从细胞内流出的通道被特异地阻断，因而发生低钾血症。

主要表现为胃肠道刺激症状和低钾综合征。早期钡中毒表现为头晕或头痛，咽干、恶心、轻度腹痛和腹泻等神经及消化系统症状。重者胸闷、心悸、肌无力或瘫痪，甚至呼吸肌麻痹，心电图异常及血清低钾，多伴有严重的心律失常、传导阻滞。

钡生产设备密闭化，安装通风除尘设备，佩戴职业病个人防护用品，一旦皮肤污染，立即冲洗。皮肤灼伤者用2%～5%硫酸钠彻底冲洗后再按灼伤常规处理，钡化合物粉尘经呼吸道和消化道进入者，漱口后，口服适量的硫酸钠，补充钾盐。

6. 铍（beryllium，Be）　铍是钢灰色金属，熔点1 283℃，沸点2 970℃，微溶于热水，可溶于稀盐酸、稀硫酸和氢氧化钾溶液。铍是原子能工业之宝，火箭、导弹、卫星、航空、宇航、电子以及冶金工业等均可暴露铍。

铍及其化合物为高毒物质，主要以粉尘、烟雾和蒸气经呼吸道吸入，破损皮肤易吸收引起皮炎或溃疡。难溶的氧化铍主要储存在肺部，可引起肺炎。可溶性的铍化合物主要储存在骨骼、肝脏、肾脏和淋巴结等处，它们可与血浆蛋白作用，生成蛋白复合物，引起脏器或组织的病变。急性铍中毒表现为化学性支气管炎和肺炎。慢性铍中毒引起以肺肉芽肿病变和肺间质纤维化为主的全身性疾病，又称铍病。

铍的生产工艺过程应做到密闭化、机械化，尽可能采用湿式作业，避免高温加工。工作时穿戴工作服和鞋帽，工作后淋浴，工作服用机器洗涤。慢性中毒者可用肾上腺皮质激素及依地酸二钠钙治疗。

7. 钒（vanadium，V）　钒呈银白色，比重6.1，熔点1 919℃ +2℃，沸点3 000～3 400℃。钒可加大钢的强度、韧性、抗腐蚀能力、耐磨能力、耐高温、抗奇寒的能力等。

钒矿石开采、粉碎及包装、催化剂制造、钒合金、特种钢制造，石油及其分馏后的重油中均含有钒。钒钢在汽车、航空、铁路、电子技术、国防工业等多见。

钒能分别以二、三、四、五价与氧结合，形成四种有毒的氧化物。钒进入细胞后具有广泛的生物学效应。

短时间内吸入高浓度含钒化合物的粉尘或烟雾引起急性钒中毒，以眼和呼吸道黏膜刺激症状为主。中毒症状一般较轻，重者亦可致心、肾、胃肠及中枢神经系统功能损害。

钒作业场所应通风除尘，劳动者佩戴过滤式呼吸器。驱钒可用大剂量维生素C，或依地酸二钠钙。口服氯化铵片可加速钒的排泄。有明显皮肤损害者，局部清水冲洗后，涂以肤轻松药膏，同时内服抗过敏药。

8. 锡（tin，stannum，Sn）　锡呈银白色，比重5.75，熔点232℃，沸点2 270℃，溶

于稀酸和强碱。锡矿的开采和冶炼、电路板焊接（焊锡膏）、锡合金、电镀等均可暴露锡，有机锡化合物可做合成橡胶的稳定剂。

锡及其无机化合物大多属微毒或低毒类，有机锡具中高度毒性。无机锡难于经消化道吸收，吸入的锡化合物主要滞留在肺。有机锡化合物可经呼吸道、消化道和皮肤吸收。锡主要经尿和粪排出。接触高浓度无机锡尘可引起眼、喉及呼吸道刺激症状，可引起肺部明显 X 线改变；接触锡烟可致金属烟雾热。某些烃基锡可引起脑白质水肿，表现为剧烈头痛、视力障碍，严重者可致死。有机锡对皮肤有强烈刺激作用，并可经皮肤吸收。

处理有机锡化合物要严加小心以免吸入和皮肤接触，皮肤一旦接触有机锡化合物，要用洗涤剂和清水彻底洗净。

9. 铝（aluminum，Al）　铝为银白色轻金属，有延性和展性。在潮湿空气中能形成一层防止金属腐蚀的氧化膜。易溶于稀硫酸、硝酸、盐酸、氢氧化钠和氢氧化钾溶液，不溶于水。相对密度 2.70，熔点 660℃，沸点 2 327℃。航空、建筑、汽车三大重要工业的迅猛发展带动了铝业的繁荣。职业性铝接触主要是铝的冶炼和加工过程中铝烟尘和铝粉尘。

铝粉尘或烟尘可以通过呼吸道吸入，直接沉积在肺内。进入机体的铝以 $Al(H_2O)_3^+$ 的形式与转铁蛋白、清蛋白或枸橼酸离子相结合，随血液分布于脑、肝、肾、骨、肺等组织中。铝可干扰中枢胆碱能系统功能、能量代谢、中枢单胺类系统和氨基酸能系统功能，增强脂质过氧化，影响钙代谢及其相关酶、线粒体和线粒体酶，导致神经细胞凋亡、神经元纤维变性，并对记忆有直接影响。职业性吸入铝尘可导致铝尘肺。铝作业劳动者的定量脑电图异常。铝与某些神经系统疾病如老年性痴呆、帕金森综合征等神经退行性疾病有相关关系。

（曹燕花）

第三章

职业性肺部疾患

第一节 游离二氧化硅粉尘与矽肺

矽肺（silicosis）是由于在生产过程中长期吸入游离二氧化硅（silicon dioxide，SiO_2）粉尘而引起的以肺部弥漫性纤维化为主的全身性疾病。我国矽肺病例占尘肺总病例的 40% 左右，位居第二，是尘肺中危害最严重的一种。

在自然界中，游离二氧化硅分布很广，在 16km 以内的地壳内约占 5%，在 95% 的矿石中均含有数量不等的游离 SiO_2。游离 SiO_2 粉尘，俗称为矽尘，石英（quartz）中的游离二氧化硅达 99%，故常以石英尘作为矽尘的代表。游离 SiO_2 按晶体结构分为结晶型（crstalline）、隐晶型（crypto crystalline）和无定型（amorphous）三种。结晶型 SiO_2 的硅氧四面体排列规则，如石英、鳞石英，存在于石英石、花岗岩或夹杂于其他矿物内的硅石；隐晶型 SiO_2 的硅氧四面体排列不规则，主要有玛瑙、火石和石英玻璃；无定型 SiO_2 主要存在于硅藻土、硅胶和蛋白石、石英熔炼产生的二氧化硅蒸气和在空气中凝结的气溶胶中。

游离 SiO_2 在不同温度和压力下，硅氧四面体形成多种同素异构体，随着稳定温度的升高，硅氧四面体依次为：石英、鳞石英、方石英、柯石英、超石英和人工合成的凯石英。正是由于这种特性，在工业生产热加工时，其晶体结构会发生改变。制造硅砖时，石英经高温焙烧转化为方石英和鳞石英，以硅酸盐为原料制造瓷器和黏土砖，焙烧后可含有石英、方石英和鳞石英。硅藻土焙烧后部分转化为方石英。

一、接触游离二氧化硅粉尘的主要作业

接触游离 SiO_2 粉尘的作业非常广泛，遍及许多领域。如：各种金属、非金属、煤炭等矿山，采掘作业中的凿岩、掘进、爆破、运输等；修建公路、铁路、水利电力工程开挖隧道，采石、建筑、交通运输等行业和作业；冶金、制造、加工业等，如冶炼厂、石粉厂、玻璃厂、耐火材料厂生产过程中的原料破碎、研磨、筛分、配料等工序，机械制造业铸造车间的原料粉碎、配料、铸型、打箱、清砂、喷砂等生产过程，陶瓷厂原料准备，珠宝加工，石器加工等均能产生大量含游离 SiO_2 粉尘。通常将接触含有 10% 以上游离 SiO_2 粉尘的作业，称为矽尘作业。

二、影响矽肺发病的主要因素

矽肺发病与下列因素有关：粉尘中游离 SiO_2 含量、SiO_2 类型、粉尘浓度、分散度、接

尘工龄、防护措施、接触者个体因素。

粉尘中游离 SiO_2 含量越高，发病时间越短，病变越严重。各种不同石英变体的致纤维化能力依次为鳞石英 > 方石英 > 石英 > 柯石英 > 超石英；晶体结构不同，致纤维化能力各异，依次为结晶型 > 隐晶型 > 无定型。

矽肺的发生发展及病变程度还与肺内粉尘蓄积量有关。肺内粉尘蓄积量主要取决于粉尘浓度、分散度、接尘时间和防护措施等。空气中粉尘浓度越高，分散度越大，接尘工龄越长，再加上防护措施差，吸入并蓄积在肺内的粉尘量就越大，越易发生矽肺，病情越严重。

工人的个体因素，如年龄、营养、遗传、个体易感性、个人卫生习惯以及呼吸系统疾患对矽肺的发生也起一定作用。既往患有肺结核，尤其是接尘期间患有活动性肺结核，及其他慢性呼吸系统疾病者易罹患矽肺。

矽肺发病一般比较缓慢，接触较低浓度游离 SiO_2 粉尘多在 15 ~ 20 年后才发病。但发病后，即使脱离粉尘作业，病变仍可继续发展。少数由于持续吸入高浓度、高游离 SiO_2 含量的粉尘，经 1 ~ 2 年即发病者，称为"速发型矽肺"（acute silicosis）。还有些接尘者，虽接触较高浓度矽尘，但在脱离粉尘作业时 X 线胸片未发现明显异常，或发现异常但尚不能诊断为矽肺，在脱离接尘作业若干年后被诊断为矽肺，称为"晚发型矽肺"（delayed silicosis）。

三、矽肺发病机制

石英如何引起肺纤维化，至今未完全明了，学者们提出多种假说，如机械刺激学说、硅酸聚合学说、表面活性学说等：①石英直接损害巨噬细胞膜，改变细胞膜通透性，促使细胞外钙离子内流，当其内流超过 Ca^{2+}/Mg^{2+} – ATP 酶及其他途径排钙能力时，细胞内钙离子浓度升高，也可造成巨噬细胞损伤及功能改变。②石英尘粒表面的羟基活性基团，即硅烷醇基团，可与肺泡巨噬细胞膜构成氢键，产生氢的交换和电子传递，造成细胞膜通透性增高、流动性降低，功能改变。③尘细胞可释放活性氧（ROS），激活白细胞产生活性氧自由基，参与生物膜脂质过氧化反应，引起细胞膜的损伤。④肺泡 I 型上皮细胞在矽尘作用下，变性肿胀，脱落，当肺泡 II 型上皮细胞不能及时修补时，基底膜受损，暴露间质，激活成纤维细胞增生。⑤巨噬细胞损伤或凋亡释放脂蛋白等，可成为自身抗原，刺激产生抗体，抗原抗体复合物沉积于胶原纤维上发生透明变性。但这些假说均不能圆满解释其发病过程。

矽肺纤维化发病的分子机制研究有了一定的进展。矽尘进入肺内激活或损伤淋巴细胞、上皮细胞、巨噬细胞、成纤维细胞等效应细胞，分泌多种细胞因子、趋化因子及细胞外基质等。尘粒、效应细胞、活性分子等相互作用，构成复杂的细胞 - 细胞因子网络，通过多种信号传导途径，激活胞内转录因子，调控肺纤维化进程：①矽尘可通过直接和间接途径激活炎症小体 NLRP3，进而活化 caspase – 1，激活下游的 IL – 13 和 IL – 18，发挥促炎作用。在矽尘导致巨噬细胞凋亡过程中可释放趋化因子，募集新的炎症细胞，进一步放大炎症反应。②IL – 11 型细胞因子在肺损伤早期激活淋巴细胞，参与组织炎症反应过程。Th2 型细胞因子促进成纤维细胞增生、活化，启动纤维化的进程。矽尘促进调节性 T 淋巴细胞调控 Th1 向 Th2 型反应极化，诱导 TGF – β 分泌增加，进而促进成纤维细胞增生及胶原蛋白等的合成与分泌。③肌纤维细胞在矽肺发病中起重要作用，其来源于肺内的成纤维细胞直接分化、上皮细胞转化和循环及骨髓源性细胞的分化。这些不同来源的肌成纤维细胞最终导致过多的细胞外基质沉积，主要有Ⅰ型和Ⅲ型胶原蛋白、弹性蛋白、纤维粘连蛋白、黏多糖等。④矽尘可使肺泡巨噬细胞溶酶体产生应激，导致自噬体增加，细胞自噬降解抑制，促使死亡受体、线粒体和内质网信号通路介导各种肺部效应细胞的凋亡，从而促进肺纤维化的进程。

四、矽肺病理改变

矽肺病例尸检肉眼观察，可见肺体积增大，晚期肺体积缩小，一般含气量减少，色灰白或黑白，呈花岗岩样。肺重量增加，入水下沉。触及表面有散在、孤立的结节如砂粒状，肺弹性丧失，融合团块处质硬似橡皮。可见胸膜粘连、增厚。肺门和支气管分叉处淋巴结肿大，色灰黑，背景夹杂玉白色条纹或斑点。

矽肺的基本病理改变是矽结节形成和弥漫性间质纤维化，矽结节是矽肺的特征性病理改变。矽肺病理形态可分为结节型、弥漫性间质纤维化型、矽性蛋白沉积和团块型。

（一）结节型矽肺

由于长期吸入游离 SiO_2 含量较高的粉尘而引起的肺组织纤维化，典型病变为矽结节（silicotic nodule）。肉眼观，矽结节稍隆起于肺表面呈半球状，在肺切面多见于胸膜下和肺组织内，大小为 $1\sim5mm$。镜下观，可见不同发育阶段和类型的矽结节。早期矽结节胶原纤维细且排列疏松，间有大量尘细胞和成纤维细胞。结节越成熟，胶原纤维越粗大密集，细胞越少，终至胶原纤维发生透明性变，中心管腔受压，成为典型矽结节。典型矽结节横断面以葱头状，外周是多层紧密排列呈同心圆状的胶原纤维，中心或偏侧为一闭塞的小血管或小支气管。有的矽结节以缠绕成团的胶原纤维为核心，周围是呈漩涡状排列的尘细胞、尘粒及纤维性结缔组织。粉尘中游离 SiO_2 含量越高，矽结节形成时间越长，结节越成熟、典型。有的矽结节直径虽很小，但很成熟，出现中心钙盐沉着，多见于长期吸入低浓度高游离 SiO_2 含量粉尘进展缓慢的病例，淋巴结内也可见矽结节。

（二）弥漫性间质纤维化型矽肺

见于长期吸入的粉尘中游离 SiO_2 含量较低，或虽游离 SiO_2 含量较高，但吸入量较少的病例。病变进展缓慢，特点是在肺泡、肺小叶间隔及小血管和呼吸性细气管周围，纤维组织呈弥漫性增生，相互连接呈放射状、星芒状，肺泡容积缩小，有时形成大块纤维化，其间夹杂粉尘颗粒和尘细胞。

（三）矽性蛋白沉积

病理特征为肺泡腔内有大量乳白色的蛋白分泌物，称之为矽性蛋白；随后可伴有纤维增生，形成小纤维灶乃至矽结节。多见于短期内接触高浓度、高分散度的游离 SiO_2 粉尘的年轻工人，又称急性矽肺。

（四）团块型矽肺

由上述类型矽肺进一步发展，病灶融合而成。矽结节增多、增大、融合，其间继发纤维化病变，融合扩展而形成团块状。该型多见于两肺上叶后段和下叶背段。肉眼观，病灶为黑或灰黑色，索条状，呈圆锥、梭状或不规则形，界限清晰，质地坚硬；切面可见原结节轮廓、索条状纤维束、薄壁空洞等病变。镜下除可观察到结节型、弥漫性间质纤维化型病变、大量胶原纤维增生及透明性变外，还可见被压神经、血管及所造成的营养不良性坏死，薄壁空洞及钙化病灶；萎缩的肺泡组织泡腔内充满尘细胞和粉尘，周围肺泡壁破裂呈代偿性肺气肿，贴近胸壁形成肺大泡；胸膜增厚，广泛粘连。病灶如被结核菌感染，形成矽肺结核病灶。

矽肺结核的病理特点是既有矽肺又有结核病变。镜下观，中心为于酪样坏死物，在其边缘有数量不多的淋巴细胞、上皮样细胞和不典型的结核巨细胞，外层为环形排列的多层胶原纤维和粉尘。也可见到以纤维团为结节的核心，外周为干酪样坏死物和结核性肉芽组织。坏死物中可见大量胆固醇结晶和钙盐颗粒，多见于矽肺结核空洞，呈岩洞状，壁厚不规则。

多数矽肺病例，由于长期吸入混合性粉尘，兼有结节型和弥漫间质纤维化型病变，难分主次，称混合型矽肺；有些严重病例兼有团块型病变。

五、矽肺的临床表现与诊断

（一）临床表现

1. 症状与体征 肺的代偿功能很强，矽肺患者可在相当长时间内无明显自觉症状，但 X 线胸片上已呈现较显著的矽肺影像改变。随着病情的进展，或有并发症时，可出现胸闷、气短、胸痛、咳嗽、咳痰等症状和体征，无特异性，虽可逐渐加重，但与胸片改变并不一定平行。

2. X 线胸片表现 矽肺 X 线胸片影像是肺组织矽肺病理形态在 X 线胸片的反映，是"形"和"影"的关系，与肺内粉尘蓄积、肺组织纤维化的病变程度有一定相关关系，但由于多种原因的影响，并非完全一致。这种 X 线胸片改变表现为 X 射线通过病变组织和正常组织对 X 线吸收率的变化，呈现发"白"的圆形或不规则形小阴影，作为矽肺诊断依据。X 线胸片上其他影像，如肺门变化、肺气肿、肺纹理和胸膜变化，对矽肺诊断也有参考价值。

（1）圆形小阴影：是矽肺最常见和最重要的一种 X 线表现形态，其病理基础以结节型矽肺为主，呈圆或近似圆形，边缘整齐或不整齐，直径小于 10mm，按直径大小分为 p（<1.5mm）、q（1.5～3.0mm）、r（3.0～10mm）三种类型。p 类小阴影主要是不太成熟的矽结节或非结节性纤维化灶的影像，q、r 类小阴影主要是成熟和较成熟的矽结节，或为若干个小矽结节的影像重叠。圆形小阴影早期多分布在两肺中下区，随病变进展，数量增多，直径增大，密集度增加，波及两上肺区。

（2）不规则形小阴影：多为接触游离 SiO_2 含量较低的粉尘所致，病理基础主要是肺间质纤维化。表现为粗细、长短、形态不一的致密阴影。阴影之间可互不相连，或杂乱无章的交织在一起，呈网状或蜂窝状；致密度多持久不变或缓慢增高。按其宽度可分为 s（<1.5mm）、t（1.5～3.0mm）、u（3.0～10mm）三种类型。早期也多见于两肺中下区，弥漫分布，随病情进展而逐渐波及肺上区。

（3）大阴影：指长径超过 10mm 的阴影，为晚期矽肺的重要 X 线表现，形状有长条形、圆形、椭圆形或不规则形，病理基础是团块状纤维化。大阴影的发展可由圆形小阴影增多、聚集，或不规则小阴影增粗、靠拢、重叠形成；多在两肺上区出现，逐渐融合成边缘较清楚、密度均匀一致的大阴影，常对称，形态多样，呈八字形等，也有先在一侧出现；大阴影周围一般有肺气肿带的 X 线表现。

（4）胸膜变化：胸膜粘连增厚，先在肺底部出现，可见肋膈角变钝或消失；晚期膈面粗糙，由于肺纤维组织收缩和膈胸膜粘连，呈"天幕状"阴影。

（5）肺气肿：多为弥漫性、局限性、灶周性和泡性肺气肿，严重者可见肺大泡。

（6）肺门和肺纹理变化：早期肺门阴影扩大、密度增高、边缘模糊不清，有时可见淋巴结增大，包膜下钙质沉着呈蛋壳样钙化，肺纹理增多或增粗变形；晚期肺门上举外移，肺纹理减少或消失。矽性蛋白沉积 X 线表现为双肺弥漫性细小的羽毛状或结节状浸润影，边界模糊，并可见支气管充气征；高分辨 CT（HRCT）可呈毛玻璃状和（或）网状及斑片状阴影，可为对称或不对称性，有时可见支气管充气征。

3. 肺功能变化　矽肺早期即有肺功能损害，但由于肺脏的代偿功能很强，临床肺功能检查多属正常。随着病变进展，肺组织纤维化进一步加重，肺弹性下降，则可出现肺活量及肺总量降低；伴肺气肿和慢性炎症时，时间肺活量降低，最大通气量减少，所以矽肺患者的肺功能以混合性通气功能障碍多见。当肺泡大量损害、毛细血管壁增厚时，可出现弥散功能障碍。

（二）并发症

矽肺常见并发症有肺结核、肺及支气管感染、自发性气胸、肺心病等。一旦出现并发症，病情进展加剧，甚至死亡。其中，最为常见和危害最大的是肺结核。矽肺如果并发肺结核，矽肺的病情恶化，结核难以控制，矽肺并发肺结核是患者死亡的最常见原因。

（三）诊断

1. 诊断原则和方法　根据可靠的生产性粉尘接触史、现场劳动卫生学调查资料，以技术质量合格的 X 线高千伏或数字化摄影（DR）后前位胸片表现作为主要依据，结合工作场所职业卫生学、尘肺流行病学调查资料和职业健康监护资料，参考临床表现和实验室检查，排除其他肺部类似疾病后，对照尘肺诊断标准片做出尘肺病的诊断和 X 线分期。劳动者临床表现和 X 线胸片检查符合尘肺病的特征，在没有证据否定其与接触粉尘之间存在必然联系的情况下，可由有诊断资质的诊断组诊断为尘肺病。

在诊断时应注意与下述疾病鉴别：急性和亚急性血行播散型肺结核、浸润型肺结核、肺含铁血黄素沉着症、肺癌、特发性肺间质纤维化、变态反应性肺泡炎、肺真菌病、肺泡微石症等。

对于少数生前有较长时间接尘职业史，未被诊断为尘肺者，根据本人遗愿或死后家属提出申请，进行尸体解剖。根据详细可靠的职业史，由具有尘肺病理诊断资质的病理专业人员按照《尘肺病病理诊断标准》（CBZ 25 - 2014）提出尘肺的病理诊断报告，患者历次 X 线胸片、病例摘要或死亡日志及现场劳动卫生学资料是诊断的必需参考条件。该诊断可作为享受职业病待遇的依据。

2. 尘肺诊断标准　2015 年，我国重新修订的《职业性尘肺病的诊断》（GBZ 70 - 2015）如下。

（1）尘肺一期：有下列表现之一者，①有总体密集度 1 级的小阴影，分布范围至少达到 2 个肺区。②接触石棉粉尘，有总体密集度 1 级的小阴影，分布范围只有 1 个肺区，同时出现胸膜斑。③接触石棉粉尘，小阴影总体密集度为 0，但至少有两个肺区小阴影密集度为 0/1，同时出现胸膜斑。

（2）尘肺二期：有下列表现之一者，①有总体密集度 2 级的小阴影，分布范围超过 4 个肺区。②有总体密集度 3 级的小阴影，分布范围达到 4 个肺区。③接触石棉粉尘，有总体密集度 1 级的小阴影，分布范围超过 4 个肺区，同时出现胸膜斑并已累及部分心缘或膈面。④接触石棉粉尘，有总体密集度 2 级的小阴影，分布范围达到 4 个肺区，同时出现胸膜斑并已累及部分心缘或膈面。

（3）尘肺三期：有下列表现之一者，①有大阴影出现，其长径不小于 20mm，短径大于 10mm。②有总体密集度 3 级的小阴影，分布范围超过 4 个肺区并有小阴影聚集。③有总体密集度 3 级的小阴影，分布范围超过 4 个肺区并有大阴影。④接触石棉粉尘，有总体密集度 3 级的小阴影，分布范围超过 4 个肺区，同时单个或两侧多个胸膜斑长度之和超过单侧胸壁长度的二分之一或累及心缘使其部分显示蓬乱。

六、尘肺患者的处理

（一）治疗

目前尚无根治办法。我国学者多年来研究了数种治疗矽肺药物，在动物模型上具有一定的抑制胶原纤维增生等作用，临床试用中有某种程度上的减轻症状、延缓病情进展的疗效，但有待继续观察和评估。大容量肺泡灌洗术是目前尘肺治疗的一种探索性方法，可排出一定数量的沉积于呼吸道和肺泡中的粉尘及尘细胞，一定程度上缓解患者的临床症状，延长尘肺病的进展，但由于存在术中及术后并发症，因而存在一定的治疗风险，远期疗效也有待于继续观察研究。尘肺患者应根据病情需要进行综合治疗，积极预防和治疗肺结核及其他并发症，以期减轻症状、延缓病情进展、提高患者寿命、提高患者生活质量。

1. 保健康复治疗　及时脱离接尘作业环境，定期复查、随访，积极预防呼吸道感染等并发症的发生；进行适当的体育锻炼，加强营养，提高机体抵抗力，进行呼吸肌功能锻炼；养成良好的生活习惯，饮食、起居规律，戒掉不良的生活习惯，如吸烟、酗酒等，提高家庭护理质量。

2. 对症治疗　镇咳，可选用适当的镇咳药治疗，但患者痰量较多时慎用，应采用先祛痰后镇咳的治疗原则；通畅呼吸道，解痉、平喘；清除积痰（侧卧叩背、吸痰、湿化呼吸道、应用祛痰药）；氧疗，根据实际情况可采取间断或持续低流量吸氧以纠正缺氧状态，改善肺通气功能和缓解呼吸肌疲劳。

3. 并发症治疗

（1）积极控制呼吸系统感染：尘肺患者的机体抵抗力降低，尤其呼吸系统的清除自净能力下降，呼吸系统炎症，特别是肺内感染（包括肺结核）是尘肺患者最常见的、最频发的并发症，而肺内感染又是促进尘肺病进展的重要因素，因而尽快尽早控制肺内感染对于尘肺病患者来说尤为重要。抗感染治疗时，应避免滥用抗生素，并密切关注长期使用抗生素后引发真菌感染的可能。

（2）慢性肺源性心脏病的治疗：应用强心剂（如洋地黄）、利尿剂（如选用氢氯噻嗪）、血管扩张剂（如选用酚妥拉明、硝普钠）等措施对症处理。

（3）呼吸衰竭的治疗：可采用氧疗、通畅呼吸道（解痉、平喘、祛痰等措施）、抗炎、纠正电解质紊乱和酸碱平衡失调等措施综合治疗。

（二）尘肺病致残程度鉴定

1. 尘肺病伤残程度分级　尘肺患者确诊后，应依据其 X 线诊断尘肺期、肺功能损伤程度和呼吸困难程度，进行职业病致残程度鉴定。按《劳动能力鉴定职工工伤与职业病致残等级》（GB/T16180 - 2014），尘肺致残程度共分为7级，由重到轻依次为：

（1）一级：尘肺三期伴肺功能重度损伤及（或）重度低氧血症 P（O₂）< 53kPa（40mmHg）。

（2）二级：具备下列 3 种情况之一，①尘肺三期伴肺功能中度损伤及（或）中度低氧血症。②尘肺二期伴肺功能重度损伤及（或）重度低氧血症〔P（O₂）< 53kPa（40mmHg）〕。③尘肺三期伴活动性筛结核。

（3）三级：具备下列 3 种情况之一，①尘肺三期。②尘肺二期伴肺功能中度损伤及（或）中度低氧血症。③尘肺二期并发活动性肺结核。

（4）四级：具备下列 2 种情况之一，①尘肺二期。②尘肺一期伴肺功能中度损伤或中度低氧血症。③尘肺一期伴活动性肺结核。

（5）六级：尘肺一期伴肺功能轻度损伤及（或）轻度低氧血症。

（6）七级：尘肺一期，肺功能正常。

2. 患者安置原则

（1）尘肺一经确诊，不论期别，均应及时调离接尘作业。不能及时调离的，必须报告当地劳动、卫生行政主管部门，设法尽早调离。

（2）伤残程度轻者（六级、七级），可安排在非接尘作业岗位从事劳动强度不大的工作。

（3）伤残程度中等者（四级），可安排在非接尘作业岗位做些力所能及的工作，或在医务人员的指导下，从事康复活动。

（4）伤残程度重者（二级、三级），不担负任何工作，在医务人员指导下从事康复活动。

（曹燕花）

第二节 煤矿粉尘与煤工尘肺

煤是主要能源和化工原料之一，可分为褐煤、烟煤和无烟煤。随着采煤机械化程度的提高，煤的粉碎程度提高，粉尘产生量及分散度也随之增大。煤尘和煤矽尘是仅次于矽尘的对工人健康造成明显危害的煤矿粉尘。我国报告的尘肺病多发于煤矿企业，大约占尘肺病总数的 50% 以上，位居第一。

一、煤矿粉尘

在煤矿生产和建设过程中所产生的各种岩矿微粒统称为煤矿粉尘，主要是岩尘和煤尘，但由于地质构造复杂多变，煤层和岩层常交错存在，所以在采煤过程中常产生大量煤岩混合尘，称为煤矽尘。

（一）煤矿粉尘的来源

煤矿地下开采过程中的凿岩、爆破、装载、喷浆砌碹、运输、支柱、井下通风等均可产生粉尘，主要是矽尘、煤尘、水泥尘等。岩石掘进过程中，使用风钻打眼、机械割煤和放炮产生的粉尘量最大，在无防护措施的情况下，空气中粉尘浓度在 1 000mg/m³ 以上；使用电钻打眼和装车时次之。露天开采在剥离岩层和采掘煤层过程中都会产生大量的粉尘，剥离岩层、煤炭装卸、破碎、筛选或跳汰、水洗、浮选、设备维护岗位存在生产性粉尘。

（二）煤矿粉尘的理化特性

煤矿粉尘的化学成分与沉积岩层密切相关。煤矿粉尘是一种混合物，含有碳、各种黏土矿物和含量不等的石英。不同的岩石类型使不同煤矿和同一煤矿不同部位的粉尘成分也不相同。煤矿粉尘的主要化学成分有：SiO_2、三氧化二铝、三氧化二铁、氧化钙、氧化镁、氧化钠、氧化钾、二氧化硫、二氧化铁、碳、氢、氮及氧等。煤本身的游离 SiO_2 含量较低，通常低于10%，但可能有少量伴生矿物。

煤矿粉尘的物理特性与矽尘相同，分散度愈高，单位体积总表面积越大，理化活性越高，易于与空气中的氧气发生反应而引起粉尘的自燃或爆炸。煤矿粉尘可吸附氡及其子体，引起肺癌或加强粉尘的致纤维化作用。采掘工作面的新鲜粉尘较回风巷中的粉尘容易荷电。煤的炭化程度越低，挥发分越高，煤尘的爆炸性就越强。无烟煤的挥发分小于10%，无爆炸性；贫煤挥发分为10%～20%，弱爆炸性；烟煤挥发分大于20%，强爆炸性。一般煤尘的爆炸下限为 30～50g/m³。

二、煤工尘肺

煤工尘肺（coal worker pneumoconiosis，CWP）是指煤矿作业工人长期吸入生产性粉尘所引起的尘肺的总称。煤矿生产的工种和工序比较多，岩石掘进工人接触岩石粉尘（粉尘中游离 SiO_2 含量都在10%以上），其所患尘肺为矽肺，发病工龄10～15年，病变进展快，危害严重，占煤矿尘肺患者总数的20%～30%。采煤工作面的工人主要接触单纯性煤尘（煤尘中游离 SiO_2 含量在5%以下），其所患尘肺为煤肺（anthracosis），发病工龄多在20～30年以上，病情进展缓慢，危害较轻。既在岩石掘进工作面也在采煤工作面工作过的工人，他们接触煤矽尘或既接触矽尘又接触过煤尘，这类尘肺称为煤矽肺（anthracosilicosis），是我国煤工尘肺最常见的类型，发病工龄多在15～20年左右，病情发展较快，危害较重。

（一）接触机会

煤田勘探、煤矿建设和生产的各工种，煤炭加工、运输和使用过程中均接触煤矿粉尘。煤田地质勘探过程中的钻孔、坑探、物探、采样分析等岗位；地下开采过程中的凿岩、爆破、装载、出矸推车、喷浆砌碹、掘进、打眼、采煤、运输、支柱、井下通风等岗位；露天开采的钻孔、爆破、挖掘、采装、运输、排土等岗位；洗煤厂的煤炭装卸、破碎、筛选或跳汰、水洗、浮选、设备维护岗位可接触不同类型的煤矿粉尘。此外煤球制造工、车站和码头煤炭装卸工可接触煤尘。

（二）病理改变

煤工尘肺的病理改变随吸入的矽尘与煤尘的比例不同而有所差异，除了凿岩工所患矽肺外，基本上属混合型，多兼有间质性弥漫纤维化和结节型两者特征。主要病理改变有：

1. 煤斑　又称煤尘灶，是煤工尘肺最常见的原发性特征性病变，是病理诊断的基础指标。肉眼观察呈灶状，色黑，质软，直径 2～5mm，圆或不规则形，境界不清，多在肺小叶间隔和胸膜交角处，呈网状或条索状分布。镜下所见：肉眼看到的煤斑，在显微镜下是由很多的煤尘细胞灶和煤尘纤维灶组成。煤尘细胞灶是由数量不等的煤尘以及吞噬了煤尘的巨噬细胞，聚集于肺泡、肺泡壁、细小支气管和血管周围形成的，特别是在二级呼吸性小支气管的管壁及其周围肺泡最为常见。根据细胞和纤维成分的多少，又分别称为煤尘细胞灶和煤尘纤维灶，后者由前者进展而来。随着病灶的发生发展出现纤维化，早期以网状纤维为主，后期可有少量的胶原纤维交织其中，构成煤尘纤维灶。

2. 灶周肺气肿　是煤工尘肺病理的又一特征。煤工尘肺常见的肺气肿有两种：一种是局限性肺气肿，为散在分布于煤斑旁的扩大气腔，与煤斑共存；另一种是小叶中心性肺气肿，在煤斑的中心或煤尘灶的周边，有扩张的气腔，居小叶中心，称为小叶中心性肺气肿，这是由于煤尘和尘细胞在二级呼吸性细支气管周围堆积，使管壁平滑肌等结构受损，从而导致灶周肺气肿的形成。如果病变进一步发展，向肺泡道、肺泡管及肺泡扩展，即波及全小叶形成全小叶肺气肿。

3. 煤矽结节　肉眼观察呈圆形或不规则形，大小为 2~5mm 或稍大，色黑，质坚实。在肺切面上稍向表面凸起。镜下观察可见到两种类型，典型煤矽结节其中心部由漩涡样排列的胶原纤维构成，可发生透明样变，胶原纤维之间有明显煤尘沉着，周边则有大量煤尘细胞、成纤维细胞、网状纤维和少量的胶原纤维，向四周延伸呈放射状；非典型煤矽结节无胶原纤维核心，胶原纤维束排列不规则并较为松散，尘细胞分散于纤维束之间。吸入粉尘中含游离二氧化硅高者，也可见部分典型矽结节。

4. 弥漫性纤维化　在肺泡间隔、小叶间隔、小血管和细支气管周围和胸膜下，出现程度不同的间质细胞和纤维增生，并有煤尘和尘细胞沉着，间质增宽变厚，晚期形成粗细不等的条索和弥漫性纤维网架，肺间质纤维增生。

5. 大块纤维化　又称之为进行性块状纤维化（progressive massive fibrosis，PMF），是煤工尘肺晚期的一种表现，但不是晚期煤工尘肺的必然结果。肺组织出现 2cm×2cm×1cm 的一致性致密的黑色块状病变，多分布在两肺上部和后部，右肺多于左肺。病灶呈长梭形、不整形，少数似圆形，边界清楚，也就是通常 X 线所谓的融合块状阴影。镜下观察，其组织结构有两种类型，一种为弥漫性纤维化，在大块纤维组织中和大块病灶周围有很多煤尘和煤尘细胞，而见不到结节改变；另一种为大块纤维化病灶中可见煤矽结节，但间质纤维化和煤尘仍为主要病变。煤工尘肺的大块纤维化与矽肺融合团块不同，在矽肺融合团块中结节较多，间质纤维化相对较少。有时在团块病灶中见到空洞形成，洞内积储墨汁样物质，周围可见明显代偿性肺气肿，在肺的边缘也可发生边缘性肺气肿。

另外，胸膜呈轻度至中等度增厚，在脏层胸膜下，特别是与小叶间隔相连处有数量不等的煤尘、煤斑、煤矽结节等。肺门和支气管旁淋巴结多肿大，色黑质硬，镜下可见煤尘、煤尘细胞灶和煤矽结节。

6. 含铁小体　煤矿工人尸检肺组织中可见含铁小体，检出率为 83.8%。光镜下含铁小体普鲁士蓝铁染色呈阳性，在肺内分布广泛，多游离存在。无尘肺者含铁小体检出率与平均数明显低于尘肺者，且随着尘性病变加重，含铁小体的数量有增加的趋势。含铁小体主要以 Al、Si、K、S、Ca、Fe 为主，其构成与尘肺肺组织的灰分元素一致，也称煤小体。在煤矿粉尘游离 SiO_2 含量相近的情况下，含铁小体越多，引起的病变越重。

（三）临床表现、诊断与治疗

1. 临床表现　患者早期一般无症状，当病变进展，尤其发展为大块纤维化或并发支气管或肺部感染时才会出现呼吸系统症状和体征，从事稍重劳动或爬坡时，气短加重；煤工尘肺患者由于广泛的肺纤维化，呼吸道狭窄，特别是由于肺气肿导致肺泡大量破坏，才会出现通气功能、弥散功能和气体交换功能都有减退或障碍。

煤工尘肺 X 线表现以圆形小阴影为主者较为多见，多为 p 类和 q 类圆形小阴影。圆形小阴影的形态、数量和大小往往与患者长期从事的工种即与接触粉尘的性质和浓度有关。纯掘进工患者可为典型矽肺表现；以掘进作业为主，接触含游离 SiO_2 较多的混合性粉尘患者，以典型的小阴影居多；以采煤作业为主的工人主要接触煤尘并混有少量岩尘，所患尘肺胸片上圆形小阴影多不太典型，边缘不整齐，呈星芒状，密集度低。圆形小阴影最早出现在右中肺区，其次为左中、右下肺区，左下及两上肺区出现的较晚。煤肺患者胸片主要以小型类圆形阴影为多见。

不规则形小阴影较圆形小阴影少见。多呈网状，有的密集呈蜂窝状，致密度不高。其病理基础为煤尘灶、弥漫性间质纤维化、细支气管扩张、肺小叶中心性肺气肿。

矽肺和煤矽肺患者胸片上可见到大阴影，胸片动态观察可看到大阴影多是由小阴影增大、聚集、融合而形成；也可由少量斑片、条索状阴影逐渐相连并融合呈条带状。周边肺气肿比较明显，形成边缘清楚、密度较浓、均匀一致的大阴影。多在两肺上、中区出现，左右对称。煤肺患者晚期罕见大阴影。

此外，煤工尘肺的肺气肿多为弥漫性、局限性和泡性肺气肿。泡性肺气肿表现为成堆小泡状阴影，直径为 1~5mm，即所谓"白圈黑点"，晚期可见到肺大泡。肺门阴影增大，密度增高，有时还可见到淋巴结蛋壳样钙化或桑葚样钙化阴影。胸膜增厚、钙化改变者较少见，但常可见到肋膈角闭锁及粘连。

2. 诊断　煤工尘肺按《职业性尘肺病的诊断》（GBZ 70 – 2015）进行诊断和分期。

（四）预防

2015 年国家煤矿安全监察局在《煤矿作业场所职业危害防治规定（第 73 号）》中将煤矿粉尘的职业接触限值定为：游离 SiO_2 含量小于等于 10% 的煤尘，呼吸性粉尘浓度为 2.5mg/m³；游离 SiO_2 含量分别为 10%~50%、50%~80%、大于等于 80% 的岩尘，呼吸性粉尘浓度分别为 0.7mg/m³、0.3mg/m³、0.2mg/m³。蓄积带。免疫学检查 65% 的病例类风湿因子阳性。血清白蛋白降低，α_2 及 γ – 球蛋白升高，β – 球蛋白随病情发展而升高，IgG、IgM 升高。

患者临床症状和体征较少，只有少数病例肺功能具有不同程度损害。胸部 X 线检查有特征性阴影，其病灶可单发，也可多发，为圆形或椭圆形致密影，边缘较清楚，大小不等，直径为 0.5~1.5cm，偶见 3~5cm 者，常在中下肺野的中外带。多发性病灶颇似转移瘤，但中央坏死形成薄壁的空洞，其内一般无液平，少数可有钙化。注意与结核球、转移性肺癌、三期尘肺等病鉴别。患者可并发咯血、呼吸困难、胸痛、肺动脉高压、右室肥大及右心衰竭等。

做好劳动防护，加强身体锻炼，提高自身免疫功能，及时有效地控制感染是预防类风湿性尘肺结节的重要手段。该病目前尚无根治措施，治疗的原则是在药物控制疼痛的情况下，对关节进行有计划的功能锻炼，防止关节畸形和肌肉萎缩。

（曹燕花）

第三节　硅酸盐尘与硅酸盐尘肺

硅酸盐（silicates）是指由 SiO_2、金属氧化物和结晶水组成的无机物，按其来源分天然和人造两种。天然硅酸盐广泛分布于自然界中，是地壳的主要构成成分，由 SiO_2 与钾、铝、铁、镁和钙等元素以不同结合形式组成，如石棉、滑石、云母等。人造硅酸盐是由石英和碱类物质焙烧化合而成，如玻璃纤维、水泥等。硅酸盐有纤维状和非纤维状两类。纤维是指纵横径之比大于 3 : 1 的粉尘。直径小于 $3\mu m$、长度大于等于 $5\mu m$ 的纤维称可吸入性纤维（respirable fibers），直径大于等于 $3\mu m$、长度大于等于 $5\mu m$ 的纤维称非可吸入性纤维（non - respirable fibers）。

长期吸入硅酸盐尘所致的尘肺，统称硅酸盐尘肺。硅酸盐尘肺具有以下共同特点。

（1）病理改变主要表现为肺间质弥漫性纤维化，组织切片中可见含铁小体。

（2）胸部 X 线改变以不规则形小阴影为主。

（3）自觉症状和体征一般较明显，肺功能改变出现较早，早期为气道阻塞和肺活量下降，晚期出现"限制性综合征"，气体交换功能障碍。

（4）气管炎、肺部感染和胸膜炎等并发症多见，肺结核合并率较矽肺低。

一、石棉肺

石棉肺（asbestosis）是在生产过程中长期吸入石棉粉尘所引起的以肺组织弥漫性纤维化为主的疾病。其特点是全肺弥漫性纤维化，是弥漫性纤维化型尘肺的典型代表，不出现或极少出现结节性损害。石棉肺是硅酸盐尘肺中最常见、危害最严重的一种。

（一）石棉的种类

石棉（asbestos）是天然的纤维状的硅酸盐类矿物质的总称，可分为蛇纹石类和闪石类两种类型。蛇纹石类主要有温石棉，为银白色片状结构，并形成中空的管状纤维丝，柔软、可弯曲，具有可织性。温石棉使用量占世界全部石棉产量的 95% 以上，主要产于加拿大、俄罗斯和中国；闪石类为硅酸盐的链状结构，共有 5 种（青石棉、铁石棉、直闪石、透闪石、阳起石），质硬而脆，其中以青石棉和铁石棉的开采和使用量最大，主要产于南非、澳大利亚和芬兰等地。

（二）石棉的理化特性及其在发病学上的意义

石棉具有耐酸、耐碱、耐热、坚固、拉力强度大、抗腐蚀、绝缘等良好的物理和工艺性能，在工业上广泛应用。石棉纤维粗细随品种而异，其直径大小依次为直闪石 > 铁石棉 > 温石棉 > 青石棉。粒径越小则沉积在肺内的量越多，对肺组织的穿透力也越强，故青石棉致纤维化和致癌作用都最强，而且出现病变早，形成石棉小体多。温石棉富含氧化镁，在肺内易溶解，因而在肺内清除比青石棉和铁石棉快。动物实验发现，不同粉尘的细胞毒性依次为石英 > 青石棉 > 温石棉。

（三）接触作业

接触石棉的主要作业是采矿、加工和使用，如石棉采矿、选矿、纺织、建筑、绝缘、造船、造炉、电焊、耐火材料、石棉制品检修、保温材料制造和使用等工人。

（四）石棉的吸入与归宿

石棉纤维粉尘进入呼吸道后，多通过截留方式沉积，较长的纤维易在支气管分叉处被截留，直径小于 $3\mu m$ 的纤维才易进入肺泡。进入肺泡的石棉纤维大多被巨噬细胞吞噬，小于 $5\mu m$ 的纤维可以完全被吞噬。一根长纤维可由两个或多个细胞同时吞噬。吞噬后大部分由黏液纤毛系统排出，部分经由淋巴系统廓清，有部分滞留于肺内，还有部分直而硬的纤维可穿过肺组织到达胸膜。

（五）影响石棉肺发病的因素

石棉种类、石棉纤维长度、石棉纤维尘浓度、接触石棉时间和接触者个体差异等均可影响石棉肺发病。较柔软而易弯曲的温石棉纤维易被阻留于细支气管上部气道并清除，直而硬的闪石类纤维，如青石棉和铁石棉纤维可穿透肺组织，并可达到胸膜，导致胸膜疾患；过去认为只有长的石棉纤维，即大于 $20\mu m$ 才有致纤维化作用，现已证实小于 $5\mu m$ 的石棉纤维均能引起肺纤维化；粉尘中含石棉纤维量越高，接触时间越长，吸入肺内纤维越多，越易引起肺纤维化。脱离粉尘作业后仍可发生石棉肺。此外，接触者个体差异及其生活习性，如吸烟等均与石棉肺发病有关。

（六）石棉肺的病理改变与发病机制

1. 病理改变　石棉肺的病变特点是肺间质弥漫性纤维化，石棉小体形成及脏层胸膜肥厚，壁层胸膜形成胸膜斑。肉眼观察，早期仅两肺胸膜轻度增厚，并丧失光泽。随着病变进展，两肺切面出现粗细不等的灰黑白色弥漫性纤维化索条和网架，为石棉肺的典型特征。晚期病理，两肺明显缩小、变硬，切面为典型的弥漫性纤维化伴蜂房样变。

镜下，石棉纤维主要沉积于呼吸性细支气管及其相邻的部位，诱发呼吸性细支气管肺泡炎，表现为大量中性粒细胞渗出，伴有浆液纤维素进入肺泡腔内，基底膜肿胀或裸露，上皮细胞坏死脱落。病变过渡到修复和纤维化阶段后，肺泡腔内巨噬细胞大量集结与成纤维细胞共同形成肉芽肿，逐渐产生网状纤维和胶原纤维，导致呼吸性细支气管肺泡结构破坏。病变进展至中期时，纤维化纵深扩延超出小叶范围，致使小叶间隔和胸膜以及血管支气管周围形成纤维肥厚或索条，相邻病灶融合连接构成网架，以两肺下叶为主。疾病晚期，胸膜下区大块纤维化广泛严重伴蜂房状改变。石棉肺大块纤维化的显著特点在于，几乎全部由弥漫性纤维组织、残存的肺泡小岛和集中靠拢的粗大血管、支气管所构成，与主要由矽结节密集融合所形成的矽肺块的结构完全不同。

石棉小体（asbestos bodies）系石棉纤维被巨噬细胞吞噬后，由一层含铁蛋白颗粒和酸性黏多糖包裹沉积于石棉纤维之上所形成。铁反应阳性，故又称含铁小体（ferruginous bodies）。石棉小体长 $10\sim300\mu m$，粗 $1\sim5\mu m$，金黄色，典型者呈哑铃状、鼓槌状、分节或念珠样结构。石棉小体数量多少与肺纤维化程度不一定平行。

胸膜对石棉的反应包括胸膜斑、胸膜渗出和弥漫性胸膜增厚。胸膜斑（plaque）是指厚度大于 $5mm$ 的局限性胸膜增厚，典型胸膜斑主要在壁层形成，常位于两侧中、下胸壁，高出表面，乳白色或象牙色，表面光滑与周围胸膜分界清楚。镜下，胸膜斑由玻璃样变的粗大胶原纤维束构成，相对无血管、无细胞，有时可见钙盐沉着。胸膜斑也被看作是接触石棉的一个病理学和放射学标志，它可以是接触石棉者的唯一病变，可不伴有石棉肺。

2. 发病机制　石棉肺的发病机制目前尚不清楚，根据近年来的研究报道，将石棉损伤细胞和致肺纤维化的发病机制归纳为几个方面。

（1）物理特性：石棉的致纤维化作用可能与其所共有的物理特性，即纤维性、坚韧性和多丝结构有关。石棉纤维的长短与纤维化的关系已讨论多年，倾向性的看法认为，长纤维石棉（大于 $10\mu m$）致纤维化能力更强。但不少研究证实，短纤维（小于 $5\mu m$）石棉因其具有更强的穿透力而大量进入肺深部，甚至远及胸膜，因而不仅有致弥漫性纤维化潜能，而且能引起胸膜斑、胸膜积液或间皮瘤等胸膜病变。

（2）细胞毒性作用：有研究发现温石棉纤维的细胞毒性作用强于闪石类纤维。当温石棉纤维与细胞膜相接触时，其表面的镁离子及其正电荷与巨噬细胞的膜性结构相互作用，致膜上的糖蛋白特别是唾液酸基团丧失活性，形成离子通道，钾钠泵功能失调，使细胞膜的通透性增高和溶酶体酶释放，进而细胞肿胀、崩解。

（3）自由基介导损伤：石棉纤维可诱导刺激肺泡巨噬细胞产生活性氧自由基（ROS），包括 O_2^-、H_2O_2 和 OH^- 等，过量的 ROS 引起生物膜氧化损伤，导致生物膜大分子不饱和脂肪酸过氧化，释放氧化物、生长因子和细胞因子等，ROS 损伤细胞抗氧化系统，引起上皮细胞损伤凋亡，并导致基底膜损伤和细胞因子的释放，招募成纤维细胞到损伤部位，继而促进肌成纤维细胞增殖和胶原蛋白沉积，最终导致肺组织纤维化。

（七）临床表现和诊断

1. 症状和体征　患者自觉症状出现比矽肺早，主要是咳嗽和呼吸困难。咳嗽一般为干咳或少许黏液性痰，难于咳出。呼吸困难早期出现于体力活动时，晚期患者在静息时也发生气急。若有持续性胸痛，首先要考虑的是肺癌和恶性间皮瘤。

石棉肺特征性的体征是双下肺出现捻发音，随病情加重，捻发音可扩展至中、上肺区，其声音也由细小变粗糙。晚期患者可有杵状指（趾）等体征，伴肺源性心脏病者，可有心肺功能不全症状和体征。

2. 肺功能　石棉肺患者由于肺间质弥漫性纤维化，严重损害肺功能。早期肺功能损害是由于弥漫性纤维化后，肺脏硬化，从而导致肺顺应性降低，表现为肺活量渐进性下降，这是石棉肺肺功能损害的特征。弥散量改变是发现早期石棉肺的最敏感指标之一，有报道认为它的下降早于肺活量。如果同时伴有肺气肿，则残气量和肺总量可能正常或稍高。随着病情加重，多数石棉肺患者肺功能改变主要表现为肺活量、用力肺活量、肺总量下降，而第一秒用力呼气容积/用力肺活量变化不大，预示肺纤维化进行性加重，呈限制性肺功能损害的特征。

3. X 线胸片变化　主要表现为不规则形小阴影和胸膜改变。不规则形小阴影是石棉肺 X 线表现的特征，也是石棉肺诊断分期的主要依据。早期多在两肺下区出现密集度较低的不规则形阴影，随病变进展而增粗增多，呈网状并逐渐扩展到两肺中、上肺区。

胸膜改变包括胸膜斑、胸膜增厚和胸膜钙化。胸膜斑是我国石棉肺诊断分期的指标之一。胸膜斑分布多在双下肺侧胸壁 6～10 肋间，不累及肺尖和肋膈角，不发生粘连。斑影外缘与肋骨重合，内缘清晰，呈致密条状或不规则阴影。胸膜斑较少见于膈胸膜和心包膜。弥漫性胸膜增厚呈不规则阴影，中、下肺区明显，有时可见到条、片或点状密度增高的胸膜钙化影。晚期石棉肺可因纵隔胸膜增厚并与心包膜和肺组织纤维化交叉重叠导致心缘轮廓不清，形成“篷发状心”（shaggy heart），此为诊断三期石棉肺的重要依据之一。

4. 并发症　晚期石棉肺患者并发呼吸道及肺部感染较矽肺多见，但并发结核者比矽肺少，由于反复感染，往往可致心力衰竭。石棉肺患者并发肺心病的概率较矽肺患者多，且较为严重。肺癌和恶性间皮瘤是石棉肺的严重并发症。

5. 诊断　石棉肺按《职业性尘肺病的诊断》（CBZ 70-2015）进行诊断和分期。

（八）石棉粉尘与肿瘤

石棉是公认的致癌物，石棉纤维在肺中沉积可导致肺癌和恶性间皮瘤。石棉不仅危害接尘工人，而且因其使用广泛而污染大气和水源，危害广大居民。

1. 肺癌　石棉可致肺癌已由国际癌症研究中心（IARC）确认。石棉接触者或石棉肺患者肺癌发生率显著增高。影响肺癌发生的因素是多方面的，如石棉粉尘接触量、石棉纤维类型、工种、吸烟习惯和肺内纤维化存在与否等。石棉诱发肺癌发病潜伏期一般是15~20年。不同类型石棉致癌作用不同，一般认为青石棉的致癌作用最强，其次是温石棉，铁石棉；肺癌的组织学类型以外周型腺癌为多，且常见于两肺下叶的纤维化区域。石棉的致癌作用被归因于：①石棉纤维的特殊物理性能。②吸附于石棉纤维的多环芳烃物质。③石棉中所混杂的某些稀有金属或放射性物质。④吸烟的协同作用。

2. 间皮瘤　间皮瘤分良性和恶性两类，石棉接触与恶性间皮瘤有关，间皮瘤可发生于胸、腹膜，以胸膜最多见。间皮瘤的潜伏期多数为15~40年。恶性间皮瘤发生与接触石棉类型有关，致恶性间皮瘤强弱顺序为：青石棉＞铁石棉＞温石棉。关于石棉纤维诱发恶性间皮瘤的机制，一般认为主要是物理作用而非化学致癌，石棉纤维的粒径最为重要。石棉具有较强的致恶性间皮瘤潜能，可能与其纤维性状和多丝结构，容易断裂成巨大数量的微小纤维富集于胸膜有关。此外石棉纤维的耐久性和表面活性也是致癌的重要因素。

（九）预防

预防石棉肺及其有关疾病的关键在于从源头上消除石棉粉尘的危害，近年来一些发达国家已禁止使用石棉，并组织研制石棉代用品，发展中国家尽可能安全生产和使用温石棉。同时，对石棉作业工人要加强宣传吸烟的危害，说服他们戒烟。坚决贯彻执行国家有关加强防止石棉纤维粉尘危害的规定。

二、其他硅酸盐尘肺

我国现行法定职业病名单中除了有石棉肺外，还有滑石尘肺、水泥尘肺和云母尘肺，如表3-1。

表3-1　其他硅酸盐尘肺

	理化性质、接触机会	临床表现	X线胸片表现
滑石尘肺	滑石为含镁的硅酸盐或碳酸盐矿物。具有润滑性、耐热、耐水、耐酸碱、耐腐蚀、不易导电、吸附性强等性能。用于橡胶、建筑、纺织、造纸、涂料、陶瓷、雕刻、高级绝缘材料、医药及化妆品等工业部门	发病工龄为10~35年，早期无明显症状，随病情进展可出现咳嗽、咳痰、胸痛、气急等症状	X线表现由于接触的滑石粉尘中所含杂质不同，其病变类型不同，可有不规则形的s型、t型小阴影，也可有p型、q型圆形小阴影，晚期病例可见大阴影

	理化性质、接触机会	临床表现	X线胸片表现
水泥尘肺	水泥是人工合成的无定型硅酸盐，所用原料因种类不同各异，主要包括石灰石、黏土、铁粉、矿渣、石膏、沸石等原料	发病工龄多在20年以上。主要症状为气短、咳嗽、咳痰和慢性鼻炎等，体征多不明显	X线表现不规则形小阴影和圆形小阴影同时存在
云母尘肺	云母为天然的铝硅酸盐，成分复杂，种类繁多，其晶体结构均含有硅氧层。云母具有耐酸、隔热、绝缘等性能，广泛用于电器材料和国防工业	发病工龄，采矿工 11 ~ 38 年，加工云母工20年以上。临床表现与其他硅酸盐尘肺相似，进展缓慢	X线表现以不规则形小阴影（s型）为主，也可见边缘模糊的圆形小阴影（p型）。胸膜改变不明显

（孟春燕）

第四章

物理因素及其对健康的影响

第一节　概述

物理因素，是自然界一类因素的总称。从卫生学的角度来看，物理因素的主要特点是以能量的形式存在于工作场所中并作用于人体，与其对应的因素还有化学因素、生物因素等。

一、分类

物理因素种类很多，通常分为以下几类：

（1）不良气象条件，如高温、低温，高气压、低气压，高湿等。

（2）非电离辐射，如射频辐射、红外辐射、紫外辐射、激光等。

（3）电离辐射，如 X 射线、γ 射线等。

（4）噪声、超声波、次声波等。

（5）振动，如手传振动、全身振动。

（6）其他：如加速度、失重等。

二、特点

与化学因素相比，工作场所中的物理因素具有以下特点：

（1）到目前为止，除了激光是由人工产生的，其他物理因素在自然界中均有存在。正常情况下，这些因素不但对人体无害，反而是人体生理活动或是从事生产劳动所必需的。

（2）每一种物理因素都具有特定的物理参数，这些参数决定了物理因素对人体的影响以及危害的程度。如表示气温的温度、振动的频率和速度、电磁辐射的强度等。

（3）物理因素一般有明确的来源。当产生物理因素的装置处于工作状态时，其产生的物理因素可以引起环境污染，影响人体健康。一旦该装置停止工作，则相应的物理因素便消失。

（4）物理因素的强度一般是不均匀的，多以发生装置为中心，向四周传播。如果物理因素的传播没有被阻挡，则强度随距离的增加呈指数关系衰减。如果在传播的过程中遇到障碍，则有可能产生反射、折射、绕射等现象，进而改变其分布特点。在进行现场调查、采取保护措施时要注意这一特点，并加以利用。

（5）有些物理因素，如噪声、微波等，可有连续波和脉冲波等传播形式。这种性质的不同使得这些因素对人体的危害程度有较大差异，在进行现场调查和分析时应加以区分，特别是制定卫生标准时，需要分别制定职业接触限值。

（6）多数情况下，物理因素对人体的损害效应与其物理参数之间不呈直线的相关关系。常表现为在某一强度范围内对人体无害，甚至是有益的。高于或低于这一范围会对人体产生不良影响。例如，正常气温、气压对人体生理功能是必需的、有益的；高温可引起中暑，低温可引起冻伤或冻僵；高气压可引起减压病，低气压可引起高山病，也称高原病等。研究物理因素对人体的影响，除了关注物理因素的危害，还应研究其"适宜"的范围，如至适温度、适宜照明等，以便为劳动者创造良好的工作环境。

（7）除某些放射性物质进入人体可以产生内照射外，绝大多数的物理因素在脱离接触后，不会在机体内有该因素的残留。因此对物理因素所致损伤或疾病的治疗，不需要采用"驱除"或"排出"的方法，而主要是针对受损害的组织器官和病变特点采取相应的治疗措施。

（8）机体在接触物理因素一段时间后，大多会产生适应现象，如高温、低温、噪声等。一方面，可以利用此适应现象来保护职业人群的健康；另一方面，需要注意，这种保护现象仅局限在一定的范围之内，不能因此忽视必要的预防措施。

（9）由于物理因素的上述特点，在工作场所对物理因素进行职业卫生学调查、评价或针对物理因素采取预防措施时，需要根据具体情况作出判断。有些情况下，不一定必须消除某一因素，也不是将其强度降得越低越好，而是设法将这些因素控制在正常范围内。如果条件允许，尽量使其保持在适宜范围内。

随着生产发展和技术进步，劳动者接触的物理因素越来越多，如超声波、次声波、工频电磁场、超高压直流电场、超重和失重等，应引起科学工作者的重视并及时加以研究。

（孟春燕）

第二节 不良气象条件

一、工作场所的气象条件

工作场所的气象条件主要指气温、气湿、气流和热辐射。在某些情况下，如高原环境，气压也是重要的气象因素。工作场所的气象条件不仅与自然界的气象条件有关，而且还受生产工艺过程的影响，如冶炼时产生的高温，印染工艺使车间空气的湿度增加等。这些因素共同作用形成了工作场所特有的气象条件，称为微小气候（Microclimate）。

（一）气温

工作场所的气温除取决于大气温度外，还受太阳辐射、生产热源等因素的影响。高温物体（如热的钢锭）产生的热可以通过传导和对流，加热工作场所中的空气，也可以通过辐射加热四周的物体，形成二次热源，使工作场所的空气温度升高。

（二）气湿

工作场所的气湿以相对湿度表示。相对湿度低于30%称为低气湿，高于80%称为高气湿。高气湿的形成主要是由于水分蒸发和蒸气释放所引起的，如纺织、印染、造纸、制革、缫丝、屠宰等工艺以及潮湿的矿井、隧道等场所常为高气湿。低气湿可见于冬季的高温车间，在我国北方地区比较常见。

（三）气流

工作场所的气流除受自然界风力的影响外，还与厂房中的热源和通风设计有关。热源使空气加热上升，冷空气从门窗或通风系统进入室内，形成空气对流。以自然通风为主的工作场所如果室内外温差大，其形成的气流速度也大。

（四）热辐射

热辐射主要是指红外辐射。太阳光照射、生产环境中各种熔炉、燃烧的火焰和熔化的金属等热源均可产生大量的热辐射。红外辐射不直接加热空气，但可使受到照射的物体温度升高。理论上温度高于绝对零度的物体都可以向周围发出红外辐射，温度越高，红外辐射越强。当周围物体表面温度高于人体表面温度时，周围物体向人体传递的热辐射多，人体受到加热，称为正辐射；反之，当周围物体表面温度低于人体表面温度时，人体向周围物体辐射的热量大于从外界接收的热量，称为负辐射。热辐射强度以每分钟每平方厘米表面接受多少焦耳的热量表示，其单位为 J/（cm^2·min）。

一般情况下，工作场所中热源辐射能量的大小与以下因素有关：

（1）热源辐射能量的大小取决于辐射源的温度，并与其绝对温度（T）的 4 次方成正比，即：

$$E = KT$$

式中 K——热辐射系数。

（2）除受温度影响外，还与辐射源的表面积和表面温度等因素有关，在同样温度的情况下，表面积越大，辐射能量也越大。

（3）与辐射源距离的平方成反比，距离辐射热源越远，受到的辐射强度也越小。

二、高温作业

高温作业是指在生产劳动过程中，工作地点湿球黑球温度（Wet-bulb Globe Temperature，WBGT）指数小于等于25℃的作业。湿球黑球温度指数是指湿球、黑球和干球温度的加权值，也是综合性的热负荷指数。

（一）高温作业的类型

按照气象条件的特点，可将高温作业分为高温、强热辐射作业，高温、高湿作业，以及夏季露天作业 3 个基本类型。

1. 高温、强热辐射作业 高温、强热辐射作业工作环境的气象特点：气温高、热辐射强度大，相对湿度较低，形成干热环境。例如：冶金工业的炼焦、炼铁、轧钢等车间，机械工业的铸造、锻造、热处理等车间，陶瓷、玻璃、搪瓷、砖瓦等工艺的炉窑车间，火力发电厂和轮船的锅炉间等。

2. 高温、高温作业 高温、高湿作业工作环境的气象特点：高气温、气湿，而热辐射强度不大。高湿环境的形成，主要是由于生产过程中产生大量的水蒸气或生产工艺要求车间内保持较高的相对湿度所致。例如：印染、缫丝、造纸等工艺，车间气温可达35℃以上，相对湿度达90%以上；有些潮湿的深矿井中气温在30℃以上，相对湿度可达95%以上，也形成了高温、高湿环境。

3. 夏季露天作业　夏季气温较高时，从事室外作业，如农田劳动、建筑、搬运等露天作业，人体除受太阳的直接辐射作用外，还受到加热的地面和周围物体的二次辐射，且持续时间较长，形成温度高、强热辐射的工作环境。

(二) 高温作业对生理功能的影响

高温作业时，人体会出现一系列生理功能的改变，主要表现为体温调节、水电解质代谢、循环系统、消化系统、神经系统、泌尿系统、热适应等多个方面。

1. 体温调节　人体体温相对恒定，可以保证机体新陈代谢的正常进行。当周围环境的温度发生变化时，人体温度感受器感受到的温度信息传递到下丘脑的体温调节中枢，通过调节机体的产热和散热来维持体温的相对恒定（图4-1）。

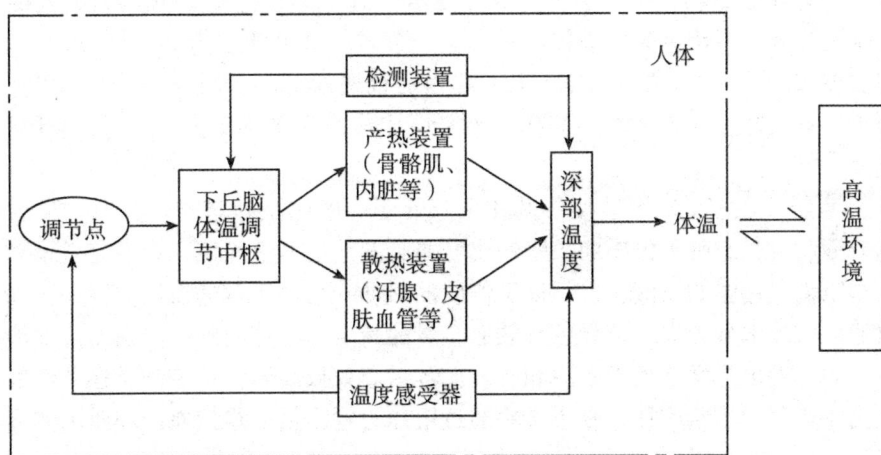

图4-1　高温环境中的机体体温调节

人体可通过辐射、对流、蒸发和传导4种方式，不断与周围环境进行热交换，使体温保持相对恒定。

(1) 辐射是指由温度高的物体传递给温度低的物体，但并不加热其周围的空气。

(2) 对流是指当人体温度高于周围环境的气温时，使与人体接触的空气分子加热，通过空气对流方式散热；反之亦然。

(3) 蒸发是指人体通过汗液蒸发散热。当风（气流）的速度大时，可加速对流和蒸发散热。

(4) 传导是指人体将热传给衣服或所接触的其他物体。

机体与环境的热平衡公式为：

$$S = M - E \pm R \pm C_1 \pm C_2 \tag{4-1}$$

式中 S——热蓄积的变化

M——代谢产热

E——蒸发散热

R——辐射方式的获热或散热

C_1——对流方式的获热或散热

C_2——传导方式的获热或散热。

需要特别注意的是，高温环境本身以及劳动过程中所涉及的肌肉与精神活动均可增加代谢产热。当产热超过散热时，可引起机体的热蓄积。当热蓄积超过机体的体温调节能力时，可能出现中暑。

中心体温也称深部体温，是指下丘脑灌流血液的温度，一般以直肠温度表示。普遍认为中心体温为38℃是高温作业劳动者生理应激的上限值。

2. 水电解质代谢　出汗量是高温作业受热程度和劳动强度的综合指标。工作场所的环境温度越高，劳动强度越大，人体出汗量则越多。汗液的有效蒸发率在干热、有风的环境中高达80%。在湿热、风小的环境中有效蒸发率常常不足50%，汗液难以蒸发，往往形成汗珠淌下来，能有效地散热。汗液的主要成分是水、盐、Ca^{2+}、K^+、葡萄糖、乳酸、氨基酸等，这在制定防暑降温措施时应该加以考虑。一个工作日出汗量为6L是生理最高限度，失水不应超过体重的1.5%，否则可能导致水电解质代谢紊乱。有调查显示，从事高温作业劳动者一个工作日出汗量为3 000~4 000g，经汗排出盐量为20~25g，故大量出汗可导致水盐代谢紊乱。

3. 循环系统　血液供求矛盾使得循环系统处于高度应激状态。一方面，高温作业环境下从事体力劳动时，心脏不仅要向扩张的皮肤血管网输送大量血液，以便有效地散热；而且还要向工作肌输送足够的血液，以保证工作肌的活动和维持正常的血压。另一方面，由于机体不断出汗，大量水分丢失，可导致有效血容量的减少。心脏向外周输送血液的能力取决于心输出量，而心输出量又依赖于心率和有效血容量。如果高温作业劳动者在劳动时已达最高心率，且机体热蓄积不断增加，则不可能通过增加心输出量来维持血压和肌肉的灌流，可能导致热衰竭。

4. 消化系统　高温作业时，机体的血液重新分配，消化系统血流减少，常导致消化液分泌减少，消化酶活性和胃液酸度（游离酸和总酸）降低；胃肠道收缩和蠕动减弱，排空的速度减慢。这些因素均可引起食欲减退和消化不良，导致胃肠道的疾患增加。

5. 神经系统　高温作业对中枢神经系统产生抑制作用，出现肌肉工作能力降低。从生理学的角度可把这种抑制看做是保护性反应，但由于注意力，肌肉工作能力，动作的准确性、协调性及反应速度等降低，易发生工伤事故。

6. 泌尿系统　高温作业时，大量水分经汗腺排出，肾血流量和肾小球滤过率下降，经肾脏排出的尿液大量减少，有时达85%~90%。此时，如不及时补充水分，则血液浓缩可使肾脏负担加重，引起肾功能不全，尿中可见蛋白、红细胞、管型等。

7. 热适应　热适应（Heat Acclimatization）是指人在热环境中工作一段时间后对热负荷产生适应的现象。一般情况下，在高温环境中数周，机体可产生热适应。热适应者对热耐受能力增强，不仅可提高高温作业的劳动效率，而且有助于防止中暑的发生。主要表现为从事同等强度的劳动，汗量增加30%，甚至1倍，汗液中无机盐含量可减少1/10，皮肤温度和中心体温降低，心率也明显下降。

近年研究发现，细胞在机体受热时和热适应后，可以合成热休克蛋白（Heat Shock Proteins，HSP），特别是分子量为27kD和70kD的HSP27和HSP70，能够保护机体，减轻热损伤和防止中暑。热适应状态并不稳定，停止接触热1周左右，可返回到适应前的状况，即脱适应（Deacclimatization）。需注意的是，人体热适应有一定限度，超出限度仍可引起生理功能紊乱，病愈或休假重返工作岗位劳动者要重新经历热适应。

（三）中暑

中暑（heat stroke）是指高温环境下由于热平衡和（或）水电解质代谢紊乱等而引起的一种以中枢神经系统和（或）心血管系统障碍为主要表现的急性热致疾病（acute heat - induced illness）。

1. 致病因素　工作环境温度过高、湿度大、风速小、劳动强度过大、劳动时间过长是中暑的主要致病原因。过度疲劳、未经历热适应、睡眠不足、年老、体弱、肥胖易诱发中暑。

按照发病机制重症中暑可分为 3 种类型：热射病（heat stroke）、热痉挛（heat cramp）和热衰竭（heat exhaustion）。临床实践中可见混合型。

2. 临床表现与诊断　根据高温作业人员的职业接触史及体温升高、肌痉挛或晕厥等主要临床表现，排除其他类似的疾病，可诊断为中暑，按临床症状的轻重分为中暑先兆、轻症中暑和重症中暑，参见《职业性中暑诊断标准》（GBZ 41 - 2002）。

1）中暑先兆：中暑先兆也称观察对象。其症状为作业人员在高温作业场所劳动一定时间后，出现头昏、头痛、口渴、多汗、全身疲乏、心悸、注意力不集中、动作不协调等症状，体温正常或略有升高。

2）轻症中暑：具备下列情况之一者，诊断为轻症中暑。

（1）头晕、胸闷、心悸、面色潮红、皮肤灼热。

（2）有呼吸与循环衰竭的早期症状，大量出汗。面色苍白、血压下降、脉搏细弱而快。

（3）肛温升高达 38.5℃。

3）重症中暑：凡出现热射病、热痉挛或热衰竭的主要临床表现之一者，可诊断为重症中暑。

（1）热射病：临床特点为突然发病，体温升高可达 40℃ 以上，开始时可见大量出汗，后出现"无汗"现象，并伴有干热、意识障碍、嗜睡、昏迷等中枢神经系统症状。

（2）热痉挛：由于大量出汗，体内钠、钾过量丢失所致。临床特点为明显的肌肉痉挛，并伴有收缩痛。痉挛以四肢肌肉、腹肌等多见，特别是腓肠肌。痉挛常呈对称性，时而发作，时而缓解。患者常表现为神志清醒，体温多正常。

（3）热衰竭：多数研究认为，在高温、高湿环境下，外周血管极度扩张，机体内血容量不足，劳动者常因脑部暂时性供血量减小而晕厥。一般发病迅速，先出现头晕、头痛、心悸、出汗、恶心、呕吐、皮肤湿冷、面色苍白、血压短暂下降等症状，继而晕厥，体温不高或稍高。

上述 3 种类型的中暑，热射病最为严重，病死率达 20% ~ 40%。

3. 中暑的治疗原则　中暑后主要依据其发病机制和临床表现进行对症治疗，体温升高者应迅速降低体温。

1）轻症中暑：应使患者迅速离开高温作业环境，到通风良好的阴凉处安静休息，给予含盐清凉饮料，必要时给予葡萄糖生理盐水静脉滴注。

2）重症中暑：结合临床特点采取相应的治疗或急救措施。

（1）热射病：迅速采取降低体温、维持循环系统、呼吸系统功能的措施，必要时应纠正水电解质代谢紊乱。

（2）热痉挛：及时口服含盐清凉饮料，必要时给予葡萄糖生理盐水静脉滴注。

（3）热衰竭：使患者平卧，移至阴凉通风处，可口服含盐清凉饮料，对症处理。心血管疾病患者应慎用升压药，避免增加心脏负荷，诱发心力衰竭。

对中暑患者应及时进行对症处理，一般可很快恢复，不必调离原高温作业。若因体弱不宜从事原高温作业，或有其他职业禁忌证者，应调换工种。

（四）高温作业职业接触限值

高温作业时，人体与环境的热交换和平衡不仅受到气象因素，而且受劳动过程中代谢产热的影响。制定卫生标准应以机体热应激不超出生理范围（例如，直肠体温小于等于38℃）为依据，对气象等多个因素及劳动强度做出相应的规定，以保证劳动者的健康。

在长期的研究中，从气象因素、生理、心理等许多方面研制出相应的指标，反映高温作业时的热负荷。例如，实感温度（Effective Temperature，ET）是让受试者在各种温度、湿度和风速的环境下体验热感觉，凭经验制定出来的综合指标，包括气象因素以及人的热感觉。目前，我国使用的职业接触限值采用国际通用的湿球黑球温度指数表示，该指数能够综合反映工作场所各种气象因素对人体造成的热负荷。

高温作业过程中，体内能量代谢大量增加，产热量也随之上升，容易引起机体蓄热。人体的热负荷除受工作环境气象因素的影响以外，还与体力劳动强度和接触高温作业的时间有关，前者按照体力劳动强度分级予以确定，后者用接触时间率所示。

（五）主要预防措施

按照高温作业职业接触限值的要求采取综合防暑降温措施是预防与控制热致疾病与热损伤的必要途径。

1. 技术措施

（1）合理设计工艺流程，改进生产设备和操作方法：是改善高温作业劳动条件的根本措施。例如：钢水连铸、轧钢、铸造、搪瓷等生产自动化，可使劳动者远离热源，减轻劳动强度。

热源的布置应符合下列要求：尽量布置在车间外面；采用热压为主的自然通风时，尽量布置在天窗下面；采用穿堂风为主的自然通风时，尽量布置在夏季主导风向的下风侧。此外，温度高的成品和半成品应及时运出车间或堆放在下风侧。

（2）隔热：是防止热辐射的重要措施。可以采用水火各种导热系数小的材料进行隔热。首先要对热源采取隔热措施；热源之间设置隔墙（板），使热空气沿着隔墙上升，经过天窗排出，以免热的气体扩散到整个车间。

（3）通风降温：根据实际情况选择通风方式，主要有自然通风（Natural Ventilation）和机械通风（Mechanical Ventilation）2种。自然通风：热量大、热源分散的高温车间，每小时需换气30～50次以上，才能使余热及时排出。进风口和排风口配置合理，可充分利用热压和风压的综合作用，使自然通风发挥最大的效能。机械通风：在自然通风不能满足降温需要，或生产上要求车间内保持一定的温度和湿度时，可采用机械通风。

2. 卫生保健措施

（1）供给饮料和补充营养：高温作业劳动者应补充与出汗量相等的水分和盐分。一般每人每天供水3～5L，盐20g左右。8h工作日内出汗量超过4L时，除从食物摄取盐外，尚需通过饮料补充适量盐分。饮料的含盐量以 0.15% ~ 0.20% 为宜，饮水方式以少量多次为宜。

高温作业人员膳食中的总热量应比普通劳动者高，最好能达到 12 600 ~ 13 860kJ。蛋白质增加到总热量的 14% ~ 15% 为宜。此外，还要注意补充维生素和钙等营养素。

（2）对高温作业劳动者应进行就业前和入夏前体格检查：凡有心血管、呼吸、中枢神经、消化和内分泌等系统的器质性疾病，过敏性皮肤瘢痕患者，重病后恢复期及体弱者，均不宜从事高温作业。

3. 个体防护 高温作业劳动者的工作服，应以耐热、导热系数小而透气性能好的织物制成。为了防止辐射热对健康的损害，可穿着白色帆布或铝箔制的工作服。此外，根据不同高温作业的需求，可供给劳动者工作帽、防护眼镜、面罩、手套、鞋盖、护腿等个人防护用品。特种作业人员如炉衬热修、清理钢包等工种，需佩戴隔热面罩和穿着隔热、阻燃、通风的防护服，如喷涂金属（铜、银）的隔热面罩、铝膜隔热服等。

4. 组织措施 要加强领导，改善管理，严格遵守我国高温作业卫生标准和有关规定，搞好厂矿防暑降温工作。必要时可根据工作场所的气候特点，适当调整夏季高温作业的劳动和作息制度。

三、低温作业

低温作业是指生产劳动过程中，工作地点平均气温等于或低于5℃的作业。例如，在寒冷季节从事室外、室内无采暖的作业，或在冷藏设备的低温条件下以及在极区的作业。

（一）低温作业的接触机会

（1）冬季在寒冷地区或极区从事露天或野外作业，如建筑、装卸、农业、渔业、地质勘探、野外考察研究等。

（2）在人工低温环境中工作，如储存肉类的冷库和酿造业的地窖等，这类低温作业的特点是没有季节性。

（3）在暴风雪中迷途、过度疲劳、船舶遇难、飞机迫降等意外事故。

（4）寒冷天气中的战争或训练。

（5）人工冷却剂的储存、运输和使用过程中发生意外。

（二）低温对机体的影响

在低温环境中，机体散热加快，引起身体各系统一系列生理变化，可以造成局部性或全身性损伤，如冻伤或冻僵，甚至引起死亡。

1. 体温调节 低温环境使人体深部体温下降，从而引起一系列保护性或代偿性的生理反应，如颤抖、人体表面血管收缩等。脂肪的利用增加使产热增多，有利于维持体温恒定。人体具有适应寒冷的能力，但有一定的限度。如果在寒冷（-5℃）环境下工作时间过长，或浸于冷水中（使皮肤温度及中心体温迅速下降），超过适应能力，体温调节发生障碍，则体温降低，甚至出现体温过低，影响机体功能。

2. 中枢神经系统 若深部体温降至32.2 ~ 35.0℃间，会出现健忘、说话结巴和空间定向障碍等症状。低温可降低反应速度和操作的灵活性，容易引起事故和伤害。

3. 心血管系统 初期表现为心率加快、心输出量增加；后期则表现为心率减慢，心输出量减少。体温过低会影响心肌的传导系统。

4. 体温过低   一般将中心体温 35℃ 或以下称为体温过低。体温 35℃ 时，寒战达到最大程度，体温再降低，寒战停止，逐渐出现一系列临床症状和体征，如血压下降、脉搏减弱、瞳孔对光反应消失等，甚至出现肺水肿、心室纤颤和死亡。在寒冷环境中，大量血液由外周流向内脏器官，中心和外周之间形成温度梯度，易出现四肢或面部的局部冻伤。

（三）低温作业分级

按照工作场所的温度和低温作业时间率，可将低温作业分为 4 级［参见《低温作业分级》（GB/T 14440 - 1993）］，级数越高，冷强度越大。

（四）防寒保暖主要措施

（1）做好防寒保暖工作：应按照《工业企业设计卫生标准》（GBZ 1 - 2010）的规定，提供采暖设备，使作业地点保持合适的温度。

（2）注意个人防护：环境温度低于 -1℃，尚未出现中心体温过低时，表浅或深部组织即可冻伤，因此手、足和头部的防寒很重要。防护服要具有导热系数低，吸湿和透气性强的特性。在潮湿环境下工作，应提供橡胶工作服、围裙、长靴等个人防护用品。

（3）增强耐寒体质：人体皮肤在长期和反复寒冷作用下，会使表皮增厚，御寒能力增强。经常冷水浴、冷水擦身，或较短时间的寒冷刺激结合体育锻炼，均可提高人体对低温环境的适应能力。

此外，应适当增加富含脂肪、蛋白质和维生素的食物。

四、异常气压

在某些情况下，由于工作场所的气压与正常气压相差较大，如不注意防护，可引发劳动者严重的健康损害，甚至死亡。

（一）高气压

1. 接触高气压的作业机会

（1）潜水作业：水下施工、打捞沉船或海底救护均属于潜水作业。潜水员每下沉 10.3m，压力可增加 101.33kPa（一个大气压），称为附加压。附加压与水面大气压之和为总压，又称绝对压。潜水员在水下工作，需要穿戴特制的潜水服，并通过一条导管将压缩空气送入潜水服内，使其压力等于从水面到潜水员作业点的压力。

（2）潜涵作业：又称沉箱作业。是一种下方敞口的水下施工设备，沉入水下时需通入等于或高于水下压力的高压空气，以保证水不至于进入潜涵内，劳动者在潜涵内工作即暴露于高气压环境中。例如，水底施工（如建桥墩、坝基等），海底矿产资源的勘探与开发等。

（3）其他：如临床上的加压治疗舱和加压氧舱、气象学上高气压科学研究舱的作业等。

2. 高气压对人体的影响   在高气压下，空气各成分的分压都相应升高，经过呼吸和血液循环，溶解于人体内的量也相应增加。高压空气中，溶解氧可被机体组织所消耗，在一定分压范围内是安全的。氮气仅单纯以物理溶解状态溶于体液和组织，在体内既不能被机体利用，又不能与机体内其他成分结合。机体每下潜 10m，可多溶解 1L 氮。

在高气压环境下，主要表现为氮的麻醉作用，如酒醉样表现、意识模糊、幻觉等症状，对心血管运动中枢可以产生刺激作用，如血压升高、血流速度加快等。加压过程中，外耳道所受压力较大，可引起鼓膜内陷而产生内耳充塞感、耳鸣和头晕等症状，甚至鼓膜破裂。

3. 减压病　减压病（Decompression Disease）是指在高气压环境下工作一定时间后，在转向正常气压时，因减压过速所致的职业病。此时人体组织和血液中产生的气泡，可引起血液循环障碍和组织损伤。

1）临床表现：急性减压病大多在数小时内发病。有研究显示，减压后 1h 内发病者占 85%，6h 内发病者占 99%，6~36h 发病者仅占 1%，超过 48h 仍无症状者，以后发病的可能性极小。一般减压越快，症状出现越早，病情也越重。

（1）皮肤：较早、较常见的症状为瘙痒，并伴有灼热感、蚁走感，主要是由于气泡对皮下感觉神经末梢直接刺激所引起的。若皮下血管有气泡栓塞，可反射性引起局部血管痉挛与表皮微血管的继发性扩张、充血及瘀血，可见皮肤发绀，呈大理石样斑纹。此外，尚可见水肿或皮下气肿等。

（2）肌肉、关节、骨骼：气泡若形成于肌肉、关节、骨骼等处，可引起疼痛。关节酸痛为减压病的常见症状，重者可呈现跳动样、针刺样、撕裂样剧痛，迫使患者关节呈半屈曲状态，又称屈肢症（Bends）。骨质内气泡所致的远期后果可产生减压性或无菌性骨坏死。

（3）神经系统：大多发生在供血差的脊髓，可引起截瘫、四肢感觉和运动功能障碍及直肠、膀胱功能性麻痹等。若脑部受累，可出现头痛、眩晕、呕吐、感觉异常、运动失调、偏瘫等症状。若视觉、听觉系统受累，可产生眼球震颤、复视、失明、听力减退及内耳眩晕综合征等。

（4）循环、呼吸系统：若循环系统出现大量的气泡栓塞，可引起心血管功能障碍，如脉搏细数、血压下降、心前区紧压感、皮肤和黏膜发绀、四肢发凉、局部水肿等。若有大量气泡在肺小动脉和毛细血管内，可引起肺梗死、肺水肿，表现为剧咳、咯血、呼吸困难、发绀、胸痛等症状。

（5）其他：若大网膜、肠系膜和胃血管中有气泡栓塞时，可出现腹痛、恶心、呕吐等症状。

2）诊断及处理原则

（1）疾病诊断：根据《职业性减压病诊断标准》（GBZ 24 – 2006）和临床表现，可分别诊断为急性减压病、减压性骨坏死。

（2）处理原则：对减压病的唯一根治手段是及时加压治疗以消除气泡。减压病可根据发病情况，使用高压氧舱来治疗。

4. 主要预防措施

（1）技术革新：建桥墩时，可采用管柱钻孔法代替沉箱作业，使劳动者可在水面上工作而不必进入高气压环境。

（2）遵守安全操作规程：暴露在高气压环境下，须遵照安全减压时间表，逐步返回到正常气压状态，目前多采用阶段减压法。

（3）卫生保健措施：工作前要注意防止过劳，严禁饮酒，加强营养。对高气压作业人员建议多食用高热量、高蛋白的食物。适当增加维生素的摄入量，如维生素 E，可有效抑制血小板的凝集作用。工作时注意防寒保暖，工作结束后宜饮用热饮料、洗热水澡等。

做好就业前的体检工作，特别是肩、髋、膝关节及肱骨、股骨和胫骨的 X 射线片检查，合格者才可从事相关工作；就业后每年应做 1 次体格检查，并持续到停止高气压作业后的 3

年为止。

（4）职业禁忌证：患神经、精神、循环、呼吸、泌尿、运动、内分泌、消化等系统的器质性疾病和明显的功能性疾病者，患眼、耳、鼻、喉及前庭器官的器质性疾病者，年龄超过 50 岁、患各种传染病且未愈者、过敏体质者等不宜从事此项工作。

（二）低气压

一般情况下，将海拔在 3 000m 以上的地区称为高原地区。高原地区属于低气压环境，海拔越高，氧分压越低，越易引起人体缺氧。另外，高原地区和高山地区还有强烈的紫外辐射、红外辐射、日温差大、气候多变等不良气象条件。

1. 低气压对机体的影响　低气压对健康的影响与上升的速度、到达的高度和个体易感性（如有无高原病史、是否是在 900m 以上高原地区生活的居民、劳累程度、年龄、疾病状态，特别是呼吸道感染）等因素有关。

在高海拔、低氧环境下，人体细胞、组织和器官从适应性变化，逐渐过渡到稳定的适应状态称为习服（Acclimatization）。习服通常需要 1~3 个月的时间。人对缺氧的适应，个体差异很大，一般在海拔 3 000m 以内，能较快适应；3 000~5 330m 部分人员需较长时间适应；5 330m 为人的适应临界高度。

高原地区大气氧分压与人体肺泡内氧分压之差会随着海拔高度的增加而缩小，这直接影响到肺泡内的气体交换，使机体供氧不足，产生缺氧。初期，由于低氧刺激外周化学感应器，大多数人表现为肺通气量增加，心率增加。部分人表现为血压升高；适应后，心输出量增加，大部分人血压正常。有些人则表现为肺动脉高压，且随海拔升高而增高，严重者可导致右心室肥大。

血液方面，红细胞和血红蛋白则随海拔升高而增多，血液黏稠性增加，是加重右心室负担的因素之一。此外，初登高山者可因低气压环境，出现腹内气体膨胀，胃肠蠕动受限，消化液，如唾液、胃液、胆汁分泌减少、腹泻、上腹疼痛等症状。轻度缺氧可使神经系统兴奋性增高、反射增强等；但随着海拔的持续升高，神经系统的反应性则逐步下降。

2. 高原病　职业性高原病（high altitude illness）是指在高海拔、低氧环境下从事职业活动所致的一类疾病。低气压性缺氧是该病的主要病因。按发病时间可分为急性高原病和慢性高原病 2 种类型。急性高原病包括高原肺水肿、高原脑水肿。慢性高原病包括高原红细胞增多症和高原心脏病。

1）急性高原病：急性高原反应：短时间内进入 3 000m 以上高原时，可出现头痛、头晕、心悸、胸闷、胸痛、恶心、呕吐、食欲减退、发绀等症状。面部轻度水肿、口唇干裂、鼻出血等。有些人出现酩酊感、失眠等。急性高原反应多发生在登山后 24h 内，大部分症状在 4~6d 内基本消失。

（1）高原肺水肿（High Altitude Pulmonary Edema，HAPE）：迅速攀登超过海拔 2 500~4 000m 的高原时，可引起高原肺水肿。过度用力和缺乏习服是该病的诱因。症状包括干咳、发绀、咳大量血性泡沫样痰、呼吸困难、胸痛。检查时，两肺可闻及广泛性湿啰音。X 射线检查可见两肺中、下部有云絮状边缘不清阴影，尤其右下肺严重。低氧性肺血管收缩、肺动脉高压等原因可引发高原肺水肿。

（2）高原脑水肿（Cerebral Edema，CE）：发病急，一般在海拔 4 000m 以上，多为未经习服的登山者。发病率低，但病死率高。缺氧可引起脑脊液压力升高，血管通透性增强，产生脑水肿；缺氧还可以直接损害大脑皮层，引起脑细胞变性、坏死等。患者可出现剧烈头痛、兴奋、失眠、恶心和呕吐，脑神经麻痹、瘫痪、幻觉、癫痫样发作和昏迷等一系列神经症状。

2）慢性高山病：慢性高山病（Chronic Mountain Sickness，CMS）是指失去了对高海拔的适应而产生慢性肺源性心脏病并伴有神经系统症状，常表现为发绀、红细胞增多、低动脉血氧饱和度、肺动脉高压及右心室肥大。返回平原地区后许多症状可减退，甚至消失。根据主要病变特点，慢性高山病又分为：

（1）高原红细胞增多症（High Altitude Polycythemia，HAPC）：多发生于海拔 3 000m 以上，表现为头痛、头晕、乏力、睡眠障碍、发绀、结膜充血等症状。

（2）高原心脏病（High Altitude Heart Disease，HAHD）：多发生于海拔 3 000m 以上，表现为乏力、心悸、胸闷、呼吸困难、咳嗽、发绀，重症者出现尿少、肝脏肿大、下肢水肿等症状。

3）处理原则：应早期发现，及时吸氧和对症治疗。症状较重的患者，需及时就地救治；若疗效不佳，应及早由高原转至平原或低地治疗。如经治疗病情好转、病情稳定，但仍不能适应高原环境者，则应转往低地。治疗过程中，应注意预防高原肺水肿和高原脑水肿的发生，一旦出现，须立即进行相应的急救处理，原则同内科急救治疗。

4）主要预防措施

（1）控制登高速度与高度：逐渐、缓慢地步行登山者，发生急性高原病的概率相对较低，故由平原向高山攀登时，应坚持阶梯式升高的原则，逐步适应。为防止或减少高原病的发生，以每日平均登高小于 1 000m 为宜。目前多认为，5 000m 高度是人体进行正常生活和工作的安全限度。

（2）适应性锻炼：高原适应的速度和程度，可以通过适应性锻炼得到逐步提高。例如，先在海拔相对较低的高原地带进行一定的体力锻炼，来增强人体对缺氧的耐受能力。对初入高原者，应适当减少体力劳动，以后视适应的具体情况，逐渐增加劳动量。

（3）保健措施：低气压环境工作的劳动者饮食中应含有足够的热量和合理的营养，如供给多种维生素、高蛋白、中等脂肪及适当的碳水化合物等。应注意保暖，预防急性呼吸道感染等。

（4）健康检查：进入高原地区的人员需要进行体格检查，凡患有明显的心、肺、肝、肾等疾病，高血压Ⅱ期、严重贫血者，均不宜进入高原地区。

（孟春燕）

第三节　噪声

噪声（noise）是影响范围很广的职业性有害因素。在许多生产劳动过程中，劳动者都有可能接触到噪声。长期接触一定强度的噪声，可以对人体产生不良影响。

一、基本概念

（1）声音：物体振动后，振动能在弹性介质中以波的形式向外传播，传到人耳引起的音响感觉称为声音。物体每秒振动的次数称为频率（frequency），用"f"表示，单位是赫兹

（Hz）。人耳能够感受到的声音频率在 20 ~ 20 000Hz 之间，称为声波（sound wave）。小于 20Hz 的声波称为次声波（infrasonic wave），大于 20 000Hz 的声波称为超声波（ultrasonic wave）。

随着科学技术的发展，超声波和次声波在工业生产、医疗、航海等方面均有广泛应用，对劳动者的危害也受到科研工作者的重视。

（2）噪声：噪声是声音的一种，具有声音的物理特性。从卫生学的角度，凡是使人感到厌烦或不需要的声音都称为噪声。除频率和强度无规律的组合所形成的使人厌烦的声音外，其他如谈话的声音或音乐，对于不需要的人来说，也是噪声。噪声是声音的一种，具有声音的一切特性。

（3）生产性噪声：生产过程中产生的声音，频率和强度没有规律，听起来使人感到厌烦，称为生产性噪声或工业噪声。除此以外，还有交通噪声和生活噪声等。噪声除对一般人群产生影响外，还对劳动者、办公楼、写字楼等地点的工作人员产生影响，造成职业危害。

生产性噪声的分类方法有很多种，按照来源通常分为机械性噪声、流体动力性噪声和电磁性噪声 3 种。

机械性噪声：机械的撞击、摩擦、转动所产生的噪声，如冲压、打磨发出的声音。

流体动力性噪声：气体的压力或体积的突然变化，或流体流动所产生的声音，如空气压缩或释放发出的声音。

电磁性噪声：由于电磁场脉冲，引起电气部件振动所产生的噪声如变压器发出的声音（在大型变电站更加明显）。

根据噪声随时间分布情况，生产性噪声可分为连续噪声和间断噪声。

连续噪声按照随时间的变化程度，又可分为稳态噪声和非稳态噪声。随着时间的变化，声压波动小于 3dB 称为稳态噪声，否则即为非稳态噪声。稳态噪声，根据频率特性可分为低频噪声（主频率在 300Hz 以下）、中频噪声（主频率在 300 ~ 800Hz）和高频噪声（主频率在 800Hz 以上）。此外，还可以根据频率范围分为窄频带噪声和宽频带噪声。

间断噪声（Intermittent Noise）是指在测量过程中，声级保持在背景噪声之上的持续时间大于等于 1s，并多次下降到背景噪声水平的噪声。此外，还有一类噪声称为脉冲噪声（Impulsive Noise），是指声音持续时间小于 0.5s，间隔时间大于 1s，声压有效值变化大于 40dB 的噪声。

二、声音的物理特性及评价

（一）声强与声强级

声波具有一定的能量，用能量大小表示声音的强弱称为声强（Sound Intensity）。声音的强弱取决于单位时间内垂直于传播方向的单位面积上通过的声波能量，通常用"I"表示，单位为 W/m^2。

人耳所能感受的声音强度范围很大，以频率为 1 000Hz 的声音为例，正常青年人刚刚能引起音响感觉的、最低可听到的声音强度（听阈）为 $10 ~ 12W/m^2$。将声音强度逐渐加大，至耳朵产生痛感时的声音强度（痛阈）为 $1W/m^2$。听阈和痛阈相差 10^{12} 倍，在如此宽的范围内，若用声强绝对值描述声音，不仅烦琐，而且也没有必要。因此，在技术上和实践中引用了"级"的概念，即用对数来表示声强的等级，称为声强级。通常规定以听阈的声强 I_0 $=10^{-12}\,W/m^2$ 作为基准值来度量任一声音的强度 I，取常用对数，则任一声音的声强级计算公式为：

$$L_1 = \log \frac{I}{I_0} \qquad\qquad (4-2)$$

声强级的单位为贝尔（Bell）。在实际应用中这一单位显得太大，故采用贝尔的十分之一作为声强级的单位，称分贝（Deciloel, DB）。以分贝为单位时，式（4-2）则变为

$$L_1 = 10\log \frac{I}{I_0} \qquad\qquad (4-3)$$

式中 L_1——声强级，dB；

I——声强，W/m^2；

I_0——基准声强（1 000Hz 纯音的听阈声强值为 $10^{-12}\,W/m^2$，定为0）。

根据上述公式可以计算出从听阈到痛阈的声强范围是120dB。此外，如果一个声音的强度，增加1倍，声强级 $L1$ 增加约3dB。同理，如果一个工作场所的噪声强度通过治理减少了3dB，则表明治理措施使噪声能量减少了一半。在进行卫生标准的制定、噪声控制效果评价等工作时，常以声音能量的变化为依据。

实际工作中，测量声强技术难度较大，常采用测量声压的方法，这种测量比较容易进行。目前，我们所使用的声级计就是来测量声压级的仪器。

（二）声压与声压级

1. 声压　声波在空气中传播时，引起介质质点振动，使空气产生疏密变化，这种由于声波振动而对介质（空气）产生的压力称为声压（sound pressure）。声压是垂直于声波传播方向上单位面积所承受的压力，以 p 表示，单位为帕（Pa）。

2. 声压级　声压大音响感强，声压小音响感弱。对于正常人耳，刚刚能引起音响感觉的声压称为听阈声压，也称听阈（threshold of hearing），为 $20\mu Pa$；声压增大至人耳产生不适感或疼痛时称痛阈声压，也称痛阈（threshold of pain），为 20Pa。从听阈声压到痛阈声压的绝对值相差106倍，为了计算方便，也用对数量（级）来表示其大小，即声压级（Sound Pressure Level, SPL），单位也为分贝（dB），并以 1 000Hz 纯音的听阈声压为基准声压，定为0，被测声压与听阈声压的比值，取对数即为被测声音的声压级。

当声波在自由声场传播时，声强与声压的平方成正比关系：

$$I = \frac{p_2}{\rho_c} \qquad\qquad (4-4)$$

式中 I——声强，W/m^2；

p——有效声压，Pa；

ρ_c——声特异性阻抗，$Pa\cdot S/m$。

据此，由式（4-2）和式（4-3）可以得出声压级的计算公式：

$$L_1 = 10\log \frac{I}{I_0} = 10\log \frac{p^2}{p_0^2} = 10\log \frac{p}{p_0}^2 = 20\log \frac{p}{p_0} = L_p \qquad (4-5)$$

即

$$L_p 20\log \frac{p}{p_0} \qquad\qquad (4-6)$$

式中 L_p——声压级，dB；

　　 p——声压；

　　 p_0——基准声压。

从上述公式可以计算出，听阈声压和痛阈声压之间相差 120dB。由于技术上声压的测量易于操作，实际工作中多是测量声压。

普通谈话声压级为 60~70dB，载重汽车的声压级为 80~90dB，球磨机的声压为 120dB左右，喷气式飞机附近可达 140~150dB，甚至更高。

（三）频谱

单一频率的声音称纯音（pure tone），如音叉振动发出的声音即属于纯音。在日常生活和工作中所接触的声音绝大部分是由各种频率组成的声音，称作复合音（complex tone）。把复合音的频率由低到高进行排列而形成的频率连续谱称为频谱（frequency spectrum）。用频谱表示可以使声音的频率组成变得更加直观。

在实际工作中，对于构成某一复合音的频谱，一般不需要也不可能对其中每一频率成分进行具体测量和分析，通常人为地把声频范围（20~20 000Hz）划分成若干小的频段，称为频带或频程（Octave Band）。实际工作中最常用的是倍频程。

倍频程是按照频率成倍比关系将声频划分为若干频段，一个频段的上限频率（$f_上$）和下限频率（$f_下$）之比为 2：1，即 $f_上 = 2f_下$。根据声学特点，每一个频段用一个中心频率代表，根据声学的特点，中心频率可表示为：

$$f_中 = \sqrt{f_上 f_下} \tag{4-7}$$

噪声测量时，测量的是倍频程的中心频率，这种情况也称1/1 倍频程。有时，为了进行比较详细的分析，采用1/2 倍频程或1/3 倍频程进行频谱分析。

在实际工作中，要了解某一声源所发出声音（复合音）的性质，除分析它的频率组成以外，还要分析各频率相应的强度。通常，以频率为横坐标，声压级为纵坐标，把它们的关系用图来表示，称频谱曲线或频谱图。根据频谱曲线中主频率的分布特点，可判断该噪声属于低频或高频噪声，也可以看出是窄频噪声或宽频噪声。

（四）人对声音的主观感觉

1. 等响曲线　在实践中人们注意到声强或声压等物理参量，与人耳对声音的生理感觉（响的程度）并非完全一致，对于相同强度的声音，频率高则感觉音调高，听起来比较响；频率低则感觉音调低，声音低沉，响的程度低。声音或噪声对人体的影响与人的主观感觉有关。为了更好地评价人体对噪声的反应，根据人耳对声音的感觉特性，使用声压级和频率，采用试验方法测出人耳对声音音响的主观感觉量，称为响度级（loudness level），单位为昉（phone）。

响度级是通过大量正常人群的测试得出来的。具体方法是以 1 000Hz 的纯音作为基准音，其他不同频率的纯音通过试验听起来与某一声压级的基准音响度相同时，即为等响，则该条件下的被测纯音响度级（昉值）就等于基准音的声压级（dB 值）。如频率为 100Hz 的纯音在声压级为 62dB 时，听起来与频率为 1 000Hz 的纯音在声压级为 40dB 时一样响，则该频率为 1 000Hz 的纯音的响度级为 40 昉。

利用与基准音比较的方法，得出听阈范围各种声频的响度级，将各个频率相同响度的数值用曲线连接，即绘出各种响度的等响曲线图，称为等响曲线（equal loudness curves）。

从等响曲线可以看出，人耳对高频敏感，特别是对 2 000 ~ 5 000Hz 的声音敏感，但对低频不够敏感。例如，同样是 60 昉的响度级，对于 1 000Hz 的声音，声压级是 60dB，对于 3 000 ~ 4 000Hz 的声音，声压级是 57dB；而对于 100Hz 的声音，声压级是 71dB，对于 30Hz 的声音，声压级要提高到 85dB 才能达到 60 昉的响度。

2. 声级　为了准确地评价噪声对人体的影响，在进行噪声测量时，所使用的声级计是根据人耳对声音的感觉特性设计的，主要参考等响曲线，使用 "A" "B" "C" 几种计权网络，有时还使用 "D" 网络，设计了不同类型的滤波器。使用这些频率计权网络测得的声压级称为声级，根据滤波器的特点分别称为 A、B、C 或 D 声级，在表示的时候分别用 dB（A）、dB（B）等表示。

C 计权网络模拟人耳对 100 昉纯音的响应特点，所有频率的声音几乎同等程度地通过，故 C 声级可视作总声级；B 计权网络模拟人耳对 70 昉纯音的响应曲线，对低频音有一定程度的衰减；A 计权网络模拟人耳对 40 昉纯音的响应特点，对低频段（小于 50Hz）有较大幅度的衰减，对高频不衰减，这与人耳对高频敏感，对低频不敏感的感音特性相似。D 计权网络是为测量飞机噪声而设计的，它模拟噪度 40 呐（NOR）的曲线倒数设计而成，可以用它直接测量飞机噪声的感觉噪声级。

声级不同于声压级，声级是通过滤波器经频率计权后的声压级。声级单位也是分贝（dB）。A 声级是由国际标准化组织（ISO）推荐，用做噪声卫生学评价的指标。实际工作中，为了对各种不同的接触情况进行准确的评价，先后提出并使用了等效连续 A 计权声压级等概念。

（1）A 计权声压级（A 声级）是指用 A 计权网络测得的声压级。

（2）等效连续 A 计权声压级（等效声级）是指在规定的时间内，某一连续稳态噪声的 A 计权声压，具有与时变的噪声相同的均方 A 计权声压，则这一连续稳态声的声级就是此时变噪声的等效声级，单位用 dB（A）表示。

（3）按额定 8h 工作日规格化的等效连续 A 计权声压级（8h 等效声级）（$L_{EX,8h}$）是指将一天实际工作时间内接触的噪声强度等效为工作 8h 的等效声级。

（4）按额定每周工作 40h 规格化的等效连续 A 计权声压级（每周 40h 等效声级）（$L_{EX,w}$）是指将一周工作天数不是 5d 的特殊工作所接触的噪声声级等效为每周工作 5d（40h）的等效声级。

三、噪声对人体的影响

早期人们只注意到长期接触一定强度的噪声，可以引起听力的下降和噪声性耳聋，火药发明后就有关于爆震聋的记载。后经过多年的研究证明，噪声对人体的影响是全身性的，除对听觉系统影响外，也可对非听觉系统产生影响。

（一）对听觉系统的影响

听觉系统是感受声音的系统，噪声危害的评价以及噪声标准的制定主要以听觉系统的损害为依据。

外界声波传入听觉系统有两种途径。一种途径是通过空气传导，声波经外耳道进入，引起鼓膜振动，通过中耳的听骨链（锤骨、砧骨、镫骨）传至内耳，从而使基底膜听毛细胞感受振动，经第8对脑神经传达到中枢神经系统，产生音响感觉。另一种途径是骨传导，即声波由颅骨传入耳蜗，再通过耳蜗传入内耳。这两种途径对于听力测量和噪声性耳聋的诊断、鉴别诊断等方面均有重要价值。

噪声引起听觉系统的损伤变化一般由暂时性听阈位移逐渐发展成为永久性听阈位移。

1. 暂时性听阈位移　暂时性听阈位移（Temporary Threshold Shift, TTS）是指人或动物接触噪声后所引起的听阈变化，脱离噪声环境后经过一段时间，听力可以恢复到原来水平。

短时间暴露在噪声环境中，感觉声音刺耳、不适，停止接触后，听觉系统敏感性下降，脱离噪声接触后对外界的声音有"小"或"远"的感觉，听力检查听阈可提高 10 ~ 15dB，离开噪声环境数分钟之内可以恢复，这种现象称为听觉适应（Auditory Adaptation）。听觉适应是一种生理保护现象。

较长时间停留在噪声环境中，引起听力明显下降，离开噪声环境后，听阈可提高 15 ~ 30dB，需要数小时甚至数十小时听力才能恢复，称为听觉疲劳（auditory fatigue）。一般在十几小时内可以完全恢复的属于生理性听觉疲劳。在实际工作中常以 16h 为限，即在脱离接触后到第二天上班前的时间间隔。随着接触噪声的时间不断增加，如果前一次接触引起的听力变化未能完全恢复又再次接触噪声，可使听觉疲劳逐渐加重，听力不能恢复，变为永久性听阈位移（Permanent Threshold Shift, PTS）。永久性听阈位移属于不可恢复的改变。

2. 永久性听阈位移　永久性听阈位移是指噪声或其他因素引起的不能恢复到正常水平的听阈升高。出现这种情况时听觉系统具有器质性的变化，通过扫描电子显微镜可以观察到听毛细胞倒伏、稀疏、脱落，听毛细胞出现肿胀、变形或消失等现象。通常，这种情况的听力损失不能完全恢复，听阈位移是永久性的。

根据损伤的程度，永久性听阈位移又分为听力损失（hearing loss）或听力损伤（hearing impairment）以及噪声性耳聋（noise - induced deafness）。

噪声引起的永久性听阈位移早期常表现为高频听力下降，听力曲线在 3 000 ~ 6 000Hz（多在 4 000Hz）出现"V"形下陷，又称听谷（tip）。此时患者主观无耳聋感觉，交谈和社交活动能够正常进行。随着病情加重，除高频听力继续下降外，语言频段（500 ~ 2 000Hz）的听力也受到影响，出现语言听力障碍，表现为高频及语频听力都下降。

高频（特别是在 3 000 ~ 6 000Hz 之间）听力下降，是噪声性耳聋的早期特征。对其发生的可能原因有以下几种解释：

（1）耳蜗接受高频声波的细胞纤毛较少且集中于基底部，而接受低频声波的细胞纤毛较多且分布广泛，故表现为高频听力下降。

（2）螺旋板接受 4 000Hz 的部位血液循环较差，且血管有一个狭窄区，易受淋巴振动的冲击而引起损伤，三块听小骨对高频声波所起的缓冲作用较小，故高频部分首先受损。

（3）共振学说则认为外耳道平均长度为 2.5cm，根据物理学原理，对于一端封闭的管腔，波长是其 4 倍的声波能引起最佳共振作用。对于人耳来说，这一长度相当于 10cm，3 000Hz 声音的波长为 11.40cm，因此，能引起共振的频率为 3 000 ~ 4 000Hz。

3. 噪声性耳聋　长期接触高强度的噪声可以引起不同程度的听力下降甚至耳聋。职业性噪声聋是指劳动者在工作场所，由于长期接触噪声而发生的一种渐进性的感音性听觉损伤。职业性噪声聋是噪声对听觉系统长期影响的结果，是法定职业病。

职业性噪声聋的诊断需要有明确的职业噪声接触史，有自觉的听力损失或其他症状，纯音测试为感音性聋，结合动态观察资料和现场职业卫生学调查，并排除其他原因所致的听觉损伤，即可诊断。

4. 爆震性耳聋　在某些生产条件下，如进行爆破，由于防护不当或缺乏必要的防护设备，可因强烈爆炸产生的冲击波所造成急性听觉系统的外伤，引起听力丧失，称为爆震性耳聋（explosive deafness）。这种情况根据损伤程度不同，可出现鼓膜破裂、听小骨损伤、内耳组织出血等，同时伴有脑震荡。患者主诉耳鸣、耳痛、恶心、呕吐、眩晕，听力检查结果是严重障碍或完全丧失。轻者听力可以部分或大部分恢复，重者可致永久性耳聋。

（二）对神经系统的影响

听觉器官感受到噪声后，经听神经传入大脑，引起一系列神经系统反应。可出现头痛、头晕、心悸、睡眠障碍和全身乏力等神经衰弱综合征。有的表现为记忆力减退和情绪不稳定，如易激怒等。临床检查可见脑电波改变，主要为 α 节律减少及慢波增加。此外，可有视觉运动反应时潜伏期延长，闪烁融合频率降低，视力清晰度及稳定性下降等。自主神经中枢调节功能障碍，主要表现为皮肤划痕试验反应迟钝。

（三）对心血管系统的影响

在噪声作用下，心率可表现为加快或减慢，心电图 ST 段或 T 波出现缺血型改变。血压变化在早期可表现为不稳定，长期接触较强的噪声可以引起血压持续性升高。脑血流图呈现波幅降低、流入时间延长等特点，提示血管紧张度增加，弹性降低。

（四）对内分泌及免疫系统的影响

有研究显示，在中等强度噪声（70～80dB）作用下，肾上腺皮质功能增强；大强度噪声（100dB）作用下，肾上腺皮质功能减弱。接触较强噪声的劳动者或动物可出现免疫功能降低，接触噪声时间越长，变化越显著。

（五）对消化系统及代谢功能的影响

在噪声影响下，可出现胃肠功能紊乱、食欲差、胃液分泌减少、胃紧张度降低、胃蠕动减慢等变化。有研究显示，噪声可引起人体脂肪代谢障碍，血胆固醇升高。

（六）对生殖功能及胚胎发育的影响

国内外大量的流行病学调查表明，接触噪声的女性有月经不调现象，表现为月经周期异常、经期延长、血量增多及痛经等。月经异常以年龄为 20～25 岁、工龄为 1～5 年的年轻女性多见。接触高强度噪声，特别是 100dB（A）以上噪声的女性中，妊娠恶阻及妊娠高血压的发病率明显增高。

（七）对工作效率的影响

噪声对日常谈话、听广播、打电话、阅读、上课等都会带来影响。当噪声达到 65dB 以上，即可干扰通话；噪声达 90dB，即使大声叫喊也不易听清楚。

在噪声干扰下，人们会感到烦躁，注意力不集中，反应迟钝，不仅影响工作效率，而且降低工作质量。在车间或矿井等工作场所，由于噪声的影响，掩盖了异常信号或声音，容易发生各种工伤事故。

四、影响噪声对机体作用的因素

（一）噪声的强度和频谱特性

一般来说，噪声强度大、频率高则危害大。有关调查表明，接触噪声作业劳动者中耳鸣、耳聋、神经衰弱综合征的检出率随噪声强度的增加而增加。

（二）接触时间和接触方式

同样的噪声，职业接触时间越长对人体影响越大，噪声性耳聋的发生率与工龄有密切关系，缩短接触时间可以减轻噪声的危害。

（三）噪声的性质

脉冲噪声比稳态噪声危害大。如果噪声声级相同，接触脉冲噪声劳动者的耳聋、高血压及中枢神经系统调节功能异常改变的检出率均较接触稳态噪声的人高。

（四）其他有害因素的联合作用

振动、高温、寒冷或有毒物质共同存在时，可加大噪声的不良作用，对听觉系统和心血管系统方面的影响更为明显。

（五）机体健康状况及个人敏感性

在相同条件下，对噪声敏感的个体或患病人员，特别是患有耳病者会加重噪声的危害程度。

（六）个体防护

有无防护设备、是否正确使用个人防护用品与噪声危害有直接关系。

五、防止噪声危害的主要措施

（一）控制噪声源

根据具体情况采取技术措施，控制或消除噪声源，是从根本上解决噪声危害的一种方法。采用无声或低噪声设备代替发出强噪声的设备，如用无声液压代替高噪声的锻压，以焊接代替铆接等，均可收到较好的效果。在生产工艺过程允许的情况下，可将噪声源，如电机或空气压缩机等移至车间外或更远的地方，否则需采取隔声措施。此外，设法提高机器制造的精度，尽量减少机器零部件的撞击和摩擦，减少机器的振动，也可以明显降低噪声强度。在进行工作场所设计时，合理配置声源，将噪声强度不同的机器分开放置，有利于减少噪声危害。

（二）控制噪声的传播

在噪声传播过程中，应用吸声和消声技术，可以获得较好的效果。采用吸声材料装饰在车间的内表面，如在墙壁或屋顶，或在工作场所内悬挂吸声体，吸收辐射和反射的声能，使噪声强度减低。具有较好吸声效果的材料有玻璃棉、矿渣棉、棉絮或其他纤维材料。在某些特殊情况下，为了获得较好的吸声效果，需要使用吸声尖劈。消声是降低动力性噪声的主要措施，用于风道和排气管，常用的有阻性消声器、抗性消声器，消声效果较好。

在某些情况下，还可以利用一定的材料和装置，将声源或需要安静的场所封闭在一个较小的空间中，使其与周围环境隔绝起来，即隔声室、隔声罩等。在建筑施工中将机器或振动体的基底部与地板、墙壁连接处设隔振或减振装置，也可以起到降低噪声的效果。

（三）制定职业接触限值

尽管噪声对人体产生不良影响，但在生产中要想完全消除噪声，既不经济，也不可能。因此，制定合理的卫生标准，将噪声强度限制在一定范围内，是防止噪声危害的主要措施之一。

《工作场所有害因素职业接触限值第 2 部分：物理因素》（GBZ 2.2 - 2007）规定：噪声职业接触限值为每周工作 5d，每天工作 8h，稳态噪声限值为 85dB（A），非稳态噪声等效声级的限值为 85dB（A）；每周工作日不足 5d，需计算 40h 等效声级，限值为 85dB（A）。

（四）个体防护

当工作场所的噪声强度暂时不能得到有效控制，且需要在高噪声环境下工作时，佩戴个人防护用品是保护听觉系统的一项有效的防护措施。最常用的个体防护用品是耳塞，一般由橡胶或软塑料等材料制成，隔声效果在 20dB 左右。此外，还有耳罩、帽盔等，隔声效果可达 30dB，但佩戴时不够方便，成本也较高，普遍采用存在一定的困难。某些特殊环境下工作，可将耳塞和耳罩合用，以保护劳动者的听力。

（五）健康监护

定期对接触噪声的劳动者进行健康检查，特别是听力检查，观察听力变化情况，以便早期发现听力损伤，及时采取有效的防护措施。从事噪声作业劳动者应进行就业前检查，取得听力的基础资料，凡有听觉系统疾患、中枢神经系统和心血管系统器质性疾患或自主神经功能失调者，不宜从事噪声作业。

噪声作业劳动者应定期进行健康体检，发现有高频听力下降者，应及时采取适当的防护措施。对于听力明显下降者，应及早调离噪声作业并进行定期检查。

（六）合理安排劳动和休息

对从事噪声作业劳动者可适当安排工间休息，休息时应脱离噪声环境，使听觉疲劳得以恢复。应经常检测工作场所的噪声，监督检查预防措施的执行情况及效果。

（孟春燕）

第四节　振动

振动（Vibration）是自然界中一种普遍的运动形式。振动是指质点或物体在外力作用下，沿直线或弧线围绕平衡位置（或中心位置）做往复运动或旋转运动。例如，气缸活塞的运动。由生产和工作设备产生的振动称为生产性振动。在生产劳动过程中，振动也是常见的职业性有害因素，在一定条件下长期接触生产性振动对机体健康可产生不良影响。

一、振动卫生学评价的物理参量

描述振动物理性质的基本参量，包括频率、位移、振幅、速度和加速度。

频率（frequency）是指单位时间内物体振动的次数，单位为赫兹（Hz）。每秒钟完成一次振动为 1Hz。

位移（displacement）是指振动体离开平衡位置的瞬时距离，单位为 mm。振动体离开平衡位置的最大距离称振幅（amplitude）。

速度（velocity）是指振动体单位时间内位移变化的量，即位移对时间的变化率，单位为 m/s。

加速度（acceleration）是指振动体单位时间内速度变化的量，即速度对时间的变化率，以 m/s^2 或以重力加速度 g（g = 9.8m/s^2）表示。

位移、速度、加速度均代表振动强度的物理量。在振动过程中，振动体加速度的变化与位移成正比，速度的变化与位移成反比。取值时可分别取峰值（perk value）、峰峰值（perk – to – perk value）、平均值（average value）和有效值。峰值为最大值。正峰值与负峰值绝对值的和称为峰峰值。平均值是振动物理量随时间变化的各点绝对值的平均数。有效值也称均方根值（Root Mean Square Value，RMS）。

在位移、速度、加速度三个物理量中，反映振动强度对人体作用关系最密切的是振动加速度，因此加速度是目前评价振动强度大小的最主要的物理量。但振动对人体健康的影响是振动位移、速度和加速度联合作用及其与机体相互作用的效果，因此，振动评价常用的物理参量多采用振动频谱、共振频率和 4h 等能量频率计权加速度有效值。

（1）振动频谱：振动频谱是影响振动对人体作用的重要因素之一。20Hz 以下低频率大振幅的全身振动主要影响前庭及内脏器官；40～300Hz 高频振动对末梢循环和神经功能的损害较明显。生产性振动很少由单一频率构成，绝大多数均含有极其复杂的频率成分，因此，通过对振动的频谱特性分析可了解频谱中振动强度分布特征及其对机体的危害性，为制定防振措施提供依据。

（2）共振频率：任何物体均有其固有频率（natural frequency）。当外界激发的频率与物体固有频率相一致时，物体的振幅最大，该现象称为共振。因此，该物体的固有频率又可称为共振频率（resonant frequency）。人体各部位或器官也有其共振频率，因此共振危害也常发生在人体。

（3）4h 等能量频率计权振动加速度：振动对机体的不良影响与振动频率、强度和接触时间有关。为便于比较和进行卫生学评价，我国目前以 4h 等能量频率计权振动加速度有效值（four hours energy equivalent frequency weighted acceleration）作为人体接振强度的定量指标（用 $\alpha_{hw(4)}$ 表示），即在固定接振时间为 4h 的原则下，以 1/3 倍频带分频法将振动频谱中各频带振动加速度有效值乘以相应的振动频率计权系数 Ki 后所得的计权加速度有效值表示人体接振强度。若每日接振时间为 4h，频率计权加速度有效值为用 $\alpha_{hw(4)}$；若每日接振时间不足或超过 4h，则需换算为用 $\alpha_{hw(4)}$。

二、生产性振动的来源

在工作场所中产生振动的原因主要有：①不平衡物体的转动。②旋转物体的扭动和弯曲。③活塞运动。④物体的冲击。⑤物体的摩擦。⑥空气冲击波。

常见的振动源有锻造机、冲床、切断机、压缩机、振动铣床、振动筛、送风机、振动传送带、印刷机等产生振动的机械；运输工具，如内燃机车、拖拉机、汽车、摩托车、飞机、船舶等；农业机械，如收割机、脱粒机、除草机等。

目前，职业接触较多、危害较大的生产性振动多来自以下几种类型的振动性工具。

（1）风动工具：如凿岩机、风铲、风锤、风镐、风钻、除锈机、造型机、铆钉机、捣固机、打桩机等。

（2）电动工具：如链锯、电钻、电锯、振动破碎机等。

（3）高速旋转机械：如砂轮机、抛光机、钢丝抛光研磨机、手持研磨机、钻孔机等。

三、振动的分类与接触机会

根据振动作用于人体的部位和传导方式，可将生产性振动划分为手传振动（hand - transmitted vibration）和全身振动（whole body vibration）。

手传振动（又称手臂振动或局部振动）是指手部接触振动工具、机械或加工部件，振动通过手臂传导至全身。常见的局部振动作业包括使用风动工具（如风铲、风镐、风钻、气锤、凿岩机、捣固机或铆钉机）、电动工具（如电钻、电锯、电刨等）和高速旋转工具（如砂轮机、抛光机等）。

全身振动是指工作地点或座椅的振动，人体足部或臀部接触振动，通过下肢或躯干传导至全身，如驾驶拖拉机、收割机、汽车、火车、船舶和飞机等，在作业台，如钻井平台、振动筛操作台、采矿船上的作业等。

有些作业如摩托车驾驶等，可同时接触全身振动和局部振动。

四、振动对机体的影响

人体可感受一定频率、一定强度的振动。人体内的各种振动感受器（或称机械感受器）分布很广。目前，研究较多的是巴氏（pacinian）小体即环状小体，分布于皮肤和深部组织。振动感受器的分布不同，人体各部位对振动的敏感性不同，一般以指尖最为敏感。振动形成的感受器电位，可产生动作电位，通过神经通路传导至中枢而产生振动觉。

适宜的振动有益于身心健康，具有增强肌肉活动能力、解除疲劳、减轻疼痛、促进代谢、改善组织营养、加速伤口愈合等功效。生产劳动过程中劳动者接触的振动强度大、时间长，可对机体产生不良影响，甚至引起疾病。

（一）全身振动

人体接触振动最敏感的频率范围，垂直方向的振动（与人体长轴平行）频率为 $4 \sim 8 Hz$，水平方向的振动（垂直于人体长轴）频率为 $1 \sim 2 Hz$。超过一定强度的振动可引起不适感，甚至不能忍受。高强度剧烈的振动可引起内脏移位或机械性损伤。长期慢性作用可能引起前庭器官刺激症状及自主神经功能紊乱，如眩晕、恶心、血压升高、心率加快、疲倦、睡眠障碍；胃肠分泌功能减弱，食欲减退，胃下垂的患病率增高；内分泌系统调节功能紊乱，如月经周期紊乱，流产率增高；工龄较长驾驶员腰背痛、椎间盘突出、脊柱骨关节病变的检出率增加。

低频率、大振幅的全身振动，如车、船、飞机等交通工具的振动，可引起运动病（motion sickness），也称晕动病。常见表现为眩晕、面色苍白、出冷汗、恶心、呕吐等症状。脱离振动环境后经适当休息，该症状可以缓解，必要时可给予抗组胺或抗胆碱类药物，但不宜作为交通工具司乘人员的预防用药。

全身振动可引起姿势平衡和空间定向能力障碍，使外界物体不能在视网膜上形成稳定的图像，出现视物模糊，视觉分辨率下降，动作准确性降低；全身振动还可以导致中枢神经系统的抑制作用，出现注意力分散、反应速度降低、甚至疲劳，从而影响作业效率或导致工伤事故的发生。

（二）局部振动

局部振动对人体的影响也是全身性的。长期接触较强的局部振动，可以引起外周和中枢神经系统的功能改变，表现为抑制条件反射，潜伏期时间延长，神经传导速度降低和肢端感觉障碍，如感觉迟钝、痛觉减退等。健康检查可见神经传导速度减慢、反应时间延长。自主神经功能紊乱表现为手掌多汗等症状。

局部振动还可以引起外周循环功能改变。外周血管发生痉挛，表现为皮肤温度降低。冷水负荷试验时，皮肤温度恢复时间延长，出现典型的雷诺现象（raynaud's phenomenon）。振幅大、冲击力强的振动，往往引起骨、关节的损害，表现为手、腕、肘、肩关节局限性骨质增生，骨关节病，骨刺形成，囊样变和无菌性骨坏死；也可见手部肌肉萎缩、掌挛缩病等。局部振动可以引起听力下降。振动与噪声联合作用可以加重听力损伤，加速耳聋的发生和发展。局部振动还可以影响消化、内分泌和免疫系统的功能。局部振动对健康的危害主要为手臂振动病（hand - arm vibration disease）。

1. 手臂振动病　手臂振动病是指长期从事局部振动作业而引起的以手部末梢循环和（或）手臂神经功能障碍为主的疾病，可引起手臂骨、关节 - 肌肉的损伤。在我国，手臂振动病的发病地区和工种分布相当广泛，多见于凿岩工、油锯工、砂轮磨光工、铸件清理工、混凝土捣固工、铆工、水泥制管工等。

到目前为止，各国对本病的命名尚不完全一致。早年的报告，多称为职业性雷诺现象（raynaud's phenomenon of occupational origin）、类雷诺氏病（pseudo - raynaud's disease）、气锤病（pneumatic hammer disease）等，英国工业损伤咨询委员会在 20 世纪 70 年代建议采用振动性白指命名，至今仍有很大影响。苏联的法定职业病名单中称其为局部振动病。目前，欧美各国多采用手臂振动综合征（hand - arm vibration syndrome），日本早年报告称"白蜡病"，但日本学者的英文报告仍称为手臂振动综合征。国际劳工组织（ILO）则统称为振动性疾病。我国 1957 年公布的职业病名单中称其为振动病，1985 年 8 月发布、实施了《职业性局部振动病诊断标准和处理原则》（GB 4869 - 1985）之后，统称为局部振动病。2002 年修订的《职业性手臂振动病诊断标准》（GBZ 7 - 2002），更名为手臂振动病。

手臂振动病早期多表现为手部症状和类神经症。其中手麻、手痛、手胀、手僵等症状较为普遍，夜间症状更明显，往往影响睡眠。类神经症常表现为头痛、头晕、失眠、乏力、记忆力减退等，也可出现自主神经功能紊乱。检查可见皮肤温度降低、振动觉、痛觉阈值升高，肌电图检查可见神经源性损害。

手臂振动病的典型表现是振动性白指（vibration - induced white finger，VWF），其发作具有一过性特点，一般在受冷后，患者手部出现麻、胀、痛等症状，颜色由灰白变苍白，由远端向近端发展，界限分明，可持续数分钟至数十分钟，再逐渐由苍白变潮红，恢复至正常颜色。判定依据应以专业医务人员的检查结果为主。患者的主诉，以及工作场所有关人员提供的旁证，也应作为该病诊断的重要依据。如有必要，可以进行白指诱发试验。有报道，严重病例可见指关节变形和手部肌肉萎缩等症状。

2. 职业性手臂振动病诊断　依据《职业性手臂振动病的诊断》（GBZ 7 - 2014）规定，结合临床表现做出诊断。

1）诊断原则：具有长期从事局部振动作业的职业史，出现手臂振动病的主要症状和体征，结合末梢循环周围神经功能检查，参考作业环境的劳动卫生学调查资料，进行综合分析，并排除其他病因所致类似疾病，方可诊断。

2）观察对象：具有长期从事局部振动作业的职业史，出现手麻、手胀、手痛、手掌多汗、手臂无力和手指关节疼痛症状，并具有下列表现之一者：

（1）手部冷水复温试验的复温时间延长或复温率降低。

（2）指端振动觉和手指痛觉减退。

3）诊断及分级标准：具有下列表现之一者为轻度手臂振动病：①白指发作累及手指的指尖部位，未超出远端指节的范围，遇冷时偶尔发作。②手部痛觉、振动觉明显减退或手指关节肿胀、变形，经神经－肌电图检查出现神经传导速度或远端潜伏时延长。

具有下列表现之一者为中度手臂振动病：①白指发作累及手指远端关节和中间指节（偶见近端指节），常在冬季发作。②手部肌肉轻度萎缩，神经－肌电图检查出现神经源性损害。

具有下列表现之一者为重度手臂振动病：①白指发作累及多数手指的所有关节，甚至累及全手，经常发作，严重者可出现指端坏疽。②手部肌肉明显萎缩或出现"鹰爪样"手部畸形，严重影响手部功能。

振动性白指发作累及范围，应以单侧手分别判断。"多数"手指系指3个及3个以上手指。白指的诊断分级，如左手、右手不一致，应以较重侧的诊断分级为准，但应分别描述。

五、影响振动对机体作用的因素

（一）振动的频率和强度

一般认为，低频率（20Hz以下）、大振幅的全身振动主要作用于前庭、内脏器官。当振动频率与人体器官固有频率一致时，可产生共振，加重对人体器官的损伤。

低频率、大强度的局部振动，主要引起手臂骨－关节系统的障碍，并可伴有神经、肌肉系统的变化。如30~300Hz的振动对外周血管、神经功能的损害明显；300Hz以上的高频振动对血管的挛缩作用减弱，对神经系统的影响较大；1 000Hz以上的振动，则难以被人体主观感受。有调查显示，很多振动工具产生的振动主频段的中心频率多为63Hz、125Hz、250Hz，容易引起血管损伤。

当振动的频率一定时，强度（振幅、加速度）越大，对人体的危害越大。

（二）接触振动的强度和时间

手臂振动病的患病率和严重程度取决于接触振动的强度和时间。流行病学调查结果表明，手臂振动病的患病率随接触振动强度的增强、接触时间的延长而增加，严重程度随着接触振动时间延长而加重。

（三）气温、噪声等环境因素

环境温度是影响振动危害的重要因素，手臂振动病的发病和流行多在寒冷地区和寒冷季节。全身和局部受冷是振动性白指发作的重要条件。温度对手臂振动病的发生和流行产生影响，首先是温度可直接影响血管机能，改变血流动力学特征，引起局部或全身血液循环的变化。有研究显示，振动性白指发生和发作的气温多在15℃以下。其次是手指、足趾的温度受环境温度的影响更大。

噪声、毒物等环境因素的联合作用。振动、噪声两者具有协同作用。工作场所中的振动，往往同时伴有噪声。振动工具的噪声多为脉冲噪声，这种噪声比稳态噪声对人体健康的影响更大。噪声还可通过对神经系统特别是自主神经系统的影响，促使手臂振动病的发生和流行。

（四）操作方式和个体因素

劳动负荷、工作体位、技术熟练程度、加工部件的硬度等均能影响机体的负荷和静态紧张程度。人体对振动的敏感程度与作业时的体位及姿势有很大关系，如立位时对垂直振动比较敏感，卧位时则对水平振动比较敏感。有些振动作业需要采取强迫体位，甚至胸腹部直接接触振动工具或物体，振动的危害作用更大。静态紧张还可增加振动的传导，影响局部血液循环，加重振动的不良作用。

有研究显示，常温下女性皮肤温度较低，对寒冷、振动等因素比较敏感。年龄较大的劳动者更易产生振动危害，且治疗效果较差，较难康复。有的国家曾规定 50 岁以上的劳动者不能从事振动作业。

在手臂振动病的发生和流行中，个体反应性差异也很明显。在同样条件下接触振动，有的数月发病，有的 10 年以上发病，有的则不发病。个体反应性差异表明，发病与年龄、性别、吸烟、饮食、营养状况、体质好坏、对寒冷和振动的敏感性、操作熟练程度等因素可能有一定关系。

综上所述，影响手臂振动病发生和流行的因素多种多样、比较复杂，还有待深入探讨。

六、振动危害的主要预防措施

（一）控制振动源

改革生产工艺过程，采取技术革新，通过减振、隔振等措施，减轻或消除振动源的振动，是预防振动职业危害的根本措施。例如，采用减压、焊接、粘接等新工艺代替风动工具铆接工艺；采用水力清砂、水爆清砂、化学清砂等工艺代替风铲清砂；设计自动或半自动操纵装置，减少手部和肢体直接接触振动的机会；工具的金属部件改用塑料或橡胶，可减少因撞击而产生的振动；采用减振材料降低交通工具、作业平台等大型设备的振动。

（二）限制作业时间和振动强度

振动职业卫生标准是进行卫生监督的依据。通过研制和实施振动作业的卫生标准，限制接触振动的强度和时间，可有效地保护劳动者的健康，是预防振动危害的重要措施。

全身振动的卫生标准我国尚未发布。现介绍国际标准化组织（ILO）发布的全身振动评价标准（ISO2631）。这一标准主要是根据人体对 1~80Hz 的全身振动响应的试验数据制定的。全身振动评价标准（ISO2631）以保护劳动者健康、安全、作业能力以及作业条件的舒适为准则，制定了垂直和水平全身振动加速度的 3 个界限，即承受极限（exposure limit）、疲劳 - 减效界限（fatigue - decreased proficiency boundary）和引起不适的界限（reduced comfort boundary）。承受极限是引起健康受试者疼痛的加速度水平的 1/2，是疲劳 - 减效界限的 2 倍。引起不适的界限值是疲劳 - 减效界限的 1/3.5。

（三）改善作业环境

加强作业过程或作业环境中的防寒、保暖措施，特别是在北方寒冷季节的室外作业，需要配备防寒和保暖设施。振动工具的手柄温度如能保持在40℃，对预防振动性白指的发生具有较好的效果。控制作业环境中的噪声、毒物和气湿等因素，对预防振动危害有一定作用。

（四）个人防护

合理配置和使用个体防护用品，如防振手套、减振座椅等，可以减轻振动的危害。

（五）加强健康监护和日常卫生保健

依法对振动作业劳动者进行就业前和定期健康检查，实施三级预防，早期发现，及时处理患病个体。加强健康管理和宣传教育，提高劳动者健康意识。定期监测振动工具的振动强度，结合卫生标准，合理安排作业时间。长期从事振动作业的劳动者，尤其是手臂振动病患者应加强日常卫生保健，日常生活应有规律，坚持适度的体育锻炼。

（孟春燕）

第五节 非电离辐射

非电离辐射与电离辐射均属于电磁辐射。电磁辐射以电磁波的形式向四周辐射传播，具有波的一切特性，其波长（λ）、频率（f）和传播速度（c）之间的关系为：

$\lambda = c/f$

电磁辐射在介质中的波动频率的单位以赫（Hz）表示，常用单位为千赫（kHz）、兆赫（MHz）和吉赫（GHz），它们之间的相互关系为：

$1kHz = 1\ 000Hz$；

$1MHz = 1\ 000kHz$；

$1GHz = 1\ 000MHz$。

波长短，频率高，辐射能量大的电磁辐射，生物学作用强；反之生物学作用弱。当量子能量水平达到12eV以上时，对生物体有电离作用，导致机体严重损伤，这类电磁辐射称为电离辐射（ionizing radiation），如X射线、γ射线、宇宙射线等。α、β、中子、质子等属于电离辐射中的粒子辐射。

量子能量小于12eV的电磁辐射不足以引起生物体电离，称为非电离辐射（nonionizing radiation），如射频辐射、红外辐射、紫外辐射及激光等。

一、射频辐射

射频辐射（radiofrequency radiation）指频率在100kHz至300GHz的电磁辐射，也称无线电波，包括高频电磁场（high-frequency electromagnetic field）和微波（microwave），是电磁辐射中量子能量较小、波长较长的频段，波长范围为1mm至3km，也有的分类方法将高频电磁场的起始频率定为300kHz。

射频辐射的辐射区域可相对地划分为近区场（near-field）和远区场（far-field）。离开辐射源$2D^2/\lambda$（D为辐射源口径的最大尺寸，λ为波长）的距离作为两区场的分界。近区场以 A/2$^\pi$ 为界分为感应场和辐射场。距离小于 A/2$^\pi$ 的区域为感应场，大于 λ/2$^\pi$ 的区域为辐射场。

在感应场，电场和磁场强度没有确定的比例关系。所以需分别测定电场强度 E（V/m）和磁场强度 H（A/m）。

（一）高频电磁场

我国民用交流电频率为 50Hz，在导线周围存在交变的电场和磁场。频率 100kHz ~ 300MHz 频段范围称高频电磁场。

1. 接触机会

（1）高频感应加热：如表面淬火、金属熔炼、热轧工艺、钢管焊接等，使用频率在 300kHz ~ 3MHz 之间。

（2）高频介质加热：如塑料热合，高频胶合，木材与电木粉加热，粮食干燥与种子处理，纸张、布匹、皮革、棉纱及木材烘干，橡胶硫化等，使用频率在 1 ~ 100MHz。

2. 生物学效应　射频辐射的生物性效应机制尚不完全清楚，有致热效应和非致热效应学说。致热效应学说是指射频辐射对机体的整体或局部加热而言，其机制涉及以下几个方面：

（1）离子导电耗损：在人体组织内有电解质溶液，其中的电子和离子受电场作用发生移动，当频率很高时在其平衡位置振动，使电解质发热，这时可产生局部感应涡流而发热。

（2）极性分子介质耗损：电磁波辐射能量可传递到人体组织中，使非极性分子发生极化成为偶极子，极性分子重新排列，由于偶极子的趋向作用而发生频率极高的振荡运动而发热；同时，在趋向过程中偶极子与周围分子（粒子）碰撞摩擦也产热。

非致热效应是指致热效应以外的其他特殊生理影响，如中枢神经系统、内分泌、免疫和生殖功能的改变。

生物性效应的一般规律是随频率的增加和波长变短而递增，故其强弱顺序为微波 > 超短波 > 短波 > 中长波。在微波波段以厘米波危害最大。此外，功率密度相同时，脉冲波的作用大于连续波。

3. 对健康的影响　高频电磁场对人体健康的影响，主要表现为轻重不一的类神经症。通常，在高频电磁场附近的劳动者主诉全身无力、易疲劳、头晕、头痛、胸闷、心悸、睡眠障碍、多梦、记忆力减退、多汗、脱发和肢体酸痛等症状。女性常有月经周期紊乱，多以年轻人为主；少数男性出现性功能减退。体格检查可见劳动者有自主神经系统功能紊乱的征象外，很难有明确、特殊的客观体征。个别接触场强较大的劳动者，心电图检查显示窦性心动过缓或窦性心律不齐。

一般情况下，对症治疗可收到比较好的效果，尤其是脱离接触高频电磁场的效果更为明显。如果劳动者主诉症状比较多，且出现萎靡不振、虚弱，或有较明显的自主神经功能紊乱等症状或体征，建议脱离接触有高频电磁场场源的工作；如症状好转较慢，应给予一定时间的休息，绝大多数劳动者的症状或体征均可减轻或消失。

4. 防护措施　主要防护措施有场源屏蔽、距离防护、合理布局，其中最根本、有效的方法是采取屏蔽措施。具体内容有：

（1）选择铜、铝等（片装或网络结构）材料进行屏蔽，如高频振荡电路、高频馈线和高频工作电路等。所有的屏蔽罩必须有良好的接地装置。

（2）尽可能采用远离高频辐射源的自动或半自动操作。

（3）定期测定工作场所场强，使劳动者接触水平符合《工作场所有害因素职业接触限值第2部分：物理因素》（GBZ 2.2－2007）的要求。

（二）微波

当高频振荡电流的频率达300MHz以上时，劳动者处于辐射场区内。此区的特征是电磁能量以波的形式向四周辐射，人们受到的是辐射波能的作用，通常把波长为1mm～1m的电磁波称微波，属于非电离辐射。微波的强度常用功率密度表示，单位为毫瓦/平方厘米（mW/cm^2）或微瓦/平方厘米（$\mu W/cm^2$）。

1. 接触机会 微波广泛应用于导航、测距、探测雷达和卫星通信等方面。在工农业上主要用微波加热干燥粮食、木材及其他轻工业产品。医学上的微波理疗较普遍。家用微波炉的普及使一般人群的接触机会增多。由于功率很小，只要屏蔽质量合格，通常不会引起危害。

2. 生物学效应 微波的波长短、频率高、量子能量大，其生物学效应大于高频电磁场。根据频率、波长不同微波又分成分米波、厘米波和毫米波。

3. 对健康的影响 微波对人体的危害，主要取决于微波发射源的发射功率、设备是否泄漏、辐射源的屏蔽状态、安装校验、操作和维修时是否有正确的防护措施等。

通常情况下，微波对人体健康的影响比高频电磁场大。常表现为类神经症等功能性变化，严重时有局部器官的不可逆性损伤，如引起眼晶状体混浊，甚至白内障。

（1）类神经症：主诉与接触高频电磁场的劳动者相同。一般情况下，患者的主诉症状较为明显，持续时间也较长，脱离后恢复较慢。脑电图检查，少数人可出现较多的δ波和Q波，但无特征性改变。类神经症患者经中西医结合治疗，预后比较好。

（2）心血管系统：主诉有心悸、心前区疼痛或胸闷感。接触早期血压偏高，长期接触者以低血压多见。心电图检查常可见窦性心动过缓或窦性心律不齐，有时也可见T波平坦和倒置，或ST段低等表现，偶见右束支传导阻滞。

（3）造血系统：有研究显示，微波接触者白细胞缓慢下降，且伴有血小板减少，未见出血。有人认为这种外周血常规的改变，是因为在微波工作场所常常同时存在低能量的X射线所致。脱离接触一段时间后，外周血常规的变化会恢复到正常状态。

（4）眼睛：长期接触大强度微波的劳动者晶状体出现点状或小片状混浊，有时可见视网膜改变。疑似眼晶状体点状混浊者，应转眼科就诊。明确微波引起的白内障患者，应脱离微波接触。

（5）生殖内分泌系统：女性月经异常表现多样化。部分男性主诉性功能减退，如下腹部睾丸局部接受微波照射后，可发现精子数量明显减少，并表现为暂时性不育。一般在脱离照射后三个月，多数人可恢复。

（6）免疫功能：对于免疫功能的影响以及致畸和致突变作用，目前多见于一些动物试验和体外试验结果的文献报道，对人体的作用尚无明确定论。

此外，还有关于甲状腺功能亢进和血中性激素含量波动的报道。

4. 防护措施 防护的基本原则是屏蔽辐射源、加大作业点与辐射源的距离、合理的个人防护，具体措施如下：

（1）在调试高功率微波设备（如雷达）的电参数时，可使用等效天线，以减少对劳动者不必要的辐照。

（2）采用微波吸收或反射材料屏蔽辐射源。

（3）使用防护眼镜和防护服等个人防护用品。

二、红外辐射

红外辐射（infrared radiation）即红外线，亦称热射线，是指波长为 $0.78\mu m \sim 1mm$ 范围的电磁波。

根据国际照明委员会（CIE）的规定，按生物性的作用，可分为 IR - A（$0.78 \sim 1.4\mu m$）、IR - B（$1.4 \sim 3.0\mu m$）、IR - C（$3 \sim 1\,000\mu m$）三个波段。另外一种分类法为近红外线（$0.78 \sim 3.0\mu m$）、中红外线（$3 \sim 30\mu m$）和远红外线（$30 \sim 1\,000\mu m$）三部分。

凡是温度高于绝对零度（$-273℃$）以上的物体，都有红外辐射。物体温度越高，辐射强度越大，其辐射波长越短（近红外线成分越多）。

（一）接触机会

自然界最强的红外线辐射源是太阳。在生产环境中的红外线辐射源包括熔炉、熔融态金属和玻璃、强红外线光源以及烘烤和加热设备等。职业性损伤多发生于使用弧光灯、电焊、氧乙炔焊的操作工。

（二）对机体的影响

红外线对机体影响主要是皮肤和眼睛。

1. 皮肤　红外线照射皮肤时，大部分可被皮肤吸收，只有1.4%左右被反射。较大强度短时间照射，皮肤局部温度升高，血管扩张，出现红斑反应，停止照射后红斑消失。反复照射，局部皮肤可出现色素沉着。过量照射后，特别是近红外线（短波红外线），除发生皮肤急性灼伤外，还可加热血液及机体深部组织。

2. 眼睛　长期暴露于低能量红外线下，可致眼睛的慢性损伤，常表现为慢性充血性睑缘炎。短波红外线能被角膜吸收产生热损伤，伤及虹膜，白内障多见于工龄长的劳动者。诱发白内障的波段主要是 $0.8 \sim 1.2\mu m$ 和 $1.4 \sim 1.6\mu m$。发病早期，患者除自觉视力逐渐减退外，无其他主诉。晶状体后皮质外层可出现边界清晰的混浊区，小泡状、点状及线状混浊，最终导致晶状体全部混浊，与老年性白内障相似。上述改变一般两眼同时发生，但进展缓慢。波长小于 $1\mu m$ 的红外线和可见光可到达视网膜，主要损伤黄斑区。

（三）主要防护措施

反射性铝制遮盖物和铝箔衣服可减少红外线的暴露量及降低熔炼工、热金属操作工的热负荷。严禁裸眼观看强光源。操作时应佩戴能有效过滤红外线的防护眼镜。

三、紫外辐射

波长范围在 $100 \sim 400nm$ 的电磁波称为紫外辐射（Ultraviolet Radiation，UV），又称紫外线。太阳是紫外线的最大天然辐射源。太阳辐射中适量的紫外线对人体健康起积极作用，如产生人体必需的维生素 D_3，但过强的紫外线辐射则对机体有害。

根据生物学效应，紫外线又可分成3个区带：

（1）远紫外区（短波紫外线，UV - C），波长为 $100 \sim 290nm$，具有杀菌和微弱致红斑作用，为灭菌波段。

（2）中紫外线区（中波紫外线，UV-B），波长为290~320nm，具有明显的致红斑和角膜、结膜炎症效应，为红斑区。

（3）近紫外区（长波紫外线，UV-A），波长为320~400nm，可产生光毒性和光敏性效应，为黑线区。

波长小于160nm的紫外线可被空气完全吸收，而大于此波段的紫外线则可透过真皮、眼角膜甚至晶状体。

（一）接触机会

凡物体温度达1200℃以上时，辐射光谱中即可出现紫外线。随着温度升高，紫外线的波长变短，强度增大。高炉、平炉等冶炼炉的炉温在1200~2000℃时，产生紫外线的波长在320nm左右；电焊、气焊、电炉炼钢，温度达3000℃时，可产生波长小于290nm的紫外线；乙炔气焊及电焊温度达3200℃时，紫外线波长可小于230nm；探照灯、水银石英灯发射的紫外线波长为220~240nm。因此，从事上述工种以及紫外线消毒工作的劳动者可能会受到紫外线的过度照射。

（二）对机体的影响

1. 对皮肤的影响　皮肤对紫外线的吸收，随波长而异。紫外线的波长在200nm以下，几乎全被角质层吸收；波长在220~330nm时，可被深部组织吸收。受强烈紫外线辐射可引起皮炎，表现为红斑，有时伴有水疱和水肿。停止照射后，一般经过24h可消退，伴有皮肤的色素沉着。接触300nm波段，可引起皮肤灼伤，其中波长为297nm的紫外线对皮肤作用最强，可引起皮肤红斑并残留色素沉着，如躯干和腿部。长期暴露于紫外线之下，可使结缔组织的弹性丧失，引起皮肤皱缩和老化，更严重的可诱发皮肤癌。

2. 对眼睛的影响　波长为250~320nm的紫外线，可被角膜和结膜上皮大量吸收，引起急性角膜结膜炎，称为电光性眼炎，多见于电焊辅助工。在阳光照射的冰雪环境下作业时，会受到大量反射的紫外线照射，引起急性角膜、结膜损伤，称为雪盲症。因其发作需经过6~8h的潜伏期，故常在夜间或清晨发作。电光性眼炎的临床表现，轻症时仅有双眼异物感或轻度不适；重症则有眼部烧灼感或剧痛，伴有畏光、流泪和视物模糊。检查可见球结膜充血、水肿、瞳孔缩小，对光反应迟钝，眼睑皮肤潮红。严重时，可见角膜上皮有点状甚至片状剥脱。及时处理，一般在1~2d内可痊愈，不影响视力。症状较重者，可用0.5%丁卡因滴眼，有镇静、镇痛作用。用新鲜人奶、牛奶滴眼，效果较明显。

（三）主要防护措施

防护措施以屏蔽以及增加作业点与辐射源的距离为原则。

电焊工及其辅助工种必须佩戴专业的防护面罩、防护眼镜、防护服和手套。电焊工操作时应使用移动屏障围住操作区，以免其他工种劳动者受到紫外线照射；非电焊工禁止进入操作区，并裸眼观看电焊。电焊时产生的有害气体和烟尘，易采用局部排风加以排除。接触低强度紫外辐射源，如低压水银灯、太阳灯、黑光灯等，可佩戴专业护目镜来保护眼睛。

四、激光

激光是物质受激发辐射所发出的光放大（light amplification stimulated emission of radiation，LASER），是一种人造的、特殊类型的非电离辐射，具有高亮度、方向性和相干性好等特性。在工业、农业、国防、医疗和科学研究中均得到了广泛的应用。

激光器由产生激光的工作物质、光学谐振腔及激励能源三部分组成。激光器按其工作物质的物理状态，分为固体、液体及气体激光器；根据发射的波谱，分为红外线、可见光、紫外线激光器，以及近年新发展的 X 射线、γ 射线激光器；按照激光输出的方式不同，激光器分为连续波激光器，脉冲波激光器，以及长脉冲、巨脉冲及超短脉冲激光器。

（一）接触机会

激光器的用途：在工业上用于激光打孔、切割、焊接等；在军事和航天事业上用于激光雷达、激光通信、激光测距、激光制导、激光瞄准等；在医学上用于眼科、皮肤科、肿瘤科等多种疾病的治疗；在生命科学、核物理学等领域的研究中，也有广泛应用。

（二）对机体的影响

激光与生物组织的相互作用，主要表现为热效应、光化学效应、机械压力效应和电磁场效应。激光对人体组织的伤害及损伤程度与激光的波长、光源类型、发射方式、入射角度、辐射强度、受照时间及生物组织的特性、光斑大小有关。

1. 对眼睛的影响 一般情况下，可见光与近红外波段激光主要伤害视网膜，紫外波段与远红外波段激光主要损伤角膜。在远红外波段与近红外波段、可见光波段与紫外波段之间，各有一过渡光谱段，可同时造成视网膜和角膜的损伤，并可损伤眼的屈光介质，如晶状体。

（1）角膜：角膜上皮细胞对紫外波段激光最为敏感，早期有疼痛、畏光等症状。临床上表现为急性角膜炎和结膜炎。一旦激光伤及角膜基层，形成乳白色混浊斑，则很难恢复。

（2）晶状体：长波紫外波段和短波红外波段的激光大量被晶状体吸收可引起白内障。低水平、长时间的慢性照射，扰乱了晶状体中胶原纤维的超微结构，降低了晶状体的透明度。

（3）视网膜：当眼睛处于水平的激光束时，视网膜的曝光强度比角膜大 200 000 倍。一般把可见光和短波红外辐射称为光辐射的视网膜伤害波段。目前，大多数激光器发射的激光以 500nm 以下波长的可见光波段危害最大。损伤的典型表现为水肿、充血、出血，以至视网膜移位、穿孔，最终导致中心盲点和瘢痕形成，视力急剧下降。对于视网膜边缘部的灼伤，一般多无主观感觉，容易被忽视。460nm 的蓝光可使视网膜的视锥细胞发生永久性消失，即"蓝光损害"，主要症状为目眩。

2. 对皮肤的影响 激光对皮肤的损伤，主要由热效应所致。轻度损伤表现为红斑和色素沉着。随着照射量的增加，可出现水疱、皮肤褪色、焦化和溃疡形成。波长为 250～320nm 的紫外激光，可使皮肤产生光敏作用。大功率的激光辐射也可使机体的深部器官受损。

3. 对神经系统的影响 长期从事激光作业人员大多会出现不同程度的头晕、恶心、耳鸣、心悸、食欲减退、注意力不集中等症状。

受到照射后，应迅速脱离辐射，尽量保持安静，充分休息。眼睛应避光保护。对于出血和渗出，可使用维生素、能量制剂。必要时采用糖皮质激素治疗，也可采用具有活血、化瘀、消肿的中药治疗。

（三）主要防护措施

对激光的防护措施包括激光器、工作环境和个体防护3个方面，具体内容如下：

（1）安全教育和安全措施：所有从事激光作业的人员，必须先接受激光危害及安全防护的教育。工作场所应制定安全操作规程，明确操作区和危险带。工作场所要有醒目的警告牌，提醒无关人员禁止入内。严禁裸眼观看激光束。劳动者就业前、在岗期间应做好健康检查。

（2）激光器：凡激光束可能漏射的部位，应设置防激光封闭罩。必须安装激光开启与光束停止的连锁装置。

（3）工作环境：工作室围护结构应用吸光材料制成，色调易暗。工作区采光易充足。室内不得有反射、折射光束的用具和物件。

（4）个人防护用品：防护服的颜色易略深以减少反光。防护眼镜在使用前必须经专业人员鉴定，并定期测试。

（5）卫生标准：《工作场所有害因素职业接触限值第2部分：物理因素》（GBZ 2.2 - 2007）中规定了工作场所激光辐射眼直视和皮肤照射的职业接触限值。

（孟春燕）

第六节　电离辐射

一、概述

（一）电离辐射

电离辐射（ionizing radiation，IR）是指能够引起物质电离的各种辐射的总称。是直接使物质电离或通过次级辐射使物质电离，继而产生带电或不带电粒子的一类辐射。电离辐射的量子能量在12eV以上，主要包括粒子型辐射的 α 射线、β 射线、中子、质子，电磁波谱的 γ 射线、X 射线等。电离辐射可造成生物体发生电离作用，导致机体出现不同类型和程度的损伤。电离辐射可以是来自自然界的宇宙射线及地壳中的铀、镭、钍等，也可以是人工辐射源。

（二）常用物理参数

1. 放射性活度　放射性活度即放射性强度，是指放射性元素或同位素每秒衰变的原子数，目前放射性活度的国际单位为贝克勒（Bq），也就是每秒有一个原子衰变。

2. 照射量　照射量（X）即 X 射线、γ 射线在空气中产生电离作用的能力大小。照射量的国际单位是库/千克（C/kg），专用单位是伦琴（Roentgen，R），两者换算关系为

$$1C/kg = 3.877 \times 10^3 R$$

照射剂量率是指单位时间里的照射剂量，通常以伦/小时（R/h）、微伦/秒（μR/s）表示。

3. 吸收剂量　吸收剂量（D）是指单位质量受照射物质吸收辐射能量多少的物理量。专用单位为戈瑞（Gy）。

4. 剂量当量　剂量当量（H）是指人体组织吸收剂量产生的效应，为衡量不同类型电

离辐射的生物效应。与吸收剂量、辐射类型、射线能量等因素有关。根据综合因素修正后的吸收剂量即为剂量当量。专用单位为西沃特（Sv）。

二、接触机会

人类在生产和生活中都会接触到电离辐射，通常情况下，人体接触的主要是当地的自然本底辐射。电离辐射的接触机会有以下几个方面：

（1）核工业生产中对放射性物质的开采、冶炼、包装、储运和使用等。

（2）放射性核素的生产、加工、包装、储运和使用等环节。

（3）射线发生器的生产和使用，如各种研究或生产用加速器、电离辐射类设备、辐射装置等。

（4）医疗单位使用的与放射性核素相关的检查、治疗设备和制品。

（5）共生或伴生天然放射性核素的矿物勘探、开采作业，如铅锌矿、稀土矿、钨矿等开采作业以及多种建设开挖作业。

（6）其他接触，如生产和生活用品中的自然和人工辐射，含有铀、钍等放射性核素的探测器和仪表，含有放射性核素的建筑、装修材料，辐射发光产品等产生的辐射。

三、电离辐射作用及其影响因素

（一）电离辐射作用方式及效应类型

1. 作用方式

1）按照辐射源与人体的位置关系分类

1）外照射：辐射源位于人体外而形成的对人体的辐射照射。外照射的特点是辐射源与受照射机体的距离不同，受照部位和强度不同。当辐射源距离人体有足够远的距离时，可造成对人体较均匀的全身照射；辐射源靠近人体，则主要造成局部照射。外照射的特点是只要脱离或远离辐射源，辐射作用即停止。

（2）内照射：超常量放射性核素进入体内称为放射性核素内污染。进入人体的放射性核素对人体造成的辐射照射称为内照射。辐射源沉积的器官叫做源器官（source organ）。受到从源器官发出的辐射照射的器官叫做靶器官。与外照射不同，内照射对机体的辐射作用，一直要持续到放射性核素排出体外，或经 10 个半衰期以上的蜕变，才可忽略不计。

（3）放射性核素体表沾染：各种原因造成的放射性核素留存于人体表面（皮肤或黏膜）叫做放射性核素体表沾染。体表沾染部位可能是完整皮肤也可能是破损皮肤。沾染的放射性核素可以在体表对人体形成外照射，还可以经过体表吸收进入血液而构成内照射。

（4）复合照射：两种或两种以上照射方式同时作用于人体，或照射和非放射性损伤因素共同作用于人体的作用方式称为复合照射。

2）按照电离辐射对生物学大分子的影响特征分类

（1）直接作用：电离辐射直接作用于核酸、蛋白质等生物学大分子，使其发生电离，导致生物学大分子的结构和性能发生改变，而表现出生物学效应的作用方式。

（2）间接作用：电离辐射非直接作用于机体的生物学大分子，而是直接作用于其他小分子物质如水等，引起小分子物质电离和（或）激发，形成异常活泼的产物，这些异常活泼产物与机体生物学大分子作用，并引发相应生物学效应发生的作用方式。

（3）低剂量刺激效应：有研究显示，较低剂量辐射对生物体内的多种细胞表现为刺激功能，如繁殖能力、修复功能、免疫效应、激素平衡等方面的变化。

2. 效应类型　电离辐射作用于人体，并将其能量传递给人体的分子、细胞、组织、器官，对其功能和形态产生影响，称为辐射生物效应。

1）该效应按剂量－效应关系分类

（1）确定性效应：是指电离辐射作用于组织，当受损细胞的数量足够多时，常表现出组织或器官功能呈现不同程度丧失的一类生物效应。确定性效应具有明确的剂量－效应关系，其损伤发生率从 0 到 100%。超过阈剂量后，照射剂量越大，确定性效应的发生率越高，损伤表现出现越早，损伤程度越重。确定性效应造成的损伤和辐射照射的类型、作用方式、剂量、时间、受照射组织特点有关。

（2）随机性效应：电离辐射效应发生率随照射剂量的增加而增加，而效应的严重程度与照射剂量无关，不存在阈剂量的效应称为随机性效应。即放射性损伤的发生率与照射剂量的大小无关。

2）按效应影响的个体分类

（1）躯体效应：是指电离辐射作用致受照射机体自身的细胞、组织、器官发生改变的电离辐射效应。

（2）遗传效应：是指电离辐射作用于生殖细胞，改变其结构和（或）功能，并将这种改变的后果传递给子代，导致子代的功能、形态出现异常的一类生物学效应。

3）按效应程度和时间特点分类

（1）急性效应：是指短时间大剂量照射，致使受照机体在短时间内出现明显异常变化的生物学效应。

（2）慢性效应：是指长时间、低剂量照射，致使受照机体经过较长时间后出现异常变化的生物学效应。

（3）远期效应：是指电离辐射照射机体后，经过很长一段时间，表现出致癌、致畸、致突变后果或遗传后果的生物学效应。

（二）影响电离辐射效应的因素

1. 辐射的特征

（1）电离辐射的特性：包括辐射类型、电离密度、穿透力等。X 射线、γ 射线穿透力强，对人体的穿透辐射作用明显；α 粒子的电离密度大，穿透性低，可在短距离内引起物质较多电离，主要形成内照射。β 粒子质量小，其粒子径迹末端电离密度最大，所以 β 粒子电离密度主要集中的径迹末端，可用于肿瘤组织的照射。

（2）辐射剂量和剂量率：辐射剂量大小是生物学效应的决定性因素。在随机效应中，效应发生的频度（即概率）随剂量增加而增加；而确定性效应，在一定的阈剂量以上，剂量越大，效应越严重。剂量率是指单位时间里机体所接受的照射剂量。剂量率对生物效应的影响也比较大。一般剂量率越大，效应越显著。

（3）辐射作用方式：X 射线、γ 射线和中子多属于贯穿辐射的外照射，致急性效应；α 粒子、β 粒子为内照射，多引起远期效应。

（4）受照部位和受照面：受照部位与面积大小对辐射效应也有影响。不同部位受照，效应可以不同。例如，同样的外照射剂量与剂量率，躯干受照引起的效应比四肢受照严重。

照射面积越大，生物效应也越重。当照射面积达到全身面积1/3时，就可发生全身性症状或急性放射病。

（5）照射次数：分次或单次照射，影响不一样。由于机体在受照射后的辐射损伤有修复作用，因此要引起同样程度的生物效应，分次照射所需的总剂量往往比单次照射所需的剂量高。

（6）辐射品质：一般来说，高LET辐射（n、α）的生物效应，比低LET辐射（X、γ）的更明显。

2. 机体因素对辐射损伤的敏感性　个体的敏感性是机体影响辐射效应的最重要因素。当照射条件完全一致时，机体组织、器官对辐射作用的反应强、弱、快、慢不同。反应强、速度快，其敏感性高，反之则低。

不同种属、个体、组织和器官、细胞对辐射损伤的敏感性各不相同。就整体而言，机体对辐射照射的敏感性自高向低的顺序依次为腹部、盆腔、头颈、胸部、四肢，不同种类细胞的辐射敏感性自高向低的顺序依次为淋巴细胞、原红细胞、髓细胞、骨髓巨核细胞、精子细胞、卵细胞、皮肤和器官上皮细胞、眼晶状体上皮细胞、软骨细胞、骨母细胞、血管内皮细胞、腺上皮细胞、肝细胞、肾小管上皮细胞、神经胶质细胞、神经细胞、肺上皮细胞、肌肉细胞、结缔组织细胞、骨细胞，具有增殖能力的细胞在DNA合成期敏感性最高。

3. 其他因素　除上述因素外，离辐射源的距离、反复照射的时间间隔、辐射源与受照部位间有无阻隔、单一暴露还是多因素暴露、暴露后是否及时处理等都会影响辐射所致的生物效应。

四、放射病

放射病（radiation sickness）是指由一定剂量的电离辐射作用于人体所引起的全身性或局部性放射损伤。

（一）外照射急性放射病

外照射急性放射病（acute radiation sickness from external exposure）是指人体一次或短时间（数日）内受到多次全身照射，吸收剂量达到1Gy以上外照射所引起的全身性疾病，多见于事故性照射和核爆炸。病程具有明显的时相性，有初期、假愈期、极期和恢复期4个阶段。根据临床表现可分为3种类型。

（1）骨髓型：此型最为多见，主要引起骨髓等造血系统损伤。临床表现为白细胞数减少和感染性出血。口咽部感染灶最为明显。时相性特征多见于此型。

（2）胃肠型：表现为频繁呕吐、腹泻，水样便或血水便，可导致失水，并常发生肠麻痹、肠套叠、肠梗阻等。

（3）脑型：受照后患者短时间可出现精神萎靡，很快转为意识障碍、共济失调、抽搐、躁动和休克。

根据明确的大剂量照射史、初期表现、血常规检查结果和估算受照剂量，按照相应的国家标准进行早期分类诊断。对急性放射病的治疗，主要包括应用抗放射药物、改善微循环、防感染、防治出血、造血干细胞移植和应用细胞因子等。

（二）外照射亚急性放射病

外照射亚急性放射病（subacute radiation sickness from external exposure）是指人体在较

长时间（数周到数月）内受电离辐射连续或间断较大剂量外照射，累积剂量大于1Gy时所引起的一组全身性疾病。

造血功能障碍是外照射亚急性放射病的基本病变，主要病理变化为造血组织的破坏、萎缩、再生障碍，骨髓细胞异常增生，骨髓纤维化。

诊断须依据受照史，受照剂量、临床表现和实验室检查所见，并结合健康档案综合分析，排除其他疾病，做出正确诊断。治疗原则是保护和促进造血功能恢复，改善全身状况，预防感染和出血等并发症。

（三）外照射慢性放射病

外照射慢性放射病（chronic radiation sickness from external exposure）是指从事放射工作人员在较长时间内连续或间断受到超当量剂量（dose equivalent）限值0.05Sv的外照射，而发生的全身性疾病。在累积当量剂量达到1.5Sv以上时，出现以造血组织损伤为主，并伴有其他系统症状。

1. 早期临床症状　早期临床症状主要为无力型神经衰弱综合征。表现为头痛、头昏、睡眠障碍，疲乏无力，记忆力下降等，伴有消化系统障碍和性功能减退。早期可无明显体征，后期可见腱反射、腹壁反射减退等神经反射异常。女性可表现有月经紊乱，经量减少或闭经。

2. 实验室检查　外照射慢性放射病患者的外周血细胞可有不同程度的减少，并与辐射损伤的严重程度和受照射的累积剂量密切相关。一般来说，血细胞减少的顺序是白细胞、血小板、红细胞。白细胞总数先增加，后进行性下降是辐射损伤最早出现的变化之一。白细胞分类显示，中性粒细胞百分比减少，淋巴细胞百分比相对升高，并在40%~61%之间波动。

（1）外周血淋巴细胞染色体畸变率是辐射效应的一个灵敏指标。长期慢性小剂量照射时，染色体畸变的特点如下：①以断片为主。②双着丝点加环不伴断片。③染色体畸变率和畸变细胞率相等。④稳定性畸变（臂间倒位、易位）增加。⑤畸变率与剂量的关系不明显。

（2）骨髓造血细胞的增生程度是外照射慢性放射病诊断的主要依据。常见的有：①增生活跃。②增生低下。③骨髓造血某一系统，特别是粒细胞系统成熟障碍。

3. 诊断依据　诊断主要依据如下：

（1）具有接触射线和超当量剂量限值职业史。

（2）有接触射线的剂量记录。

（3）出现临床症状和体征。

（4）有阳性实验室检查结果。

（5）结合既往体检情况，排出其他疾病等进行综合分析。

4. 治疗原则　尽早脱离接触，增强患者信心，改善全身健康状况。采取中西医相结合的治疗措施促进患者造血功能的恢复，是外照射慢性放射病治疗的主要环节。

（四）内照射放射病

内照射放射病（internal radiation sickness）是指大量放射性核素进入体内，作为放射源对机体照射而引起的全身性疾病。内照射放射病比较少见，临床工作中见到的多为放射性核素内污染（internal contamination of radionuclides），即指体内放射性核素累积超过其自然存量。

1. 进入体内途径　放射性核素可随污染的饮食经口进入消化道，或以气态、气溶胶或粉尘状态经呼吸道进入体内。大部分放射性核素不易透过健康皮肤，但有一些气（汽）态的放射性核素（氚、氡、碘等）和某些可溶性的放射性核素（如磷、铝等），可透过健康皮肤进入体内。皮肤破损时，可大大增加吸收的速度和吸收率。^{147}Pm 经擦伤的皮肤吸收率较正常皮肤高几十倍。

2. 内照射放射损伤的特点　放射性核素在体内持续作用，新旧反应或损伤与修复同时并存，而且时间迁延，造成临床上无典型的分期表现；靶器官的损伤明显，如骨骼、网状内皮系统、肝、肾、甲状腺等；某些放射性核素本身放射性很弱，但具有很强的化学毒性，如铀对机体的损伤即以化学毒性为主；内污染可造成远期效应。

3. 诊断原则　要全面掌握职业史、临床表现、体征和实验室检查，放射性核素沉积器官功能检查和体内放射性核素测定，包括现场污染水平，呼出气、排出物（痰、尿、粪）、血液等放射性定性和定量测定，体外全身放射性测量等，并推算出污染量及内照射剂量。

4. 治疗原则　放射性核素内污染所致疾病，除一般治疗与外照射急性放射病相同外，主要通过减少放射性核素的吸收，加速放射性核素的排出，治疗"沉积器官"的损伤。常用的络合剂包括喷替酸钙钠、喹胺酸和二巯基丙磺酸钠（DMPS）。

（五）放射性复合伤

放射性复合伤（combined radiation injury）是指核武器爆炸、核事故发生时，人体同时或相继发生以放射损伤为主的复合烧伤、冲击伤等的一类复合伤。

1. 分类　目前对复合伤尚无统一的分类方法。放射性复合伤中各种损伤的名称按损伤的主次排列顺序，如放烧冲复合伤表明放射损伤是主要损伤，烧伤是次要损伤，冲击伤更次。核爆炸时可发生多类复合伤，主要概括为放烧冲复合伤、放烧复合伤、放冲复合伤以及不符合放射损伤的烧冲复合伤。其中最常见而有代表性的是放烧冲复合伤，其特点是：死亡率高，存活时间短；病程短，症状出现早；休克多见；感染难以控制；造血组织破坏严重；烧伤和创伤愈合困难等。

根据事故的性质、受照人员的具体情况（如所处位置、活动范围和时间）、现场监测情况，个人剂量仪读数，体表测量结果等，可综合判定受照剂量和放射性污染水平，以及可能发生复合伤的类型。

2. 实验室检查　伤后一天血清肌酸激酶（CK）和天门冬氨酸氨基转移酶（AST）明显增加、早期血尿素氮（BUN）明显升高和二氧化碳结合力下降，具有重要的诊断意义。

3. 防治原则　急救包括止血、包扎、骨折固定和防休克、防窒息等，如有放射性核素污染伤口时，先用纱布或棉花填塞后包扎，以保护伤口和减少放射性核素的吸收，并迅速撤离污染区。由于放烧冲复合伤具有互相加重的效应，故在治疗中应特别注意早期采用抗放措施，加强感染防治，保护和改善造血功能，防止出血，纠正水电解质平衡紊乱。对烧伤、冲击伤的处理基本上与一般外科治疗原则相同，只是由于急性放射病的影响，治疗时应注意手术时间的选择，尽量采用针刺麻醉或局部麻醉而少用全身麻醉，对开放性骨折，应尽早手术，力争在极期前转为闭合性骨折。固定治疗的时间也要适当延长。

（六）电离辐射的远后效应

（1）诱发恶性肿瘤：电离辐射可诱发人类恶性肿瘤。铀矿工肺癌发病率的增加以及镭接触工人骨肉瘤的发生，引起了人们的普遍关注。对日本原子弹爆炸幸存者的长期随访研究，以及其后的一些辐射致癌试验研究，为辐射致癌提供了大量的流行病学调查结果和理论依据。

已知电离辐射可诱发人类的恶性肿瘤，包括白血病、甲状腺癌、支气管肺癌、乳腺癌和皮肤癌等。在辐射诱发的恶性疾病中，白血病的发病率较高、潜伏期短，且诱发剂量低。1950—1988年日本原子弹爆炸幸存者长期观察的数据显示，除慢性淋巴细胞型白血病外，其他各种类型的急、慢性白血病的发病率均可因电离辐射照射而增加。辐射诱发的甲状腺癌，主要是乳头增生性，其死亡率相当低（10%～15%）。辐射诱发的支气管肺癌中，未分化小细胞肺癌较多，其中主要是燕麦样细胞癌，其恶性程度高、生长快，易转移。潜伏期在外照射引起者比内照射引起者短，分别为5.0～24.9年和21～24年。

吸入矿井中高浓度的氡及其子体，是致癌因素。调查资料证明，辐射与吸烟对肺癌的发病，有明显的联合作用，主要是缩短发病的潜伏期。乳腺对辐射致癌有很高敏感性，特别是对青年女性。有报道0.1Gy剂量就可引起乳腺癌发生。辐射诱发骨肉瘤，主要来自内照射，而外照射引起骨肉瘤发病率的增高，则需要相当大的剂量。在职业性慢性放射性皮炎的基础上，可发生皮肤癌，发生率可达到10%～28%，常为扁平细胞癌。铀矿劳动者的皮肤癌多为基底细胞癌，主要发生在面颊部和前额部。

（2）其他远后效应：电离辐射的远后效应是指受照射后几个月、几年、几十年、甚至终生才发生的慢性效应。这种效应可以显现在受照者本人身上，也可显现在后代身上，前者称为躯体效应，后者称为遗传效应。

远后效应可发生在一次大剂量的急性照射之后，也可发生在长期小剂量累积作用之下。长半衰期的放射性核素一次大量或多次小量进入机体，又不易排出体外，使机体长期受到照射，同样可引起远后效应。

除前述的恶性肿瘤之外，常见的电离辐射远后效应有血液系统疾病（贫血、白血病）、寿命缩短、胚胎效应和遗传效应等。

电离辐射对造血系统的损伤，已在广岛、长崎地区原子弹爆炸幸存者调查中得到证实。确诊的再生障碍性贫血患者的发病率比一般日本人高50倍。真性红细胞增多症发病率也较未受照射者明显增高。关于射线尤其是小剂量导致人的非特异性寿命缩短的问题，目前看法尚不一致。迄今为止的资料尚不足以说明射线能促进非特异性老化作用而使寿命缩短。按我国放射卫生防护标准，对放射性工作人员剂量限值的规定，如果全身均匀照射的年剂量限值不超过50mSv，工作50年的累积剂量最多不超过2.5Sv，将不至于引起寿命缩短。

辐射遗传效应系随机效应，无剂量阈值，是辐射引起生殖细胞的损伤，从而对胚胎或子代产生影响。其中显性突变和伴隐性突变主要导致先天畸形，而伴性显性致死突变则表现为流产、死产和不育。

五、电离辐射的主要防护措施

（一）防护原则

电离辐射卫生防护的目标是防止辐射对机体危害的确定性效应，应积极采取措施减低随机效应发生率，将其限制在可以接受的水平。辐射防护要认真执行三原则：任何照射必须有正当理由——实践正当性，辐射防护应当实现最优化配置——防护最优化，遵守个人剂量当量限制规定——个人剂量限值。

1. **实践正当性原则** 任何引入新的照射源或照射途径、扩大受照射人员范围、改变现有辐射源的照射途径，使人员受照射或可能受到照射或受照射人数增加的人类活动，称为实践。由实践获得净利益远远超过付出的代价时，称为实践正当化。

2. **防护最优化原则** 在综合考虑社会和经济因素前提下，一切辐射照射都应当保持在可合理达到、尽可能低的水平。

3. **个人剂量限值** 对在受控源的实践中个人受到的有效剂量或当量剂量规定的不得超过的数值，称为个人剂量限值。

（二）防护措施

电离辐射防护措施主要包括外照射防护和内照射防护，设备、环境防护和个人防护，管理措施和健康监护等。

1. **外照射防护** 外照射防护主要是减低和消除外源性照射对人体的影响，防护措施主要包括屏蔽防护、距离防护、时间防护。

（1）屏蔽防护：原子序数大的物质对放射线具有较大的吸收能力。选择和使用有效屏蔽设施，在人与放射源之间设置防护屏障，如利用铅、钢筋水泥等对辐射线的吸收作用，可降低照射到人体的电离辐射剂量，达到保护人体健康的目的。

（2）距离防护：某位点的辐射剂量与放射源的距离平方成反比。距放射源越远，辐射剂量率越小。通过对辐射场所的分区（控制区、监督区）进行分级管理，以设置和增加距离的方式，尽可能减小对距离外受照射人员的辐射损伤。

（3）时间防护：辐射损伤的程度与接触放射性或放射性核素的时间有关，接触时间越长，损害越重。因此，尽可能减少作业或接触时间，以减少受照剂量、减轻放射性损伤程度。

2. **内照射防护** 内照射防护主要是防止放射性核素通过各种途径进入机体，同时要有效控制放射性核素向空气、水体、土壤的逸散。相关防护措施主要涉及工程技术措施、个人防护措施和管理措施。

（1）呼吸道防护：通风，收集、净化处理可能形成内照射的放射性物质，降低环境中的存在水平；按实际需要规范配备、使用、管理呼吸道防护器具，保持其防护效果，最大限度地减低经呼吸道进入机体的放射性物质水平。

（2）消化道防护：防止放射性物质污染食物、水源、大气，禁止在工作区饮食、吸烟，禁止放射性沾染物件污染饮食环境，从事放射性工作人员应使用口鼻防护器。

（3）皮肤防护：规范使用工作服、防护头套、面罩、手套、鞋袜等防护用品；工作结束时，进行污染检测，避免皮肤污染和形成内照射。

3. **健康监护** 按照《放射劳动者职业健康监护技术规范》（GBZ 235－2011）的要求，定期规范劳动者的职业健康检查，分析、评价劳动者健康状况，建立职业健康监护档案，并进行规范管理，为分析、评价和提高劳动者健康状况创造条件。

4. **监督管理** 严格按照国家有关法律、法规、规范、标准等，对涉及放射性作业的物料、机构、人员、设备、环境等进行规范管理，并不断提高监管水平，严格控制涉及放射性危害的各环节，控制危害发生。

（孟春燕）

第七节　空调病

空调病（air - condition disease），长时间在空调环境下工作学习的人，因空气不流通，环境得不到改善，会出现鼻塞、头昏、打喷嚏、耳鸣、乏力、记忆力减退等症状，以及一些皮肤过敏的症状，如皮肤发紧发干、易过敏、皮肤变差等。这类现象在现代医学上称之为"空调综合症"或"空调病"。

一、定义

随着全球气候的变暖和旅游事业的大发展，许多宾馆、商店、办公室乃至寻常百姓家，都安装了空调机，它给人们带来了欢乐和清凉，同时也带来了让人困扰的空调病。有人说自己有"空调病"，其实是误解了这个"病"。"空调病"，并不是指自己对空调吃不消，会让身体产生病状反应，而是指过长时间吹空调造成的身体机能衰退。而感冒和流行病的盛行，起初也是空调病开始。

二、病因

空调病其实就是由于空气干燥造成的疾病。夏天，在空调器制冷，给人们带来凉爽空气的同时，也产生大量的冷凝水，使室内的空气变得越来越干燥。长期在这种干燥的空气里，首先是我们的眼睛干涩、嘴唇干，这不难理解；其次就是我们的皮肤由于穿衣较少，大部分裸露在这种干燥的空气里，即使不出汗，也会散失大量的水分；再就是我们呼吸时，吸入的是干燥的空气，呼出的几乎是饱和的湿气，这样，散失的水分会更多，这种情况时间一长，我们的鼻黏膜、气管黏膜就会变干，严重时会发生干裂，感冒等病毒就会乘虚而入，直接到血液，这样引发感冒、咳漱是在所难免的。

因此，在空调器制冷的房间内，由于空气干燥，出现鼻塞、眼睛干涩、嘴唇干、头昏、打喷嚏、耳鸣、乏力、记忆力减退、皮肤发紧发干、易过敏、易起皱、关节痛、肌肉痛等"空调病"症状，这是再正常不过的，这都是人体组织脱水引起的，影响了组织养分和废物的正常运转，造成的各组织的功能衰落。

另外，干燥的空气会使纺织品、地毯、纸张、皮革、塑料、组成家具的木材等收缩、变硬、开裂、甚至是损坏。空气干燥还会引起大量的粉尘，各种病毒、细菌孢子、各种微生物虫卵等就会扩散在这些粉尘中，弥漫在房间内，很容易造成感染。

其实，合适的湿度对于居室的主人来说，其重要性并不亚于温度。通常情况下，人体感觉舒适的最佳相对湿度是40%～70%，相对湿度过低或过高，都对人体不适，甚至有害。人们在野外活动时，由于活动量大，消耗大量的能量而出汗散热，此时，空气湿度在40%～50%时感觉最舒适；在办公室，由于人们的活动量相对较少，此时，空气湿度在50%～60%时感觉最舒适；在卧室睡觉时，由于人体各组织的机能处于半停滞状态，人体放松，消耗的能量最低，此时，空气湿度在60%～70%时感觉最舒适。

三、症状

（一）主要症状

空调病的主要症状因各人的适应能力不同而有差异。一般表现为畏冷不适、疲乏无力、四肢肌肉关节酸痛、头痛、腰痛，严重的还可引起口眼㖞斜，原因是耳部局部组织血管神经机能发生紊乱，使位于茎乳孔部的小动脉痉挛，引起面部神经原发性缺血，继之静脉充血、水肿，水肿又压迫面神经，患侧口角㖞斜。

（二）易患人群

一般地说，易患空调病的主要是老人、儿童和妇女。老人、儿童是由于身体抵抗力低下，而妇女是由于衣着单薄，又袒胸露臂。

（三）易患部位

1. 呼吸道最"脆弱"　呼吸道是最脆弱的，冷气一旦攻破了呼吸道的脆弱"防线"，轻则出现咳嗽、打喷嚏、流涕等感冒的症状即上呼吸道疾病，空调引起较严重的下呼吸道疾病，是肺炎。尤其是在中央空调下工作、学习，中央空调很适合军团菌传播，潜伏期是 $2 \sim 12d$，虽然没有上呼吸道的反应，但却发热、怕冷、肌肉酸痛、干咳、无痰或少痰，如果不及时治疗就会持续发烧、干咳、打寒战，严重的还会因为呼吸衰竭而死亡。

另外，屋子里虽凉，但是湿度却太低，这对人们眼、鼻的黏膜都不利。而干燥的环境适合病菌和病毒的生存，人们觉得鼻子、嗓子发干的时候就要特别小心病毒侵入了。同时，屋里的尘埃、尘螨流通不出去，有过敏体质的人还很容易出现过敏反应。

2. 大脑神经会失衡　常听经常坐在空调屋里的人说"我觉得头晕目眩、眼冒金星，还爱忘事"之类的。据介绍，这就是由空调病引起的常见大脑神经失衡反应。空调除了致人感冒，对大脑伤害也相当严重。空气里含有的阴离子能抑制人的中枢神经系统，缓解大脑疲劳。但是，空调却过多地吸附了阴离子，让屋子里的阳离子越来越多，阴、阳离子失调也让人们的大脑神经系统跟着紊乱失衡。

如果说室内空调只是让你头晕、恶心的话，那么车内空调对司机的大脑神经伤害则平添了几分危险。很多习惯开冷气的司机，有时候会莫名地感到疲倦、头疼，不同程度的手脚麻木等症状，夏天本来又容易犯困、脑子不听使唤、浑身难受，很容易出交通事故。

3. 关节、肠胃易受凉　年轻人往往不太注意空调引起的关节疼痛，但长吹空调却会有这样那样的毛病。夏天室外空气灼热，人们普遍穿得少，但室内的空调冷气吹得厉害，衣服这么单薄，这样的低温环境会刺激血管急剧收缩，血液流通不畅，导致关节受损、受冷、疼痛，像脖子和后背僵硬、腰和四肢疼痛、手脚冰凉麻木等都是常见的反应。

另外，屋里太"冷"容易导致胃肠运动减弱，再加上夏天贪凉，经常吃冷饮，肠道内外都被"冷"控制着，很多人又拉又吐就不足为怪了。

其实，这种交感神经兴奋引起的自律神经紊乱，年轻女性最容易得，主要表现在月经失调。现在，很多白领女性都在公司办公室工作，整天处于低温空调下，同时又要穿短衣短裙，本来体质就相对较弱，手脚散热很快，造成血管舒缩失调。这样的寒冷刺激很可能影响卵巢功能，使排卵发生障碍，出现月经失调或肚子疼得厉害。

四、预防

要预防空调病，首先要知道产生空调病的原因。产生空调病的原因是长期在经空调器抽湿的空气干燥的空调间，预防空调病唯一的办法就是将空调间的空气加湿，并且达到人们适宜的湿度，比如在办公室、车间等湿度保持在60%左右，在家庭保持在65%左右，在卧室睡眠的时候保持在70%左右，这样你就不会因为空调而得病。但是，在空调间，现在的空气加湿器不能用，一是因为在湿度较大的房间，空气加湿器的喷雾不易气化而易形成水滴，二是空调器强大的抽湿功能要求空气加湿器具有较大的功率，三是一边抽湿一边加湿功耗较大。

（1）使用空调必须注意通风，每天应定时打开窗户，关闭空调，增气换气，使室内保持一定的新鲜空气，且最好每两周清扫空调机一次。

（2）从空调环境中外出，应当先在有阴凉的地方活动片刻，在身体适应后再到太阳光下活动；若长期在空调室内者，应该到户外活动，多喝开水，加速体内新陈代谢。

（3）空调室温和室外自然温度不宜过大，以不超过5°为宜，夜间睡眠最好不要用空调，入睡时关闭空调更为安全，睡前在户外活动，有利于促进血液循环，预防空调病。

（4）在空调环境下工作、学习，不要让通风口的冷风直接吹在身上，大汗淋漓时最好不要直接吹冷风，这样降温太快，很容易发病。

（5）严禁在室内抽烟。

（6）应经常保持皮肤的清洁卫生，这是由于经常出入空调环境、冷热突变，皮肤附着的细菌容易在汗腺或皮脂腺内阻塞，引起感染化脓，故应常常洗澡，以保持皮肤清洁。

（7）使用消毒剂杀灭与防止微生物的生长。

（8）增置除湿剂，防止细菌滋生。

（9）不要在静止的车内开放空调，以防汽车发动机排出的一氧化碳回流车内而发生意外，即一氧化碳中毒。

（10）工作场所注意衣着，应达到空调环境中的保暖要求。

（11）空调开到26℃以上，节能，不易患病。

五、治疗

（一）病因治疗

在空调频繁开放的季节，应该经常开窗换气，最好两小时换一次。据防疫部门测定，开窗10min，就能把一间80m² 房间的空气换一遍。吸烟者应自觉做到不在空调的室内吸烟。工间若遇小憩，请务必去室外活动片刻。凡在空调室内装有复印机、打印机等设备，专门从事这类职业的人们，工作时应打开窗户或加装排风扇，以保证室内空气流通。在炎热的夏季，千万不要长时间呆在开着空调的房间内，可利用早晚气温相对较低的时候进行一些户外活动。

（二）药物治疗

一旦罹患上空调病，可以服用藿香正气水或藿香祛暑胶囊治疗，还可以选用最近新研制出的伊洛可益金解毒片或金宏声复方瓜子金颗粒治疗。另外，还可以喝一些绿豆汤、西瓜翠衣汤进行食疗。

（三）食疗空调病

用鲜荷叶 100g、藿香 30g（干品，鲜藿香则用嫩茎叶 50g），加水 800mL，煮沸后，小火再熬 20min，滤去渣，取药液约 500mL；用此药液与苡仁 100g 煮成稀粥。早晚各吃 1 剂。

六、影响

低温环境会使血管急剧收缩，血流不畅，使关节受损受冷导致关节痛；由于室内与室外温差大，人经常进出会感受到忽冷忽热，这会造成人体内平衡调节系统功能紊乱，平衡失调就会引起头痛，易患感冒。"冷"感觉还可使交感神经兴奋，导致腹腔内血管收缩、胃肠运动减弱，从而出现诸多相应症状。在女性，寒冷刺激可影响卵巢功能，排卵发生障碍，表现为月经失调。

空气中的阴离子可抑制人体中枢神经系统并起着调节大脑皮质功能状态的作用，然而，空调的过滤器可过多吸附空气中的阴离子，使室内的阳离子增多，阴阳离子正常比例失调造成人体生理的紊乱，导致出现临床症状。空调房间一般都较密封，这使室内空气混浊，细菌含量增加，二氧化碳等有害气体浓度增高，而对人们有益的负离子密度将会降低，如果在室内还有人抽烟，将更加剧室内空气的恶化。在这样的环境中呆得稍久必然会使人头晕目眩。

七、注意事项

家用空调每年可请专业人士进行一次全面清洗和消毒，特别是室内机的蒸发器。必须使用合格的消毒剂和正确的配比方法，由专业人员操作。消毒后，把消毒剂残液清洗干净，防止残液挥发对健康不利。在空调使用期间，应经常清洗过滤网（用清水直接冲洗即可），最好每周一次。

开启空调前，先开窗通风 10min，尽量使室外新鲜空气进入室内。空调开启一段时间后，关闭空调，再开窗通风 20～30min，如此反复，使室内外空气形成对流，让有害气体排出室外。

室内温度最好控制在 25℃左右，室内外温差不宜超过 7℃；冷风出口处不要直接对着人和办公桌。

长期处于温度偏低的空调房间，容易引起关节酸痛。在空调房进出，由于室内外温差过大，忽冷忽热，容易出现咳嗽、头痛、流涕等感冒症状。此外，由于空调的过滤器可吸附空气中的阴离子，使室内的阳离子增多，从而对人体产生不良影响。

如空调未定期清洗，会积聚灰尘、纤维，滋生大量细菌、病毒、霉菌、螨虫等。当空调开启时，这些灰尘和病原微生物就被空调吹送出来，造成室内空气污染，引起疾病的传播。其中，危害最大的是隐藏在集中空调通风系统中的军团杆菌，可引起军团病。此外，螨虫是强过敏原，可引起过敏性哮喘、皮炎、鼻炎等。

老人呼吸系统功能较弱，使用空调时，空调温度不能太低。天气干燥时，可使用加湿器或在室内放一盆水。从室外进入室内前，先将身上的汗擦干，最好将空调定时。

儿童免疫功能较低，使用空调时，出门前半个小时就应关闭空调并开窗通风，以适应室内外温度变化。有效的降低室内外温差，可以有效预防。

（孟春燕）

第五章
大气中主要污染物对人体健康的影响

第一节　颗粒物

一、来源

大气中的颗粒物可来自自然界的风沙尘土、火山爆发、森林火灾和海水喷溅等，其中沙尘天气是影响我国北方一些地区大气颗粒物浓度的重要季节性因素。按中国气象局的分类标准，沙尘天气分为浮尘、扬沙、沙尘暴和强沙尘暴四类。沙尘是在各大洲都时常发生的自然灾害，我国则是沙尘危害最严重的国家之一。1999 年春季的沙尘暴期间，北京地区的 TSP 浓度高达 $1\,000\mu g/m^3$，远离沙尘源的南京和杭州的 TSP 浓度也分别达 $829\mu g/m^3$ 和 $690\mu g/m^3$。而且，沙尘暴颗粒物中粒径小于 $2.1\mu m$ 及 $9\mu m$ 的分别占总量的 16.1% 和 76.9%。

人类的生产和生活活动中使用的各种燃料如煤炭、液化石油气、煤气、天然气和石油的燃烧构成了大气颗粒物的重要来源。钢铁厂、有色金属冶炼厂、水泥厂和石油化工厂等的工业生产过程也会造成颗粒物的污染。这些来源的颗粒物常含有特殊的有害物质，如铅、氟和砷等。此外，公路扬尘、建筑扬尘也是我国一些城市大气颗粒物的重要来源之一。

颗粒物是我国大多数城市的首要污染物，是影响城市空气质量的主要因素。研究发现，不同季节大气颗粒物的来源有所差异。例如，北方城市冬季燃煤排放的烟尘对空气颗粒物的贡献较大，但非采暖期的颗粒物来源中，沙尘暴、公路扬尘、建筑扬尘的贡献比较大。

近年来，大气 PM_{10}、$PM_{2.5}$ 污染受到广泛的关注。2015 年，我国 338 个地级以上城市的监测结果显示，PM_{10} 年均浓度范围为 $24\sim357\mu g/m^3$，平均为 $87\mu g/m^3$；$PM_{2.5}$ 年均浓度范围为 $11\sim125\mu g/m^3$，平均为 $50\mu g/m^3$。大气中不同粒径颗粒物的构成比与其形成机制和来源有关。来自煤烟尘、地面尘以及建筑尘的颗粒物中，PM_{10} 占 77%～92%，大于 $10\mu m$ 的颗粒物仅占 8%～22%。北京、南京、武汉等多个城市的研究发现，PM_{10} 中 29%～75% 为 $PM_{2.5}$。近年来，我国对一些城市大气颗粒物的污染来源进行了系统的解析，初步摸清了不同城市的大气颗粒物污染来源特征。例如：北京市全年 $PM_{2.5}$ 来源中，区域传输贡献约占 28% 至 36%，本地污染排放贡献占 64% 至 72%。在本地污染贡献中，机动车排放占 31.1%，燃煤 22.4%，工业生产 18.1%，扬尘 14.3%，其他 14.1%。

二、健康影响

1. 颗粒物对呼吸系统的影响　大量的颗粒物进入肺部对局部组织有堵塞作用，可使局部支气管的通气功能下降，细支气管和肺泡的换气功能丧失。吸附着有害气体的颗粒物可以刺激或腐蚀肺泡壁，长期作用可使呼吸道防御机能受到损害，发生支气管炎、肺气肿和支气管哮喘等。国内外的研究显示，颗粒物可通过直接或间接的方式激活肺巨噬细胞和上皮细胞内的氧化应激系统，刺激炎性因子的分泌以及中性粒细胞和淋巴细胞的浸润，引起动物肺组织发生脂质过氧化等。颗粒物染毒的动物肺泡灌洗液中脂质过氧化物及丙二醛含量增加，乳酸脱氢酶、酸性磷酸酶和碱性磷酸酶活性升高、谷胱甘肽过氧化物酶活性降低、巨噬细胞数减少等。长期居住在颗粒物污染严重地区的居民，可出现肺活量降低、呼气时间延长，呼吸道疾病的患病率增高。颗粒物还可以增加动物对细菌的敏感性，导致呼吸系统对感染的抵抗力下降。美国的研究发现，大气 PM_{10} 浓度的升高可加重哮喘儿童的症状。1995—1996 年在我国广州、武汉、重庆、兰州四城市的调查显示，大气中 PM_{10} 和 $PM_{2.5}$ 污染水平与儿童呼吸道炎症、哮喘的患病率呈线性正相关关系。综合世界各地的研究结果分析后发现，大气 PM_{10} 浓度每升高 $10\mu g/m^3$，人群中出现咳嗽症状的相对危险度 relative risk，RR 为 1.035 6，出现下呼吸道症状的 RR 为 1.032 4，因呼吸系统疾病入院的 RR 为 1.008 0，峰值呼气流速下降 13%。最近的队列研究显示，长期暴露于大气颗粒物是人群呼吸道疾病发生的危险因素。大气 PM_{10}、$PM_{2.5}$ 浓度每增加 $10\mu g/m^3$，引起支气管炎发病的 RR 分别为 1.34、1.29；儿童的 FEV_1 分别下降 1.9% 和 1.2%。

2. 颗粒物对心血管系统的影响　目前认为，颗粒物可能通过：①干扰中枢神经系统功能。②直接进入循环系统诱发血栓的形成。③刺激呼吸道产生炎症并释放细胞因子，后者通过引起血管损伤，导致血栓形成等机制对心血管系统产生影响。

3. 颗粒物的致癌作用　国内外的大量研究表明，颗粒物的有机提取物有致突变性，且以移码突变为主，并可引起细胞的染色体畸变、姊妹染色单体交换以及微核率增高、诱发程序外 DNA 合成。研究还发现，颗粒物的有机提取物可引起细胞发生恶性转化。颗粒物中还含有多种致癌物和促癌物。采用不同染毒方式（皮肤涂抹、皮下注射、气管内注入、吸入染毒）进行的研究发现，颗粒物提取物可在大鼠、小鼠诱发皮下肉瘤、皮肤癌以及肺癌等。颗粒物的致癌活性与其多环芳烃含量有关。根据流行病学研究结果并结合毒理学研究的证据，IARC 将颗粒物确定为人类致癌物。

4. 颗粒物对人群死亡率的影响　大气颗粒物污染对人群死亡率有短期影响。欧洲 29 城市和美国 20 城市的研究显示，大气 PM_{10} 浓度每增加 $10\mu g/m^3$，人群总死亡率分别升高 0.62% 和 0.46%。亚洲的研究表明，PM_{10} 浓度每增加 $10\mu g/m^3$，人群总死亡率升高 0.49%。大气 $PM_{2.5}$、PM_{10} 浓度每增加 $10\mu g/m^3$，引起总死亡率增加的 RR 分别为 1.14 ~ 1.07 和 1.10。美国的研究表明，大气 PM_{10} 浓度每增加 $10\mu g/m^3$，总死亡率上升 0.5%，65 岁以上人群因 COPD 和心血管疾病的入院率分别增加 1.5% 和 1.1%。对我国大气颗粒物污染与健康效应的 Meta 分析显示，TSP 浓度每升高 $100\mu g/m^3$，慢性支气管炎的死亡率增加 30%，肺气肿的死亡率增加 59%。然而，迄今尚未发现颗粒物对健康影响的阈值。

三、影响颗粒物生物学作用的因素

1. 颗粒物的粒径　颗粒物在大气中的沉降与其粒径有关。一般来说，粒径小的颗粒物沉降速度慢，易被吸入。

不同粒径的颗粒物在呼吸道的沉积部位不同。大于 $5\mu m$ 的多沉积在上呼吸道，通过纤毛运动这些颗粒物被推移至咽部，或被吞咽至胃，或随咳嗽和打喷嚏而排除。小于 $5\mu m$ 的颗粒物多沉积在细支气管和肺泡。$2.5\mu m$ 以下的 75% 在肺泡内沉积，但小于 $0.4\mu m$ 的颗粒物可以较自由地出入肺泡并随呼吸排出体外，因此在呼吸道的沉积较少。有时颗粒物的大小在进入呼吸道的过程中会发生改变，吸水性的物质可在深部呼吸道温暖、湿润的空气中吸收水分而变大。

颗粒物的粒径不同，其有害物质的含量也有所不同。研究发现，60% ~90% 的有害物质存在于 PM_{10} 中。一些元素如 Pb、Cd、Ni、Mn、V、Br、Zn 以及多环芳烃等主要附着在 $2\mu m$ 以下的颗粒物上。

2. 颗粒物的成分　颗粒物的化学成分多达数百种以上，可分为有机和无机两大类。颗粒物的毒性与其化学成分密切相关。颗粒物上还可吸附细菌、病毒等病原微生物。

颗粒物的无机成分主要指元素及其他无机化合物，如金属、金属氧化物、无机离子等。一般来说，自然来源的颗粒物所含无机成分较多。此外，不同来源的颗粒物表面所含的元素不同。来自土壤的颗粒主要含 Si、Al、Fe 等，燃煤颗粒主要含 Si、Al、S、Se、F、As 等，燃油颗粒主要含 Si、Pb、S、V、Ni 等，汽车尾气颗粒主要含 Pb、Br、Ba 等，冶金工业排放的颗粒物主要含 Mn、Al、Fe 等。

颗粒物的有机成分包括碳氢化合物，羟基化合物，含氮、含氧、含硫有机物，有机金属化合物，有机卤素等。来自煤和石油燃料的燃烧，以及焦化、石油等工业的颗粒物，其有机成分含量较高。有机成分中以多环芳烃最引人注目，研究发现颗粒物中还能检出多种硝基多环芳烃，可能是大气中的多环芳烃和氮氧化物反应生成的，也可能是在燃烧过程中直接生成的。

颗粒物可作为其他污染物如 SO_2、NO_2、酸雾和甲醛等的载体，此等有毒物质都可以吸附在颗粒物上进入肺脏深部，加重对肺的损害。颗粒物上的一些金属成分还有催化作用，可使大气中的其他污染物转化为毒性更大的二次污染物。例如，SO_2 转化为 SO_3，亚硫酸盐转化为硫酸盐。此外，颗粒物上的多种化学成分还可发生联合毒作用。

3. 呼吸道对颗粒物的清除作用　清除沉积于呼吸道的颗粒物是呼吸系统防御功能的重要环节。呼吸道不同部位的清除机制有所不同，鼻毛可阻留 $10\mu m$ 以上的颗粒物达95%。颗粒物可通过咳嗽或随鼻腔的分泌物排出体外，也可被吞咽入消化系统或进入淋巴管和淋巴结以及肺部的血管系统后在体内进行再分布。气管支气管的黏膜表面被纤毛覆盖并分泌黏液，通过纤毛运动可将沉积于呼吸道的颗粒物以及充满颗粒物的巨噬细胞随同黏液由呼吸道的深部向呼吸道上部转运，并越过喉头的后缘向咽部移动，最终被咽下或随痰咯出。黏液 - 纤毛系统的清除过程较为迅速，沉积于下呼吸道的颗粒物在正常情况下 24 ~48h 内可被清除掉。环境污染物可使呼吸道黏膜的分泌性和易感性增强，影响纤毛运动，导致黏液 - 纤毛清除机制受阻。肺泡对颗粒物的清除作用主要由肺巨噬细胞完成。颗粒物可被巨噬细胞吞噬后经黏液 - 纤毛系统排出或进入淋巴系统。一些细小的颗粒可直接穿过肺泡上皮进入肺组织间质，最后进入肺血液或淋巴系统。

4. 其他　某些生理或病理因素可影响颗粒物在呼吸道的沉积。例如，运动时呼吸的量和速度都明显增加，这样将大大增加颗粒物通过沉降、惯性冲击或扩散在呼吸道的沉积。慢性支气管炎患者的呼吸道黏膜层增厚，会造成气管的部分阻塞，颗粒物易于沉积。一些刺激性的气体如香烟烟气等可引起支气管平滑肌收缩，加大颗粒物在气管支气管的沉积。

（李清钊）

第二节 气态污染物

一、二氧化硫

1. 来源 一切含硫燃料的燃烧都能产生二氧化硫（sulfur dioxide，SO_2）。大气中的 SO_2 主要来自固定污染源，其中约 70% 来自火力发电厂等的燃煤污染，约 26% 来自有色金属冶炼、钢铁、化工、炼油和硫酸厂等生产过程，其他来源仅占 4% 左右。小型取暖锅炉和民用煤炉是地面低空 SO_2 污染的主要来源。

由于排放控制以及主要燃料种类改变等原因，世界一些城市大气 SO_3 浓度下降明显，欧美等发达国家目前 SO_2 的年平均浓度多在 $20 \sim 60\mu g/m^3$ 之间。2015 年，我国 338 个地级以上城市的监测结果显示，SO_2 年均浓度范围为 $3 \sim 87\mu g/m^3$，平均为 $25\mu g/m^3$。SO_2 在大气中可被氧化成 SO_2，再溶于水汽中形成硫酸雾。SO_2 还可先溶于水汽中生成亚硫酸雾然后再氧化成硫酸雾。硫酸雾是 SO_2 的二次污染物，对呼吸道刺激作用更强。硫酸雾等可凝成大颗粒，形成酸雨。

2. 健康影响 SO_2 是水溶性的刺激性气体，易被上呼吸道和支气管黏膜的富水性黏液所吸收。黏液中的 SO_2 转化为亚硫酸盐或亚硫酸氢盐后吸收入血迅速分布于全身。SO_2 可刺激呼吸道平滑肌内的末梢神经感受器，使气管或支气管收缩，气道阻力和分泌物增加。因此，人在暴露较高浓度的 SO_2 后，很快会出现喘息、气短等症状以及 FEV_1 等肺功能指标的改变。但是，个体对 SO_2 的耐受性差异较大。一般来说，哮喘患者对 SO_2 比较敏感。哮喘患者暴露于 $572\mu g/m^3$ 的 SO_2 15min 后就可观察到 FEV_1 降低。在 $1\,114\mu g/m^3$ 的 SO_2 时，FEV_1 下降 10%；$1\,716\mu g/m^3$ 的 SO_2 时下降 15%。流行病学研究表明，大气 SO_2 浓度高于 $250\mu g/m^3$ 时会引起易感人群呼吸系统症状的加剧。

一些研究发现，SO_2 可降低动物对感染的抵抗力，损害巨噬细胞参与的杀菌过程。SO_2 还可影响动物呼吸道对颗粒物的清除能力以及呼吸道黏膜纤毛的运动。有研究显示，血液中的亚硫酸盐可与血浆蛋白中的双硫键结合形成 S - 磺酸（$S - SO_2$）产物。

目前还难以确定 SO_2 对人群健康影响的阈值。在很低的大气 SO_2 污染水平（日平均浓度为 $5 \sim 10\mu g/m^3$），仍可观察到污染浓度升高与人群日死亡率增加的关联。

实验研究证实，吸附 SO_2 的颗粒物是变态反应原，能引起支气管哮喘。SO_2 还有促癌作用，可增强 BaP 的致癌作用。

二、氮氧化物

1. 来源 大气中的氮氧化物（nitrogen oxides，NO_X）主要指二氧化氮（nitrogen dioxide，NO_2）和一氧化氮（nitrogen monoxide，NO）。大气中的氮受雷电或高温作用，易合成 NO_X。火山爆发、森林失火以及土壤微生物分解含氮有机物都会向环境释放 NO_X。尽管自然界氮循环产生的 NO_X 大于人为活动的排放量，但是由于其广泛分布于大气层，所以大气中 NO_X 的本底很低。NO_2 自然本底的年均浓度为 $0.4 \sim 9.4\mu g/m^3$。人为来源的 NO_X 2/3 来源于汽车等流动源的排放，1/3 来自工业等固定源的排放。

各种矿物燃料的燃烧过程中均可产生 NO_X。当温度达到 1 500℃以上时，空气中的 N_2 和 O_2 可以直接合成 NO_X。温度越高，NO_X 的生成量越大。火力发电、石油化工、燃煤工业等排放 NO_X 的量很大，硝酸、氮肥、炸药、染料等生产过程排出的废气中也含有大量的 NO_X。机动车尾气是城市大气 NO_X 污染的主要来源之一。2015 年，我国 338 个地级以上城市的监测结果显示，NO_2 年均浓度范围为 8 ~ 63μg/m³，平均为 30μg/m³。

NO_2 是光化学烟雾形成的重要前体物质，有刺激性，与 VOC 共存时，在强烈的日光照射下，可形成光化学烟雾。此外，大气中的 NO_2 与 PAH 发生硝基化作用，可形成硝基 PAH。

2. 健康影响　NO_2 的毒性比 NO 高 4 ~ 5 倍。有关 NO_X 健康影响的评价多来自于对 NO_2 的研究结果。大气 NO_2 污染对机体的呼吸系统可产生急性或慢性的不良影响。

NO_2 较难溶于水，故对上呼吸道和眼睛的刺激作用较小，主要作用于深部呼吸道、细支气管及肺泡。研究显示，健康成人暴露于 4 700μg/m³ 以上浓度的 NO_2 后，2h 内就可出现显著的肺功能降低。患有呼吸系统疾病如哮喘的人对 NO_2 比较敏感。有研究发现，在 560μg/m³ 的 NO_2 中暴露 30 ~ 110min，哮喘患者就可出现肺功能的改变。

体外实验显示，NO_2 可激活细胞的氧化应激系统，引起肺组织内以淋巴细胞和巨噬细胞浸润为主的炎症反应。亚慢性和慢性动物实验表明，NO_2 暴露可导致呼吸系统以及脾脏、肝脏、血液系统的病理改变。NO_2 可引起肺泡表面活性物质的过氧化，损害细支气管的纤毛上皮细胞和肺泡细胞，破坏肺泡组织的胶原纤维，严重时引起肺气肿。吸入的 NO_2 以亚硝酸根和硝酸根的形式进入血液，最终由尿排出。亚硝酸根与血红蛋白结合生成高铁血红蛋白，导致组织缺氧。

目前还没有足够的流行病学证据说明空气 NO_2 暴露与人群健康危害发生的剂量反应关系。有研究提示，长期暴露于年平均浓度高于 50 ~ 75μg/m³ 的 NO_2 下，儿童的呼吸系统症状会显著增加，肺功能也会受到一定程度的损害。时间序列分析研究发现，大气中 NO_2 浓度与人群死亡率的增加有关。流行病学和动物实验研究都表明，NO_2 可损伤肺泡巨噬细胞和上皮细胞的功能，削弱机体对细菌、病毒感染的抵抗力。有研究发现，暴露于 940μg/m³ 的 NO_2 可增强动物对肺部致病菌的感染。

NO_2 与大气中的 SO_2 和 O_2 分别具有相加和协同作用，造成呼吸道阻力增加以及对感染的抵抗力降低。

三、一氧化碳

1. 来源　一氧化碳（carbon monoxide，CO）是含碳物质不完全燃烧的产物，无色、无臭、无刺激性。大气中的 CO 主要来源于机动车尾气、炼钢、铁、焦炉，煤气发生站、采暖锅炉、民用炉灶、固体废弃物焚烧排出的废气。2015 年，我国 338 个地级以上城市的监测结果显示，CO 年日均值第 95 百分位数浓度范围为 0.4 ~ 6.6mg/m³，平均为 2.1mg/m³。

2. 健康影响　CO 很容易通过肺泡、毛细血管以及胎盘屏障。吸收入血以后，80% ~ 90% 的 CO 与血红蛋白结合形成碳氧血红蛋白（carboxyl haemoglobin，COHb）。CO 与血红蛋白的亲和力比氧大 200 ~ 250 倍，形成 COHb 后其解离速度比氧合血红蛋白慢 3 600 倍，影响血液的携氧能力。此外，COHb 还影响氧合血红蛋白的解离，阻碍氧的释放，引起组织缺氧。暴露于高浓度 CO 时，吸收入血的 CO 还可与肌红蛋白、细胞色素氧化酶以及 P_{450} 结合。血中 COHb 含量与空气中 CO 的浓度呈正相关，正常人 COHb 饱和度为 $0.4\% \sim 2.0\%$，贫血者略高。

与其他空气污染物不同，除职业因素外，因取暖不当，造成室内 CO 浓度过高所致的 CO 急性中毒也经常发生。急性 CO 中毒以神经系统症状为主，其严重程度与血中 COHb 含量有关。

流行病学调查发现，CO 暴露与人群心血管疾病的发病率和死亡率增加有关。低浓度 CO 暴露还可使冠心患者发生心律不齐、心电图异常等。由于内源性 CO 生成增加，妇女妊娠时血中 COHb 浓度要比非妊娠时高 20% 左右。正常胎儿血中的 COHb 浓度高出母体 $10\% \sim 15\%$，胎儿对 CO 的毒性比成人敏感。研究证实，妊娠妇女吸烟可引起胎儿血中 COHb 浓度上升至 $2\% \sim 10\%$，其结果是导致低体重儿、围产期死亡增高以及婴幼儿的神经行为障碍。

四、臭氧

1. 来源 臭氧（O_3）是光化学烟雾主要成分，其刺激性强并有强氧化性，属于二次污染物。光化学烟雾是大气中的 NO_2 和 VOC，在太阳紫外线作用下，经过光化学反应形成的浅蓝色烟雾，是一组混合污染物。O_3 约占烟雾中光化学氧化剂的 90% 以上，是光化学烟雾的指示物。自然本底的 O_3 浓度在 $0.4 \sim 9.4\mu g/m^3$ 之间。洛杉矶光化学烟雾事件时，大气中的 O_3 浓度最高达 $1\,500\mu g/m^3$。2015 年，我国 338 个地级以上城市的监测结果显示，O_3 日最大 8h 平均值第 90 百分位数浓度范围为 $62 \sim 203\mu g/m^3$，平均为 $134\mu g/m^3$。

2. 健康影响 O_3 的水溶性较小，易进入呼吸道的深部。但是，由于它的高反应性，人吸入的 O_3 约有 40% 在鼻咽部被分解。人短期暴露于高浓度 O_3 可出现呼吸道症状、肺功能改变、气道反应性增高以及呼吸道炎症反应。有研究显示，健康成人在 $160\mu g/m^3$ 的 O_3 浓度下 $4 \sim 6h$ 即可出现肺功能降低等呼吸系统功能的改变，而儿童等敏感人群在 $120\mu g/m^3$ 的 O_3 下暴露 8h 就可出现肺功能指标如 FEV_1 的下降。大气中的 O_3 为 $210 \sim 1\,070\mu g/m^3$ 时可引起哮喘发作，导致上呼吸道疾病恶化，并刺激眼睛，使视觉敏感度和视力下降。高于 $2\,140\mu g/m^3$ 可引起头痛、肺气肿和肺水肿等。流行病学研究发现，大气中 O_3 浓度每升高 $25\mu g/m^3$，人群呼吸系统疾病的入院率将增加 5%；每升高 $100\mu g/m^3$，成人及哮喘患者的呼吸系统症状将增加 25%。还有研究显示，与本底 O_3 水平（$70\mu g/m^3$）相比，O_3 的 8h 平均浓度升高至 $100\mu g/m^3$ 可使人群死亡率增加 $1\% \sim 2\%$。与 SO_2 和颗粒物一样，迄今的研究也未能观察到 O_3 对健康影响的阈值。

O_3 对呼吸功能影响的机制还不很清楚。使用动物和人的细胞进行研究发现，O_3 可激活肺上皮细胞和炎症细胞中与应激信号转导有关的核转录因子 $NF-\kappa B$ 及其核转移，诱导产生细胞因子和炎前因子，如粒细胞 - 巨噬细胞克隆刺激因子、肿瘤坏死因子、白细胞介素、黏附分子等。这些因子引起中性粒细胞等在气道和肺泡的浸润，从而导致炎症发生和组织损伤。对志愿者的研究显示，$784\mu g/m^3$ 的 O_3 暴露 2h 后，支气管肺泡灌洗液中的多形核白细胞、蛋白含量、乳酸脱氢酶、花生四烯酸的代谢产物如前列腺素 E_2 和 F_{2a} 等显著增多，其中以多形核白细胞的增加最为明显，达 8 倍左右。对动物和人的研究显示，与肿瘤坏死因子、过氧化物歧化酶、谷胱甘肽过氧化酶、谷胱甘肽硫转移酶有关的基因突变会增加对 O_3 的敏感性。最近的研究还发现，在近交系小鼠 To114 基因位点的一个基因与 O_3 诱发的中性白细胞增多以及细胞通透性增加有关。以上结果提示，不同人群对 O_3 的敏感性差异可能与遗传多态性有关。

动物实验发现，O_3 可降低动物对感染的抵抗力，损害巨噬细胞的功能。O_3 还能阻碍血液的输氧功能，造成组织缺氧，并使甲状腺功能受损，骨骼早期钙化。O_3 还可损害体内某些酶的活性和产生溶血反应。O_3 对微生物、植物、昆虫和哺乳动物细胞具有致突变作用。目前尚无证据表明 O_3 有致癌作用。

（李清钊）

第三节　铅

一、来源

城市大气铅（lead）污染的主要来源之一曾经是含铅汽油的使用。含铅汽油燃烧后 85% 的铅排入大气，机动车尾气排放对大气铅污染的贡献率高达 90%。推广使用无铅汽油，是降低大气中铅污染的重要措施。我国从 2000 年 1 月 1 日起停止生产含铅车用汽油，7 月 1 日起停止销售和使用含铅汽油。目前，来自铅锌矿开采冶炼、铅冶炼厂、蓄电池厂等的含铅废气是城乡大气环境铅污染的重要来源。我国环境空气质量标准中铅的季平均限值是 $1\mu g/m^3$，年平均限值是 $0.5\mu g/m^3$。

二、健康影响

人体铅暴露的途径是多方面的，儿童还可通过手–口方式从大气中降落的含铅尘土、室内墙壁、学习用品或玩具中脱落的含铅油漆皮摄入铅。母亲孕期和哺乳期的铅暴露也可增加婴幼儿体内的铅含量。吸收入体内的铅约 90% 贮存于骨骼中，主要经尿（占 76%）和粪排出。血铅值反映近期铅的摄入量，常作为铅内暴露水平的重要指标。

铅是全身性毒物，可以影响多个系统，对神经系统、消化系统、造血系统、泌尿系统、心血管系统、免疫系统和内分泌系统均有不良影响。近年来人们十分关注环境铅污染对儿童健康的影响。儿童的户外活动多，单位体重的呼吸次数、体表面积、饮水量和食物摄入量都高于成人。研究发现，儿童的胃肠道对铅的吸收率比较高。1～3 岁幼儿胃肠道对铅的吸收率为 50% 左右，而成人的吸收率仅为 10%。此外，儿童的血脑屏障和多种机能发育尚不完全。上述原因造成儿童对铅的毒性，特别是其神经毒性比成人更为敏感。铅可以选择性的蓄积并作用于脑的海马部位，损害神经细胞的形态和功能，如干扰神经递质的摄取、释放以及与受体的结合等，造成儿童神经行为功能和智力的损害。儿童铅中毒主要表现为注意力不集中、记忆力降低、缺乏自信、抑郁、淡漠或多动、强迫行为、学习能力和学习成绩低于同龄儿童等。环境铅暴露还可引起儿童视觉运动反应时间延长、视觉辨别力下降、听力下降、脑干听觉诱发电位改变、听觉传导速度降低等。不同血铅水平下儿童神经系统、血液系统的生化、病理改变见表 5–1。有研究指出，儿童血铅在 $100\mu g/L$ 甚至更低时，就可以出现学习记忆能力下降。血铅每增加 $100\mu g/L$，认知能力可降低 2 ~ 3 个 IQ 得分。

处于器官发生、发育阶段的胎儿对铅作用十分敏感。母体内的铅可以通过胎盘进入胎儿体内，造成母源性铅中毒或过量铅吸收。母亲孕期长期暴露于高浓度的铅可导致新生儿出现低体重、贫血、出生缺陷、死产等。

表 5 - 1　不同血铅水平下儿童神经系统、血液系统的改变

血铅浓度（μg/L）	生化、病理改变
100	δ - 氨基乙酰丙酸脱水酶（δ - ALAD）活性抑制、听力损伤
100 ~ 150	维生素 D_3 降低、认知功能受损
150 ~ 200	红细胞原卟啉升高
250 ~ 300	血红蛋白合成减少
400	尿 δ - 氨基乙酰丙酸（δ - ALA）和粪卟啉增加
700	贫血
800 ~ 1 000	铅性脑病

（李清钊）

第四节　多环芳烃

一、来源

大气中的多环芳烃（polycyclic aromatic hydrocarbon，PAH）主要来源于各种含碳有机物的热解和不完全燃烧，如煤、木柴、烟叶和石油产品的燃烧，烹调油烟以及各种有机废物的焚烧等。尽管不同类型污染源产生的 PAH 种类有所不同，但不同地区大气中的 PAH 谱差别不大。我国环境空气质量标准中 BaP 的二级浓度限值，24h 平均是 $0.0025\mu g/m^3$，年平均是 $0.001\mu g/m^3$。

二、健康影响

大气中的大多数 PAH 吸附在颗粒物表面，尤其是小于 $5\mu m$ 的颗粒物上，大颗粒物上 PAH 很少。PAH 可与大气中其他污染物反应形成二次污染物。例如，PAH 可与大气中 NO_2 或 HNO_3 形成硝基 PAH，后者有直接致突变作用。PAH 中强致癌性的多为四到七环的稠环化合物。由于苯并［a］芘（benzo［a］pyrene，BaP）是第一个被发现的环境化学致癌物，而且致癌性很强，故常以其作为 PAH 的代表。BaP 占大气中致癌性 PAH 的 1% ~ 20%。不同类型 PAH 的致癌活性依次为：BaP > 二苯并（a，h）蒽 > 苯并（b）荧蒽 > 苯并（j）荧蒽 > 苯并（a）蒽。研究表明，一些 PAH 还有免疫毒性、生殖和发育毒性。

BaP 是唯一经吸入染毒实验被证实可引起肺癌的 PAH。同时暴露香烟烟雾、石棉、颗粒物等可增强 BaP 的致癌活性。BaP 需要在体内经代谢活化后才能产生致癌作用。目前认为，BaP 进入体内后，只有少部分以原形从尿或经胆汁随粪便排出体外。大部分 BaP 被肝、肺细胞微粒体中的 P_{450} 氧化成环氧化物，其中 7，8 - 环氧 BaP 在环氧化物水化酶的作用下，水解

成 7，8 - 二羟 - BaP，后者再由 P$_{450}$作用，进行二次环氧化生成 7，8 - 二羟 - 9，10 - 环氧 BaP。其中，反式右旋 7，8 - 二羟 - 9，10 - 环氧 BaP 的化学反应活性最高，可与细胞大分子 DNA 的亲核基团发生不可逆的共价结合，启动致癌过程。体内的谷胱甘肽硫转移酶能催化谷胱甘肽与环氧化物的结合，使环氧化物的水溶性增加，化学活性降低，抑制它们与 DNA 等大分子的结合。

流行病学研究显示，肺癌死亡率与空气中 BaP 水平呈显著的正相关。采用线性多阶段模型得出，大气中 BaP 浓度为 0.012、0.12、1.2ng/m^3 时，终生患呼吸系统癌症的超额危险度分别是 10 - 6、10 - 5、10 - 4。

（李清钊）

第五节　二噁英

一、来源

二噁英（dioxins）是一类有机氯化合物，包括多氯二苯并二噁英（PCDD）和多氯二苯并呋喃（polychlorinated dibenzo furan，PCDF），共 210 种。一般将一些呈平面分子结构、毒性特征与二噁英类似的多氯联苯，即共面多氯联苯（coplanar polychlorinated biphenyls，CoPCB）也包括在二噁英类化合物的范围内。大气中二噁英主要来源于城市和工业垃圾焚烧。含铅汽油、煤、防腐处理过的木材以及石油产品、各种废弃物特别是医用废弃物在燃烧温度低于 300 ~ 400℃ 时容易产生二噁英。某些农药的合成、聚氯乙烯塑料的生产、造纸厂漂白过程、氯气生产、钢铁冶炼，催化剂高温氯气活化都可向环境中释放二噁英。

国外的监测表明，大气中的二噁英浓度一般很低，但与农村地区相比，城市、工业区或离污染源较近区域的大气中一般含有较高浓度二噁英。排放到大气环境中的二噁英多吸附在颗粒物上，沉降到水体和土壤，然后通过食物链的富集作用进入人体。因此，食物是人体内二噁英的主要来源，其中来自鱼贝类、肉蛋类和奶制品的占食物摄入量的 78.1% ~ 91.1%。一般人群通过呼吸途径暴露的二噁英很少，约为经消化道摄入量的 1%。在一些特殊情况下，经呼吸途径暴露的二噁英也是不容忽视的。有调查显示，某些垃圾焚烧从业人员血中的二噁英含量是正常人群水平的 40 倍左右。

二、健康影响

二噁英在环境中以混合物的形式存在，其中许多化合物的毒性资料不完全，有致癌性、致畸性以及生殖毒性资料的仅限于几种化合物。二噁英类的毒性因氯原子的取代位置不同而有差异，为了便于比较它们的潜在毒性效应，常用它们的含量乘以等效毒性系数（toxic equivalency factors，TEFs）得到的毒性当量（toxic equivalent，TEQ）来表示其毒性。二噁英类化合物中以 2，3，7，8 - 氯代二噁英（2，3，7，8 - tetrachlorodibenzo - p - dioxin，2，3，7，8 - TCDD）的毒性最强。

二噁英暴露对人群健康的不良影响广泛。研究发现，在生产中接触 2，3，7，8 - TCDD 的男性工人血清睾酮水平降低，而促卵泡素和黄体激素增加，提示二噁英类可能有抗雄激素和使男性雌性化的作用。还有资料显示，30 年前有二噁英暴露史的男性与同龄人相比，精子数目下降约 50%。流行病学研究表明，人群接触 2，3，7，8 – TCDD 及其同系物与所有癌症的总体危险性增加有关。根据动物实验与人群流行病学研究结果，1997 年 IARC 将 2，3，7，8 – TCDD 确认为人类致癌物。

（李清钊）

第六章

职业性有害因素的预防与控制

第一节　职业卫生与职业安全的监督与管理

一、概述

从维护劳动者的安全、健康和保障生产发展来说，职业安全和职业卫生是同一目标中的两个方面。职业安全（occupational safety），是指在生产过程中，为避免人身或设备事故，创建安全、健康的生产和操作环境而采取的各项措施及相应的活动，最终促进经济发展，提高职业生命质量。

目前美国、澳大利亚、日本等发达国家将"职业安全"与"职业卫生"合二为一，形成"职业安全与卫生"的综合概念。如在美国，既有隶属于卫生部门的"国家职业安全与卫生研究所"，又有劳工部所属的"职业安全与卫生管理署"（occupational safety and health administration，OSHA），其研究和管理内容均涵盖职业卫生和职业安全两部分工作。

我国的职业安全和职业卫生工作，自新中国成立以来一直分属国务院不同部门管辖。由国家安全生产监督管理部门、卫生行政部门与职业病防治机构、医疗康复机构和工会等部门，彼此独立又相互沟通与合作，共同做好职业卫生与职业安全监督管理工作。

我国职业安全的指导原则是"生产必须安全，安全促进生产"，即用人单位法人在"管生产"的同时，必须"管安全"，生产和安全两者是统一的，不能有所偏废。新中国成立以来，我国陆续制订并颁布了一系列劳动保护和技术安全的法律、法规、规章和标准，特别是近年相继颁布的《职业病防治法》《安全生产法》《劳动法》《工伤保险条例》，保障了"职业安全与卫生"任务的顺利执行。

二、职业卫生法规与监督

（一）职业病防治法

2001 年 10 月 27 日公布的《中华人民共和国职业病防治法》是 21 世纪我国颁布的第一部卫生单行法律，于 2011 年 12 月 31 日人大常委会通过修订并公布，于 2016 年 7 月 2 日人大常委会通过第 2 次修订并实施。它以保护广大劳动者健康权益为宗旨，规定了我国在预防、控制和消除职业病危害、防治职业病中的各种法律制度。

《职业病防治法》确立了我国职业病防治工作坚持预防为主、防治结合的原则，建立用人单位负责、行政机关监管、行业自律、职工参与和社会监督的机制，实行分类管理、综合治理，明确了用人单位在职业病防治中的职责和义务，突出了劳动者健康权益的法律保护，规定了政府行政部门在职业病防治监管中的职责，以及职业卫生技术服务机构的职能和各法律关系主体违反《职业病防治法》的法律责任，并规定："工会组织依法对职业病防治工作进行监督，维护劳动者的合法权益。"

《职业病防治法》明确了我国职业病防治的六项基本法律制度，分别为：职业卫生监督制度；用人单位职业病防治责任制度；按职业病目录和职业卫生标准管理制度；劳动者职业卫生权利受到保护制度；职业病患者保障制度；职业卫生技术服务、职业病事故应急救援、职业病事故调查处理、职业病事故责任追究制度。

2016 年新修订的《职业病防治法》共七章 88 条，分总则、前期预防、劳动过程中的防护与管理、职业病诊断与职业病患者保障、监督检查、法律责任、附则。

第一章总则，共 13 条，明确了《职业病防治法》的立法宗旨、适用范围，职业病防治策略，劳动者依法享有的职业卫生保护的权利，用人单位对本单位产生的职业病危害承担的责任和国家实行职业卫生监督制度等；明确了职业卫生执法主体为县级以上地方人民政府安全生产监督管理部门、卫生行政部门、劳动保障行政部门，依据各自职责，负责本行政区域内职业病防治的监督管理工作。

第二章前期预防，共 6 条，规定用人单位应当依照法律、法规要求，严格遵守国家职业卫生标准，落实职业病预防措施，从源头上控制和消除职业病危害，包括工作场所职业卫生要求，职业病危害项目申报，建设项目（含医疗机构放射性职业病危害建设项目）职业病危害预评价，职业病防护设施经费预算以及医疗机构放射性职业病危害严重的建设项目防护设施设计的审查等。

第三章劳动过程中的防护与管理，共 23 条。本章明确了用人单位应当采取的职业病防治管理措施；必须采用的职业病防护设施和必须提供的个人防护用品；应当优先采用有利于防治职业病和保护劳动者健康的新技术、新工艺、新材料等。对产生职业病危害的用人单位，应当在醒目位置设置公告栏，公布有关职业病防治的规章制度、操作规程、职业病危害事故应急救援措施和工作场所职业病危害因素检测结果等。职业卫生技术服务机构依法从事职业病危害因素检测、评价工作，接受安全生产监督管理部门的监督检查。

劳动者依法享有的职业卫生保护权利有：①接受职业卫生教育培训权。②获得健康检查、职业病诊疗、康复等职业卫生服务权。③知情权。④请求用人单位提供职业病防护设施和防护用品，改善操作条件权。⑤依法拒绝职业危害作业权。⑥检举、控告权。⑦职业病防治工作建议权等。用人单位的职业病防治责任有：①建立健全职业病防治责任制。②履行保护劳动者健康义务。③建立健全职业卫生管理制度和操作规程。④落实职业病患者保障。⑤保证职业病防治经费投入。⑥及时消除职业病事故隐患。⑦制定职业病事故应急救援预案。⑧及时报告职业病及职业病事故。⑨落实职业卫生监督的整改措施等。

第四章职业病诊断与职业病患者保障，共 19 条。本章对职业病诊断与职业病患者保障等问题做出了明确的规定，包括诊断机构、职业病诊断与鉴定、职业病患者享受待遇、安置、赔偿等。

第五章监督检查，共 7 条。本章明确了县级以上人民政府职业卫生监督管理部门依照职业病防治法律、法规、国家职业卫生标准和卫生要求，依据职责划分，对职业病防治工作进行监督检查。

第六章法律责任，共 16 条。本章明确了违反《职业病防治法》行为应追究的法律责任，包括：①行政责任，即对用人单位和职业卫生技术服务机构、职业病诊断机构及其主管或直接责任人的行政处罚和行政处分。②刑事责任，即对违反《职业病防治法》造成严重后果，构成犯罪的，依法追究刑事责任。③民事责任，即职业病患者除依法享有工伤保险外，依照民法，有权向用人单位提出赔偿要求。

第七章附则共 4 条，规定了本法的执行范围以及相关用语的含义，强调医疗机构放射性职业病危害控制的监督管理，由卫生行政部门依照本法的规定实施。

（二）相关配套法规与规章

1. 工作场所职业卫生监督管理规定　2012 年 4 月 27 日国家安全生产监督管理总局根据《职业病防治法》等法律、行政法规，制定了《工作场所职业卫生监督管理规定》（简称《规定》），旨在加强职业卫生监督管理工作，强化用人单位职业病防治的主体责任，预防、控制职业病危害，保障劳动者健康和相关权益。《规定》分总则、用人单位的职责、监督管理、法律责任、附则 5 章 61 条，自 2012 年 6 月 1 日起施行。

《规定》按照新修订的《职业病防治法》的内容，细化了用人单位的职业卫生管理责任，理清了安全监管部门的职业卫生监管法定职责、主要内容和相关措施。

2. 职业病危害项目申报办法　该办法对职业病危害项目申报的主要内容、用人单位在何种情况下应申报职业病危害项目、受理申报的安全生产监督管理部门如何对用人单位的申报回应和监督管理等做出了规定。该办法规定，存在或者产生职业病危害项目的用人单位，应当按照《职业病防治法》及本办法的规定申报职业病危害项目，项目按《职业病危害因素分类目录》确定。煤矿职业病危害项目申报办法另行规定。

3. 用人单位职业健康监护监督管理办法　该办法对用人单位所承担的劳动者健康监护和职业健康监护档案管理的法定义务和劳动者享有的健康监护权益做出了明确规定，并明确了用人单位、医疗卫生机构违反《职业病防治法》及本办法规定时应承担的法律责任。

该办法规定职业健康检查包括：上岗前、在岗期间、离岗时和应急健康检查；职业健康监护档案内容应包括：职业史、既往史、职业病危害接触史，相应作业场所职业病危害因素监测结果，职业健康检查结果及处理情况和职业病诊疗等劳动者健康资料。

该办法规定劳动者有权查阅、复印其本人职业健康监护档案，在离开用人单位时，有权索取本人健康监护档案复印件，用人单位应当如实、无偿提供，并在所提供的复印件上签章。

4. 职业病诊断与鉴定管理办法　该办法明确规定了职业病诊断和鉴定应当遵循"科学、公正、公开、公平、及时和便民"的原则。依照《职业病防治法》，职业病的诊断应按该管理办法和国家职业病诊断标准进行，并符合法定程序方有法律效力。

该办法对职业病诊断机构、职业病诊断医师的条件，职业病诊断基本原则及出具职业病诊断证明书以及职业病鉴定都有具体要求。该办法还对职业病诊断机构批准证书的复核、换发，职业病诊断机构的监督考核，用人单位和医疗卫生机构违反本办法的处罚做了详细规定。

三、职业安全法规与监督

(一) 安全生产法

《中华人民共和国安全生产法》2002年6月29日公布，并于同年11月1日实施。该法已于2009年8月27日人大常委会通过修订并公布，又于2014年8月31日人大常委会通过第2次修订，并于同年12月1日起施行。该法旨在加强安全生产工作，防止和减少生产安全事故，保障人民群众生命和财产安全，促进经济社会持续健康发展。

《安全生产法》共七章九十七条，从立法的目的意义、生产经营单位的安全生产保障、从业人员的权利和义务到安全生产的监督管理、生产安全事故的应急救援与调查处理及法律责任都做出了明确的规定。

"安全第一、预防为主、综合治理"作为我国安全生产管理的方针，为政府和企业的生产安全管理提供了宏观的策略导向。《安全生产法》中明确规定：①生产经营单位的主要负责人对本单位的安全生产工作全面负责。②生产经营单位的从业人员有依法获得安全生产保障的权利，并应当依法履行安全生产方面的义务。③工会依法组织职工参加本单位安全生产工作的民主管理和民主监督，维护职工在安全生产方面的合法权益。④国务院和地方各级人民政府应当加强对安全生产工作的领导，支持、督促各有关部门依法履行安全生产监督管理职责。

在这一方针指导下，各生产经营单位逐步形成了"企业负责，政府监察，行业管理，群众监督"的职业安全工作体制。其中，最为重要的是企业负责的机制，内容包括：①行政责任，指企业法人代表为安全生产的第一责任人，生产管理各级领导和职能部门负相应行政责任，倡导"安全生产，人人有责"。②技术责任，指安全设施与生产设施同时设计、同时施工、同时投产的实施与监督。③组织支持责任，指在安全人员配备、组织机构设置、经费预算等工作的落实到位。

在《安全生产法》的总则中，规定了保障安全生产的国家总体运行机制，包括如下五个方面：政府监管与指导（通过立法、执法、监管等手段）；企业实施与保障（落实预防、应急救援和事后处理等措施）；员工权益与自律（8项权益和3项义务）；社会监督与参与（公民、工会、有关协会组织、舆论和社区监督）；为安全生产提供技术、管理服务的机构的支持与服务（通过技术、管理支持和咨询服务等方式）。

《安全生产法》确定了我国安全生产的七项基本法律制度，分别为：安全生产监督管理制度；生产经营单位安全保障制度；从业人员安全生产权利义务制度；生产经营单位负责人安全责任制度；为安全生产提供技术、管理服务的机构服务制度；安全生产责任追究制度；事故应急救援和处理制度。

(二) 劳动法

《中华人民共和国劳动法》于1994年7月5日公布，1995年5月1日起施行。劳动法是调整劳动关系以及与劳动关系密切联系的其他关系的法律规范，内容主要包括：劳动者的主要权利和义务；劳动就业方针政策及录用职工的规定；劳动合同的订立、变更与解除程序的规定；集体合同的签订与执行办法；工作时间与休息时间制度；劳动报酬制度；劳动卫生和安全技术规程等。《劳动法》共107条，分总则、促进就业、劳动合同和集体合同、工作时间、工资、劳动安全卫生、女职工和未成年工特殊保护、职业培训、社会保险和福利、劳动争议、监督检查、法律责任、附则。

1. 用人单位在职业健康方面的职责 《劳动法》第五十二条规定：用人单位必须建立、健全职业安全卫生制度，严格执行国家职业安全卫生规程和标准，对劳动者进行职业安全卫生教育，防止劳动过程中的事故，减少职业危害。

2. 劳动者在职业健康方面的权利和责任 根据《劳动法》第五十六条规定，劳动者在劳动生产过程中对职业健康方面有以下的权利和责任。

（1）劳动者在职业健康方面的权利：劳动者对用人单位管理人员违章指挥、强令冒险作业，有权拒绝执行；劳动者对用人单位的管理人员做出的危害生命安全和身体健康的行为，有权提出批评、检举和控告。

（2）劳动者在职业健康方面的职责：劳动者在劳动过程中，必须严格遵守安全操作规程。若是由于不服从管理，违反规章制度，违章冒险作业，导致重大事故发生造成严重后果的，必须承担相应的法律责任。

（三）危险化学品安全管理条例

国务院于 2002 年 1 月 26 日颁布了《危险化学品安全管理条例》，并于同年 2002 年 3 月 15 日起施行。该条例于 2011 年 2 月 16 日国务院常务会议通过修订，自 2011 年 12 月 1 日起施行。

《条例》分为总则、生产、储存安全、使用安全、经营安全、运输安全、危险化学品登记与事故应急救援、法律责任、附则等九部分。条例对生产、储存、使用、经营、运输危险化学品单位、主要负责人、从业人员以及卫生主管部门做好安全管理提出了要求。

危险化学品单位应当具备法律、行政法规规定和国家标准、行业标准要求的安全条件，建立、健全安全管理规章制度和岗位安全责任制度，对从业人员进行安全教育、法制教育和岗位技术培训。生产、储存、使用、经营、运输危险化学品的单位的主要负责人对本单位的危险化学品安全管理工作全面负责。从业人员应当接受教育和培训，考核合格后上岗作业；对有资格要求的岗位，应当配备依法取得相应资格的人员。卫生主管部门负责危险化学品毒性鉴定的管理，负责组织、协调危险化学品事故受伤人员的医疗卫生救援工作。危险化学品生产企业进行生产前，应当依照《安全生产许可证条例》的规定，取得危险化学品安全生产许可证。

（四）生产安全事故报告和调查处理条例

国务院于 2007 年 3 月 28 日颁布了《生产安全事故报告和调查处理条例》，并于同年 6 月 1 日起施行。制定该条例的目的是为了规范生产安全事故的报告和调查处理，落实生产安全事故责任追究制度，防止和减少生产安全事故。条例对生产安全事故的报告及如何组织调查处理做了明确的规定，对安全生产监督管理工作具有积极的现实意义。

四、职业卫生标准及应用

职业卫生标准是以保护劳动者健康为目的，对劳动条件各种卫生要求所做出的技术规定，可视作技术的尺度。它可被政府采用，成为实施职业卫生法规的技术规范，卫生监督和管理的法定依据。国家职业卫生标准包括：职业卫生专业基础标准、工作场所作业条件卫生标准、工业毒物、生产性粉尘、物理因素职业接触限值、职业病诊断标准、职业照射放射防护标准、职业防护用品卫生标准、职业危害防护导则、劳动生理卫生、工效学标准，以及职业病危害因素检测、检验方法等。卫生计生委主管国家职业卫生标准工作，聘请有关技术专家组成全国卫生标准技术委员会，负责国家职业卫生标准审核工作，委托办事机构承担相关日常管理工作。

国家职业卫生标准分强制性和推荐性标准两大类，强制性标准又分为全文强制和条文强制两种形式。强制性标准的代号为"GBZ"，推荐性标准代号为"GBZ/T"。

我国目前与职业卫生有关的标准包括《工业企业设计卫生标准》和《工作场所有害因素职业接触限值》。《工业企业设计卫生标准》规定了设计应考虑的一般卫生要求，主要包括物理性有害因素的限值。《工作场所有害因素职业接触限值》则重点规定了化学物的接触限值。

以下就工作场所有害因素接触限值、生物接触限值和职业卫生标准应用三个方面进行简要阐述。

(一) 工作场所有害因素职业接触限值

1. 职业接触限值的定义　职业接触限值是为保护作业人员健康而规定的工作场所有害因素的接触限量值，它属于卫生标准的一个主要组成部分。不同国家、机构或团体所采用的职业接触限值其名称与含义不尽相同。我国的职业接触限值由国家职业卫生标准委员会制订。

职业接触限值 (occupational exposure limit, OEL) 是我国职业卫生标准中对于限值的一个总称。指劳动者在职业活动过程中长期反复接触某种有害因素，对绝大多数人的健康不引起有害作用的容许接触浓度 (permissible concentration, PC) 或接触水平。职业接触限值包括三个具体限值，分别为：①时间加权平均容许浓度 (permissible concentration – time weighted average, PC – TWA)，指以时间为权数规定的 8h 工作日的平均容许接触水平。②最高容许浓度 (maximum allowable concentration, MAC)，指一个工作日内，任何时间均不应超过的有毒化学物质的浓度。③短时间接触容许浓度 (permissible concentration – short term exposure limit, PC – STEL)，指一个工作日内，任何一次接触不得超过的 15min 时间加权平均的容许接触水平。

2. 制订依据　我国职业接触限值一般是以下列资料为依据制订的：①有害物质的物理和化学特性资料。②动物实验和人体毒理学资料。③现场职业卫生学调查资料。④流行病学调查资料。制订有害物质的接触限值，应在充分复习文献资料的基础上进行。一般先从毒理实验着手，由于职业接触的特点，最好采用吸入染毒。按一般规律，毒物的毒作用取决于剂量。制订接触限值，更是强调剂量 – 反应（效应）关系，应努力寻找所谓的未观察到有害作用水平 (no – observed adverse effect level, NOAEL)。在确定 NOAEL 后，再选择一定的安全系数，提出相应的接触限值，有害物质的接触限值一般应比 NOAEL 低。接触限值并非一成不变，而是根据现场职业卫生调查和健康状况动态观察的结果对其安全性和可行性加以验证，甚至修订。

由于工业的发展，新的有害物质不断出现，往往没有现场和职业健康资料可供利用。此时可根据有害物质的理化特性，进行必要的毒性和动物实验研究，以确定其初步的毒作用，据此提出接触限值的建议，先行试用。对于已经生产和使用较久的化学物质，则应主要根据已有的毒理学和流行病学调查资料制订接触限值。一般认为,现场职业卫生和流行病学调查资料比动物实验资料更为重要,它是制订接触限值的主要依据。

研究空气中有害物质接触限值,其核心就是从质和量两个方面深入研究该有害物质与机体之间的相互关系,最终目的是确定一个合理而安全的界限。换言之,就是在充分掌握有害物质作用性质的基础上,阐明其作用量与机体反应性质、程度和受损害个体在特定群体中所占比例之间的关系,即接触-反应关系(exposure-response relationship)。因此,在进行现场职业卫生调查与流行病学调查时,必须紧紧抓住接触-反应关系这一环节,才能使得到的资料为制订接触限值提供有力的依据。需要注意的是,在相当长的历史时期内,由于技术和经济水平的原因,有害物质接触限值并不能保护所有(100%)的接触者,即只能提供一定的(虽然是最大程度的)保护水平,也就是"容许"存在损害健康的一定程度危险度。

(二)生物接触限值

生物接触限值(biological exposure limit, BEL)是对接触者生物材料中有毒物质或其代谢、效应产物等规定的最高容许量。它是衡量有毒物质接触程度或健康效应的一个尺度,当属卫生标准范畴。

目前世界上只有为数不多的国家公布了生物接触限值,以美国 ACGIH 和德国 DFG 公布的数量最多,前者的称为生物接触指数(biologic exposure indices, BEI),后者称工业物质生物耐受限值(德文为 biologische arbeitsstoff toleranzwerte, BAT)。按照 ACGIH 的解释,BEI 代表工人经呼吸道吸入处在阈限值浓度的毒物,其体内可监测到的内剂量水平,它并不表示有害与无害接触的界限。德国 BAT 指接触者体内某化学物或其代谢产物的最高容许量,或偏离正常指标的最大容许值;该容许值一般可保证工人长期反复地接触,健康不受损害。BAT 既考虑化学物的健康效应,又考虑了适宜的安全界限,而制订健康个体的上限值,制订 BAT 的目的在于保护健康。总之,生物接触限值是依据生物材料检测值与工作环境空气中毒物浓度相关关系以及生物材料中毒物或其代谢产物含量与生物效应的相关关系而提出的。

研制生物接触限值与研制车间空气中有害物质接触限值一样,除了要考虑其科学性外,也要兼顾其可行性。从保护水平看,生物接触限值也是为了保护绝大多数工人的健康不受损害,不能保证每个个体不出现有损于健康的反应。

生产环境中可能接触到的有毒物质并非都能制订生物接触限值,而需具备下述条件:有毒物质本身或其代谢产物可出现在生物材料中;可使某些机体组成成分在种类和数量上发生变动;能使生物学上有重要意义的酶的活性发生变动;能使容易定量测定的某些生理功能发生变动。我国在生物监测方面已取得不少成就和经验,已颁布了 15 种毒物的生物接触限值。

(三)职业卫生标准的应用

制订、颁布、实施职业卫生标准,是改善作业环境,促进工人健康的重要保证。职业接触限值是专业人员在控制工作场所有害因素实际工作中使用的技术尺度,是实施卫生监督的依据之一。但它不是安全与有害的绝对界限(fine lines),只是判断化学物在一定浓度其安全性的基本依据(guide lines)。某化学物质是否损害了健康必须以医学检查结果为基础结合实际案例的接触情况来判定。因此,即使符合卫生标准,也还有必要对接触人员进行健康检查。此外,它只是一种限量标准,应当尽量降低空气中有害物质的浓度,而不应以达到卫生标准为满足。它又有别于立即危及生命或健康的浓度（immediately dangerous to life or health, IDLH），认为空气中毒物浓度超过接触限值就应发出警报，采取紧急措施，疏散工作人员是不现实的，也是没有根据的。职业接触是否超过卫生限值也不能作为职业病诊断的依据。此外，空气中同时存在数种毒物时，要依据它们之间联合作用的特点，采用不同的评价方法。我国已颁布的接触限值数量还很有限，不能满足实际工作的需要。借用国外职业接触限值作为参考标准，对于实施职业卫生监督、监测工作大有好处。

五、职业卫生突发事件应急处理

（一）职业卫生突发事件的发生及其特征

职业卫生突发事件是指在特定条件下由于职业性有害因素在短时间内高强度（浓度）地作用于职业人群，而导致的群体性健康损害甚至死亡事件。常见的有：设备泄漏和爆炸导致的群体急性化学性中毒、大型生产事故、核电装置泄漏、煤矿瓦斯中毒、瓦斯爆炸、煤尘爆炸等。职业卫生突发事件可在较短时间内造成大量人员职业性损伤、中毒甚至死亡；职业卫生突发性事件也可酿成突发性公共卫生事件，危及周围居民生命财产安全和生态破坏，例如油气田井喷、化学危险品运输过程的泄漏事故等，造成严重社会后果。

职业卫生突发性事件按其引起的原因和性质，又可分为化学性职业卫生突发事件、物理性职业卫生突发事件、放射性职业卫生突发事件。当然，如果职业卫生突发事件特别严重，或者上述几种同时存在，造成非常大量的人员伤亡，也可将其称为"灾害性职业卫生突发事件"。

职业卫生突发事件具有以下特征：

（1）一般带有偶然性和突发性，甚至事先没有任何征兆，难以预测。

（2）后果严重，波及范围广，受害人员多，病情严重或死亡率高，给处理和救治带来很多困难。

（3）具有不同的时效性，包括即时性、延迟性和潜在再现性。三种性质的危害既可以独立产生，也可以同时存在。一般化学性职业卫生突发事件发生时三种时效的危害都有，物理性职业卫生突发事件主要表现为即时性危害，但放射性职业卫生突发事件却表现为延迟性危害，灾害性职业卫生突发事件不但三种时效的危害都有，而且更表现出危害滞后性的特点。

（4）事件的原因一般是明确的、可预防的。

（5）严重突发事件波及范围大，受害人群广，可酿成"公共卫生突发事件"。

（6）除了职业卫生监督监测和卫生部门外，职业卫生突发事件的应急处理往往需要政府和社会多部门和行业的通力合作，如生产部门、交通部门、公安部门、环保部门等。

（二）职业卫生突发事件的应急处理

1. 职业卫生突发事件调查处理的基本原则

（1）迅速采取保护人群免受侵害的措施，抢救和治疗患者及受侵害者，包括撤离现场、封存可疑危险物品，佩戴防护用具，进行化学和药物性保护等。

（2）控制职业卫生突发事件进一步蔓延，阻止危害进一步延伸。根据事件性质，迅速划出不同的控制分区和隔离带，明确设立红线、黄线、绿线隔离区，即污染区、半污染区、清洁区，提出人群撤离和隔离控制标准。

（3）迅速查清职业卫生突发事件原因、动因和危害。

2. 职业卫生突发事件调查处理步骤

（1）初步调查，提出问题：①迅速进入现场，尽快确定突发事件的性质和类别，确定调查处理的方向。②开展调查和检查，迅速掌握受累人群和发病、伤害人数。③果断采取措施，保证受累人群脱离伤害区，并设立警戒防护，控制伤害源。④迅速采取针对性措施，对症、对因治疗患者，并有效隔离危害源。⑤了解卫生防病资源损失情况。

（2）调查采样，确定原因：①开展现场职业卫生学调查和流行病学调查，查找事件原因和危险因素。②根据流行病学危险因素调查线索，进行现场检测，并采集环境样品和患者生物样本。③及时进行理化、生物或其他类型有害因素的实验室检验分析和分离鉴定。

（3）控制处理：①根据职业卫生突发事件的性质，设立不同功能的卫生防护分区，包括保护区、隔离区、污染区、缓冲区、净化区等。②对不同区域实施不同的现场处理，包括清除能产生污染伤害的垃圾物品、污染源，中和有毒有害物质，屏蔽物理创伤源。③开展健康教育工作，改善个人防护知识，提高群众自身保护能力。

综上所述，职业卫生突发事件的应急处理步骤如图6-1所示。

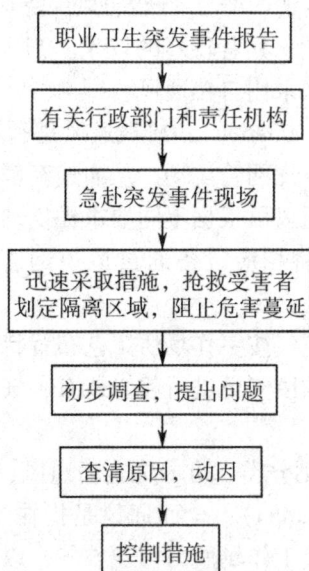

图6-1 职业卫生突发事件应急处理

（李清钊）

第二节 职业卫生工程技术

职业卫生工程技术包括工业通风、工业除尘、空气调节与净化、采光与照明、工业噪声与振动控制等，是从根本上消除、减少或控制职业性有害因素对人的作用和损害的工程技术措施。

一、工业通风

(一) 概述

工作场所通风 (ventilation of industrial workplaces) 的作用包括通风、除尘、排毒、防暑降温等，一方面捕集生产设备产生的粉尘、有害气体 (连同运载粉尘的气体) 及高温和余湿，阻止其影响室内空气和环境；另一方面还要净化含粉尘、有害气体的空气，使其符合排放标准后再排入大气环境。工业工作场所通风设计应符合《工业建筑供暖通风与空气调节设计规范》 (GB 50019 - 2015)。

(二) 通风方法的分类

1. 按通风系统的工作动力分类　可分为自然通风和机械通风两种类型。

(1) 自然通风 (natural ventilation)：自然通风是依靠室外风力造成的风压与室内外空气的温差而使空气流动所形成的一种通风方式，是完全依靠自然形成的动力来实现工作场所内外空气的交换。当工作场所有害气体、粉尘浓度相对较低或者温、湿度较高时，可以得到既经济又有效的通风效果。通常用于有余热的房间，要求进风空气中有害物质浓度不超过工作地点空气中有害物质最高容许浓度的30%。自然通风广泛应用于冶炼、轧钢、铸造、锻压、机械制造、金属热处理等工作环境，具有较好的效果。当工艺要求进风需经过滤等处理时，或进风能引起雾或凝结水时，不得采用自然通风。

(2) 机械通风 (mechanical ventilation)：机械通风是利用通风机产生的压力，使气流克服沿程的流体阻力，沿风道的主、支网管流动，从而使新鲜空气进入工作场所，污浊空气从工作场所排出的通风方式。机械通风可根据不同要求提供动力，能对不同成分的空气进行加热、冷却、加湿、净化处理，并将相应设备通过风道网管连接起来组成完整的机械通风系统。

利用机械通风可将室外新鲜空气按工作场所工艺布置特点分送到各个特定地点，并可按需分配空气量，对排出工作场所的废气可进行粉尘或有害气体的净化、回收，减少对大气环境的污染。

2. 按工作场所实施的换气原则分类　可分为全面通风、局部通风和混合通风。

(1) 全面通风 (general ventilation)：全面通风是指在一个工作场所内全面地进行通风换气，用新鲜空气稀释或全部替换工作场所内污浊空气，以使整个工作场所内的空气环境符合卫生标准。全面通风用于工作场所内有害物质的扩散无法控制在一定范围或有害物质散发的位置不能固定时。实际应用中，往往需要在工作环境设置全面送风、排风系统。全面通风又分为全面自然通风和全面机械通风。

(2) 局部通风 (local ventilation)：局部通风是指在作业环境某些局部区域建立良好空气环境，或在有害因素扩散前将其从发生源排出，以防其沿整个工作场所扩散的通风系统。这是一种经典的控制方法。在工作场所中，局部通风所需的设备资金比全面通风少，取得的效果亦比全面通风好。

二、工业除尘

除尘是将含尘气体引入具有一种或几种力作用的除尘器，使颗粒物相对于其运载气流产生一定的位移，并从气流中分离出来，最终沉积到捕集体表面。除尘通常与环境保护相关，经常用于燃煤锅炉烟气、水泥窑炉尾气、钢铁冶炼烟尘、装卸与粉碎工艺颗粒物捕集与去除。

根据除尘机制不同，目前常用的除尘器可分为以下几类：

1. 重力除尘　如重力沉降室，是通过重力作用使尘粒从气流中分离，其结构简单且投资少、压力损失小、维修管理容易，但往往体积大、效率低。通常作为高效除尘器的预除尘装置，适用于除去 $50\mu m$ 以上的粉尘，压力损失一般为 $50\sim130Pa$。

2. 惯性除尘　如惯性除尘器，是在气流中设置各种形式的挡板，利用尘粒的惯性作用使其和挡板发生碰撞而被分离。惯性除尘器主要用于净化密度和粒径较大的金属或矿物性粉尘，具有较高除尘率，一般用于多级除尘中的第一级除尘，用以捕集 $20\mu m$ 以上的粗尘粒，压力损失一般为 $100\sim1\,000Pa$。

3. 离心力除尘　如旋风除尘器，是利用气流旋转过程中作用在尘粒上的惯性离心力，使尘粒从气流中分离。旋风除尘器结构简单、体积小，维护方便，对于 $10\sim20\mu m$ 的粉尘净化效率为90%左右。

4. 湿式除尘　如喷淋塔、旋风水膜除尘器等，是通过含尘气体与液滴或液膜的接触使尘粒从气流中分离的装置。它结构简单、投资低、占地面积小，具有能同时进行有害气体的净化、含尘气体的冷却和加湿等优点，适用于处理有爆炸危险或同时含有多种有害物的气体。缺点是有用物料不能干法回收，泥浆处理比较困难。为了避免水系污染，有时需设置专门的废水处理设备。高温烟气洗涤后，温度下降，会影响烟气在大气中扩散。

5. 静电除尘　如电除尘器，是利用高压放电，使气体电离，粉尘荷电后向收尘极板移动而从气流中分离出来，从而达到净化烟气的目的。静电除尘的优点是效率高、阻力小、设备运行可靠，但对粉尘的比电阻有一定的要求。

6. 过滤除尘　如袋式除尘器，是使含尘气体通过过滤材料将粉尘分离捕集的装置，属于过滤除尘。它以织物为过滤材料，利用滤料表面所黏附的粉尘层作为过滤层捕集粉尘。袋式除尘器是一种高效的干式除尘器，对 $1\mu m$ 的粉尘，除尘效率可达99%以上。净化效率高，结构简单、操作方便灵活，适应性强，可以捕集不同性质的粉尘。袋式除尘器对高比电阻粉尘更为优越，工作性能稳定可靠，捕集的干尘便于回收，没有污泥处理、腐蚀等问题，维护简单。实践证明，袋式除尘器是目前控制粉尘、尤其是微细粒子最有效的设备。

重力除尘、惯性除尘和离心力除尘常常作为预除尘措施，湿式除尘用于高温烟气、工艺不稳、条件特殊的场所，静电除尘和过滤除尘则是目前工业上应用广泛的主流除尘器。随着环保标准的提高，袋式除尘器的应用范围将更加扩大，是颗粒物捕集技术的发展方向。

三、空气调节与净化

空气调节和净化是指利用人工手段对工作场所内的温度、湿度、气流速度、洁净度进行控制，并为室内提供足够的室外新鲜空气，人为地创造和维持人们工作所需的环境，来创造合适的室内气候环境。

空气调节设备一般包括进风和滤尘装置、通风机、管道、消毒设备、出风装置以及处理空气温度和湿度的设备（如喷雾室、洗涤室等）。对要求恒温、恒湿的系统，常装有自动控制和调节的设备。工作场所空气调节设计应符合《工业建筑供暖通风与空气调节设计规范》

（GB 50019 - 2015）。

（一）空气调节

1. 空气调节系统的组成　空气调节系统是对空气环境调节和控制，即进行加热、冷却、加湿、减湿、过滤、输送等各种处理的设备装置，由冷热原系统、空气处理系统、能量输送系统和自动控制系统等4个子系统组成。

空气处理系统和能量输送分配系统负责完成对空气的各种处理和输送，在风机产生的风压作用下，室外空气从新风管进入系统，与从回风管引入的部分室内空气混合，经空气过滤器进行过滤处理，再经空气冷却器、空气加热器等进行空气的冷却和加热处理，然后经喷水室进行加湿或减湿处理，最后经送风管道输送到空调房间，从而实现对工作场所空气环境的调节和控制；冷热源系统属于空调系统的附属系统，负责提供空气处理过程中所需的冷量和热量；自动控制系统对室内空气湿度、温度及所需的冷热原能量供给进行自动控制。

2. 空调系统的分类　空调系统按照空气处理方式分类，可分为集中式（中央）空调系统、半集中式空调系统和局部式空调系统。按照负担室内热湿负荷的所用介质进行分类，可分为全空气系统、全水系统、空气－水系统和制冷剂系统。按照制冷量分为大、中、小型空调机组，大型空调机组可分为卧式组装淋水式、表冷式空调机组，中型空调机组如冷水机组和柜式空调机等，小型空调机组应用于小车间、机房等。按照送风速度分类，可分为高速系统（民用建筑主风管风速高于10m/s，工业建筑主风管风速高于15m/s）和低速系统（民用建筑主风管风速低于10m/s，工业建筑主风管风速低于15m/s）。

（二）空气净化

空气净化是以创造洁净空气为主要目的的空气调节措施。根据生产工艺要求不同，空气净化可分为工业洁净和生物洁净两类。工业洁净系指除去空气中悬浮的尘埃，生物洁净系指不仅除去空气中的尘埃，而且除去细菌等以创造空气洁净的环境。空气净化技术是一项综合性措施，应该从建筑、室内布局、空调系统等方面采取相应的措施。空气净化的方式从净化原理来看分物理吸附和化学分解两种。

1. 物理净化方式

（1）吸附性过滤——活性炭：是一种多孔性的含炭物质，它具有高度发达的孔隙构造，活性炭的多孔结构为其提供了大量的表面积，能与气体（杂质）充分接触，从而赋予了活性炭所特有的吸附性能，使其非常容易达到吸收收集杂质的目的。缺点是普通活性炭并不能吸附所有的有毒气体，效率较低、易脱附。

（2）机械性过滤——HEPA网（high efficiency particulate air filter）：为高效空气过滤器，特点是空气可以通过，但细小的微粒却无法通过。HEPA过滤网由一叠连续前后折叠的亚玻璃纤维膜构成，形成波浪状垫片用来放置和支撑过滤介质。

（3）静电式净化方式：工作原理是静电除尘器钨丝连续释放高压静电，使随空气进来的灰尘和细菌都带上正电荷，然后被负电极板吸附。能过滤比细胞还小的粉尘、烟雾。优点是使用简单，使用1~2周后，可以清洗出黑水，减少二次污染，不需更换价格高昂的耗材，并且可以静电灭菌。静电钨丝释放6 000V高压静电，可瞬间杀灭细菌、病毒及破坏花粉。

2. 化学式净化方式

（1）光催化法：工作原理是空气通过光催化空气净化装置时，光触媒在光的照射下自身不起变化，却可以促进化学反应的物质，空气中的有害物质如甲醛、苯等在光催化的作用下发生降解，生成无毒无害的物质，而空气中的细菌也被紫外线除掉，空气因此得到净化。光催化法可广谱灭菌但需要空气流速较低，净化速度比较慢并且对人体有一定的辐射，在欧美是被淘汰的净化方式。

（2）甲醛清除剂：工作原理是采用化学物质和甲醛进行化学反应，达到清除甲醛的目的。缺点一是化学反应后生成的物质很可能带来二次污染，二是在不改变化学成分的基础上吸收的甲醛容易再次释放出来。

（3）药剂、催化法——冷触媒精华：冷触媒，又称自然触媒，是继光触媒除臭空气净化材料之后的又一种新型空气净化材料。能在常温条件下起催化反应，在常温常压下使多种有害有味气体分解成无害无味物质，由单纯的物理吸附转变为化学吸附。边吸附边分解，祛除甲醛、苯、二甲苯、甲苯、TVOV 等有害气体，生成水和二氧化碳。在催化反应过程中，冷触媒本身并不直接参与反应，反应后冷触媒不变化不丢失，长期发挥作用。冷触媒本身无毒、无腐蚀性、不燃烧，反应生成物为水和二氧化碳，不产生二次污染，大大延长了吸附材料的使用寿命。

（4）紫外线灭菌式：紫外线灭菌式空气净化消毒器是同样采用强迫室内空气流动的方式，使空气经过不直接照射入体的，装有紫外线消毒灯的隔离容器，达到杀灭室内空气中各类细菌、病毒和真菌的目的。紫外线分为 A 波、B 波、C 波和真空紫外线，其中消毒灭菌使用的紫外线是 C 波段，其波长范围是 200 ~ 275nm，杀菌作用最强的波段是 250 ~ 275nm。用于杀灭细菌、病毒和真菌的紫外线消毒灯的照射剂量应达到 $20\,000\mu W \cdot S/cm^2$ 以上。

（5）综合式：综合式空气净化器是将单体式空气净化的方式进行组合，以达到净化多种室内空气污染物的目的。常见的综合式空气净化器有：①静电集尘 + 普通滤芯史式。②静电集尘 + 电子集尘式。③负离子 + 电子集尘 + 普通滤芯式。④负离子 + HEPA 滤芯。⑤普通滤芯 + HEPA 滤芯 + 活性炭。⑥普通滤芯 + HEPA 滤芯 + 活性炭 + 紫外线灭菌等。

四、采光与照明

照明是利用各种光源照亮工作和生活场所或个别物体的措施，其目的是创造良好的可见度和舒适愉快的环境，包括自然照明和人工照明。利用太阳和天空的自然光称"自然照明"，亦称"天然采光"（natural lighting），简称采光（daylighting）；利用人工光源的称"人工照明"，简称照明（lighting, illumination）。

（一）采光

工业采光（industrial daylighting）是以天然光为光源来解决工业建筑的室内光照问题，可节约能源。

工业采光形式常用顶部采光或侧面采光，顶部采光常用矩型天窗、平天窗和锯齿型天窗，厂房中间部分照度较大，向边缘逐渐降低。侧面采光即在厂房一侧或两侧开窗，照度随厂房进深很快衰减，只能保证有限的进深照度。同时利用侧窗和天窗的采光形式即为混合采光可增加厂房中间部分和离侧窗较远区域的照度，使光照更为均匀。采光设计应符合《建筑采光设计标准》（GB 50033 - 2013）。

（二）照明

照明指在无天然光（如夜班，矿井、隧道、地下室）或天然光不足以及作业需要高照度时，为从事正常生产活动和保证作业安全而采用人工光源的形式。照明可依据作业的具体需要加以调节、改变，应用十分方便。工作环境照明应符合《建筑照明设计标准》（GB 50034－2013）。

1. 照明方式　按照明系统可分4种：

（1）一般照明（general lighting）：又称全面照明（full lighting），指不考虑特殊局部需要、在整个作业场所安置若干照明器，使各工作面普遍达到所规定视觉条件的照明方式。对光线投射方向没有特殊要求，工作点不固定且较密集的作业场所，且受作业技术条件限制不适合装设局部照明或不必要采用混合照明时，宜采用一般照明。其优点是作业点的视觉条件较好，视野亮度基本相同。缺点是耗电量大。

（2）局部照明（local lighting）：指在某工作面安置照明器，使其达到规定视觉条件的照明方式。优点是耗电量少且可获得高的照度。缺点是直接眩光和使周围视野变暗对作业者造成不利影响。在一个工作场所内不应只装设局部照明。

（3）混合照明（mixed lighting）：由一般照明和局部照明共同组成的照明方式。适用于照明要求高、有一定的投光方向以及固定工作点分布密度不大，且单独装设一般照明不合理的场所。其优点是集一般照明和局部照明的优点为一体，成为一种较为经济的照明方案。一般照明与局部照明的比例以1∶5为好，对于较小的作业场所一般照明的比例可以适当提高。

（4）特殊照明（special lighting）：系指应用于特殊用途或需有特殊效果的各种照明方式。如细微对象检查照明，不可见光照明、色彩检查照明、运动对象检查照明和透过照明等。

2. 照明种类　照明按用途可分为正常照明、应急照明、值班照明、警卫照明和障碍照明。其中应急照明是在正常照明系统因电源发生故障无法使用的情况下，供人员疏散、保障安全或继续工作的照明，包括备用照明、安全照明和疏散照明。

（李清钊）

第三节　个人防护用品

个人防护用品（personal protective equipment，PPE）是指作业者在工作过程中为免遭或减轻事故伤害和职业危害，个人随身穿（佩）戴的用品；作用原理是使用一定的屏蔽体、过滤体，采取阻隔、封闭、吸收等手段，保护人员免受外来因素的侵害。在工作环境中尚不能消除或有效减轻职业有害因素和事故因素时，这是主要的防护措施，属于预防职业性有害因素综合措施中的第一级预防。因此，个人防护用品的设计和制作应严格遵守四项原则：①便于操作、穿戴舒适，不影响工作效率。②符合国家或地方规定的技术（产品）标准，选用优质的原材料制作，保证质量，经济耐用。③不应对佩戴者产生任何损害作用，包括远期损害效应。④在满足防护功能的前提下，尽量美观大方。

个人防护用品的种类很多，可分为安全防护用品和职业卫生专用防护用品2大类。安全防护用品是为了防止工伤事故的，有防坠落用品（安全带、安全网等），防冲击用品（安全帽、安全防砸马甲、防冲击护目镜等），防电用品、防机械外伤用品（防刺、绞、割、碾、磨损及脏污等的服装、手套、鞋等），防酸、防碱和防油用品、防水用品、涉水作业用品、高空作业用品等。职业卫生专用防护用品是用来预防职业病的,有防尘用品(防尘、防微粒口罩等)、防毒用品(防毒面具、防毒衣等)、防高温用品、防寒用品、防噪声用品、防放射用品、防辐射用品等。但这种分类是相对的,多种防护用品同时具备防止工伤和预防职业病的用途。

一般根据个人防护用品所防护人体器官或部位,分为9大类:①头部防护类:如安全帽、防寒帽等。②呼吸器官防护类:如防毒口罩、防尘口罩、滤毒护具等。③防护服类:如防机械外伤服、防静电服、防酸碱服、阻燃服、防寒服等。④听觉器官防护类:如耳塞、耳罩。⑤眼、面防护类:如防护眼镜、焊接护目镜及面罩、炉窑护目镜及面罩等。⑥手防护类:如绝缘手套、防酸碱手套、防寒手套。⑦足防护类:绝缘鞋、防酸碱鞋、防寒鞋、防砸鞋。⑧防坠落类:如安全带、安全绳。⑨护肤用品类:如护肤膏、防护霜。近年来,随着科学技术的发展,一些具有高科技含量的多功能防护用品业已问世,如同时具备头盔、面罩、耳罩和呼吸器作用的综合防护头盔。

防护品应正确选择性能符合要求的用品,绝不能选错或将就使用,特别是绝不能以过滤式呼吸防护器代替隔离式呼吸防护器,以防止发生事故。按2000年颁布的《劳动防护用品配备标准(试行)》、《劳动防护用品选用规则》(GB 11651 - 2008)的要求进行选择,并且按照每种防护用品的使用要求,规范使用。在使用时,必须在整个接触时间内认真充分佩戴。工厂车间内专人负责管理分发、收集和按规定维护保养防护用品,以延长防护用品的使用期限,并保证其防护效果。

一、防护头盔、眼镜、面罩、防护服和防护鞋

(一)防护头盔(安全帽)

在生产现场,为防止意外重物坠落击伤、生产中不慎撞伤头部,工人应佩戴安全防护头盔,俗称安全帽。防护头盔多用合成树脂类制成。我国国家标准GB 2811 - 2007对安全头盔的形式、颜色、耐冲击、耐燃烧、耐低温、绝缘性、佩戴尺寸等技术性能有专门规定。标准中明确规定:垂直间距是指安全帽在佩戴时,头顶最高点与帽壳内表之间的轴向距离(不包括顶筋的空间),要求是25 ~ 50mm。水平间距是指帽箍与帽壳之间在水平面上的径向距离,要求5 ~ 20mm。佩戴高度是指安全帽侧面帽箍底边至头顶最高点的轴向距离,要求是80 ~ 90mm。标准还要求在保证安全性能的前提下,安全帽的重量越轻越好(可以减少作业人员长时间佩戴引起的颈部疲劳)。普通安全帽的重量不超过430g。

根据用途,防护头盔可分为单纯式和组合式两类。单纯式有一般建筑工人、煤矿工人佩戴的帽盔,用于防重物坠落砸伤头部。组合式的有:①电焊工安全防护帽,防护帽和电焊工用面罩连为一体,起到保护头部和眼睛的作用(图6-2)。②矿用安全防尘帽,由滤尘帽盔和口鼻罩及其附件组成(图6-3)。防尘帽盔包括外盔、内帽和帽衬,外盔和内帽间为间距4 ~ 14mm的夹层空间,其中安置有半球状高效过滤层,将夹层空间分隔为过滤外腔和过滤内腔。帽盔前端设进气孔,连通外腔,内腔设出气孔,于帽盔两侧与橡胶导气管连接,再通往口鼻罩。口鼻罩按一般人面型设计,接面严密,并设呼气阀。每当吸气时,含尘空气通过外盔上的进气孔进入过滤外腔,透过高效过滤层净化后进入过滤内腔,净化后的空气再经出气孔橡胶导气管、口鼻罩进入呼吸道,呼出气由呼气阀排出。③防尘防噪声安全帽(图6-4),为安全防尘帽上加上防噪声耳罩。

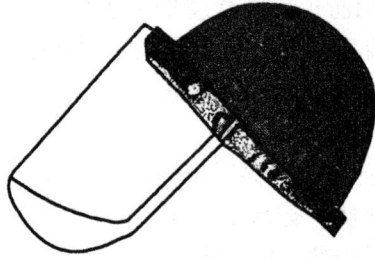

图 6 – 2　电焊工安全帽

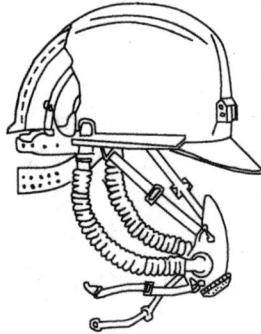

图 6 – 3　矿用安全防尘帽

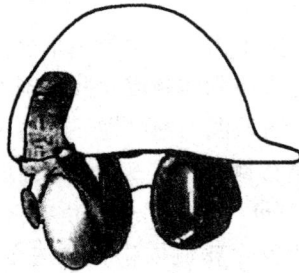

图 6 – 4　防噪声安全帽

在防护头盔使用过程中应注意以下几个问题：

（1）使用前应检查外观是否有碰伤裂痕、磨损，帽衬结构是否正常，如存在影响其性能应及时报废，以免影响防护作用。

（2）不得随意损伤、拆卸安全帽或添加附件、碰撞安全帽和调节帽衬的尺寸和将其当板凳坐，以免影响其强度和安全防护性能。

（3）佩戴者在使用时一定要系紧下颚带，将安全帽戴正、戴牢，不能晃动。

（4）安全帽不能在有酸、碱或化学试剂污染的环境以及高温、日晒或潮湿的场所中存放，以防止其老化变质。

（5）经受过一次冲击或做过试验的安全帽应作废，不能再次使用。

（6）应注意在有效期内使用安全帽，超过有效期的安全帽应报废。

（二）防护眼镜和防护面罩

1. 防护眼镜 一般用于各种焊接、切割、炉前工、微波、激光工作人员防御有害辐射线的危害。防护眼镜（图6-5）可根据作用原理将防护镜片分为两类：

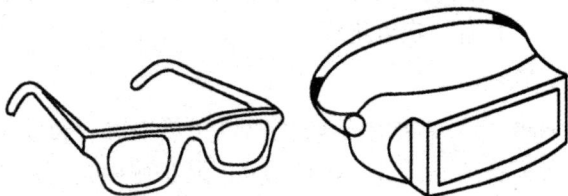

图6-5 防护眼镜和眼罩

（1）反射性防护镜片：在玻璃镜片上涂布光亮的金属薄膜，如铬、镍、银等，在一般情况下，可反射的辐射线范围较宽（包括红外线、紫外线、微波等），反射率可达95%，适用于多种非电离辐射作业。另外还有一种涂布二氧化亚锡薄膜的防微波镜片，反射微波效果良好。

（2）吸收性防护镜片：根据选择吸收光线的原理，用带有色泽的玻璃制成，例如接触红外辐射应佩戴绿色镜片，接触紫外辐射佩戴深绿色镜片，还有一种加入氧化亚铁的镜片能较全面地吸收辐射线。此外，防激光镜片有其特殊性，多用高分子合成材料制成，针对不同波长的激光，采用不同的镜片，镜片具有不同的颜色，并注明所防激光的光密度值和波长，不得错用。使用一定时间后，须交有关检测机构校验，不能长期一直戴用。

（3）复合性防护镜片：将一种或多种染料加到基体中，再在其上蒸镀多层介质反射膜层。由于这种防护镜将吸收性防护镜和反射性防护镜的优点结合在一起，在一定程度上改善了防护效果。

还有一种防冲击镜片（防冲击眼护具），主要用以防止异物对眼部的冲击伤害。镜片用高强度的CR-39光学塑料或强化玻璃片制成。防冲击眼护具的各项指标，尤其是镜片、镜架的抗冲击性能及强度应符合《防冲击眼护具》（GB 5890-86）的要求，使之具有可靠的防护作用。

2. 防护面罩 见图6-6。

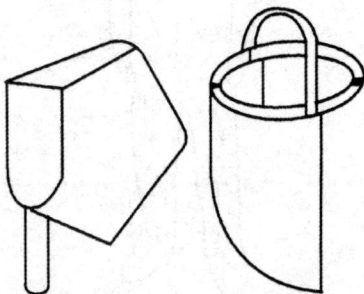

图6-6 手持式面罩和头戴式面罩

（1）防固体屑末和化学溶液面罩：用轻质透明塑料或聚碳酸酯塑料制作，面罩两侧和下端分别向两耳和下颌下端及颈部延伸，使面罩能全面地覆盖面部，增强防护效果。

（2）防热面罩：除与铝箔防热服相配套的铝箔面罩外，还有用镀铬或镍的双层金属网制成，反射热和隔热作用良好，并能防微波辐射。

（3）电焊工用面罩：用制作电焊工防护眼镜的深绿色玻璃，周边配以厚硬纸纤维制成的面罩，防热效果较好，并具有一定电绝缘性。

（三）防护服

防护服（protective clothing）系指用于防止或减轻热辐射、微波辐射、X-射线以及化学物污染人体而为作业者配备的职业安全防护用品。防护服由帽、衣、裤、围裙、套袖、手套、套裤、鞋（靴）、罩等组成。常见的防护服有：防毒服、防尘服、防机械外伤服、防静电服、带电作业服、防酸碱服、阻燃耐高温服、防水服、水上救生服、潜水服、放射性防护服、防微波服、防寒服及高温工作服等。

1. 防热服　防热服应具有隔热、阻燃、牢固的性能，但又应透气，穿着舒适，便于穿脱；可分为非调节和空气调节式两种。

（1）非调节防热服：①阻燃防热服（flame-retardant protective clothing）：用经阻燃剂处理的棉布制成，不仅保持了天然棉布的舒适、耐用和耐洗性，而且不会聚集静电，在直接接触火焰或炽热物体后，能延缓火焰蔓延，使衣物炭化形成隔离层，不仅有隔热作用，而且不致由于衣料燃烧或暗燃而产生继发性灾害，适用于有明火、散发火花或在熔融金属附近操作以及在易燃物质并有发火危险的场所工作时穿着。②铝箔防热服：能反射绝大部分热辐射而起到隔热作用，缺点是透气性差。可在防热服内穿一件由细小竹段或芦苇编制的帘子背心，以利通风透气和增强汗液蒸发（图6-7）。③白帆布防热服：经济耐用，但防热辐射作用远比不上前两种。④新型热防护服：由新型高技术耐热纤维如 Nomex、PBI、Kermel、P84、预氧化 Pan 纤维、以及经防火后整理的棉和混纺纤维制成。

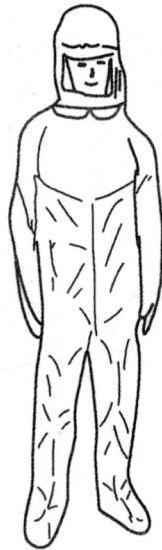

图6-7　铝箔防热服

（2）空气调节防热服：可分为通风服和制冷服两种。①通风服：将冷却空气用空气压缩机压入防热服内，吸收热量后从排气阀排出。通风服需很长的风管，只适于固定的作业。还有一种装有微型风扇的通风服，直接向服装间层送风，增加其透气性而起到隔热作用。②制冷服：又可分为液体制冷服、干冰降温服和冷冻服，基本原理一致，不同处是防热服内分别装有低温无毒盐溶液、干冰、冰块的袋子或容器。最实用者为装有冰袋的冷冻服，在一般情况下，这种冷冻服装有 5kg 左右的冰块可连续工作 3h 左右，用后冷冻服可在制冷环境中重新结冰备用。

2. 化学防护服　一般有两类：一类是用涂有对所防化学物不渗透或渗透率小的聚合物化纤和天然织物做成，并经某种助剂浸轧或防水涂层处理，以提高其抗透过能力，如喷洒农药人员防护服；另一类是以丙纶、涤纶或氯纶等织物制作，用以防酸碱。对这些防护服，国家有一定的透气、透湿、防油拒水、防酸碱及防特定毒物透过的标准。根据防护程度的不同分成 A 到 D 级，A 级提供最高的防护，整体密封，内含呼吸装备以防化学气体和蒸气；B 级类似于 A 级，用于防有毒的化学品的喷溅，但不是全密封的；C 级提供防化学品喷溅防护，可能不用呼吸器；D 级只提供较少的防护。

3. 辐射防护服

（1）微波屏蔽服：有两类：①金属丝布微波屏蔽服：是用柞蚕丝铜丝（直径 0.05mm）拼捻而制成，具有反射屏蔽作用。②镀金属布微波屏蔽服：以化学镀铜（镍）导电布为屏蔽层，衣服外层为有一定介电绝缘性能的涤棉布，内层为真丝薄绸衬里。这种屏蔽服具有镀层不易脱落、比较柔软舒适、重量轻等特点，是目前较新，效果较好的一种防微波屏蔽服。

（2）射线防护服：射线的防护需要特殊的共聚物涂层，如用在核工厂、高压电线或电子设备以及 X 射线的环境中常用的聚乙烯涂层高密度聚乙烯合成纸（Tyvek）。防氚防护服是在涤纶材料的两面涂以 CEP/EVA/PVDC/EVA 共聚物。日本采用聚乙烯涂层硼纤维来生产射线防护服，也可以在纤维中加入铅芯提高防护水平，用于 X 射线防护。

4. 防尘服　一般用较致密的棉布、麻布或帆布制作。需具有良好的透气性和防尘性，式样有连身式和分身式两种，袖口、裤口均须扎紧，用双层扣，即扣外再缝上盖布加扣，以防粉尘进入。

5. 医用防护服　主要用于防止细菌/病毒向医务人员传播。复合共聚物涂层的机织物和非织造织物防护材料可用作医务人员、急救人员和警务人员等防护服面料。还有材料可用于血液病菌的防护，也可在织物上喷涂杀菌剂，杀菌剂主要是硅酸盐，当外界潮湿时就会发挥作用。国内采用纯涤纶织物经抗菌防臭处理剂 JAM - YI 进行处理，棉织物采用抗菌剂 XL - 2000 处理具有明显的抗菌、消炎、防臭、防霉、止痒、收敛作用，经检测对金黄色葡萄球菌、铜绿假单胞菌、大肠杆菌、白色念珠菌的初始抑菌率大于 95%，洗涤 50 次后抑菌率仍大于 90%（图 6 - 8）。

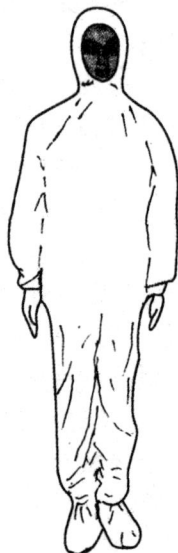

图 6 - 8　医用防护服

（四）防护鞋（靴）

防护鞋（靴）（protective shoes）用于防止劳动过程中足部、小腿部受各种因素伤害的防护用品。主要有下述品种。

1. 防静电鞋和导电鞋　防静电鞋和导电鞋用于防止人体带静电而可能引起事故的场所，其中，导电鞋只能用于电击危险性不大的场所，为保证消除人体静电的效果，鞋的底部不得粘有绝缘性杂质，且不宜穿高绝缘的袜子。

2. 绝缘鞋（靴）　用于电气作业人员的保护，防止在一定电压范围内的触电事故；在保证电气线路的绝缘性的前提下，绝缘鞋只能作为辅助安全防护用品，机械性能要求良好。

3. 防砸鞋　主要功能是防坠落物砸伤脚部，鞋的前包头由抗冲击材料制成，常用薄钢板。

4. 防酸碱鞋（靴）　用于地面有酸碱及其他腐蚀液或有酸碱液飞溅的作业场所，防酸碱鞋（靴）的底和面料应有良好的耐酸碱性能和抗渗透性能。

5. 炼钢鞋　能抗一定静压力和耐高温、不易燃，主要功能是防烧烫、耐刺割。

6. 雷电防护鞋　由纳米改性橡胶做成的雷电防护皮鞋，根据被保护物电阻越大，雷击概率就越小，电阻越小，雷击概率越大的原理，利用纳米改性橡胶高电阻性能制成。人体穿上这种雷电防护鞋，能大大减少由于电流流入大地后形成的跨步电压的伤害。常用于野外施工人员。

二、呼吸防护器

呼吸防护用品（respiratory protection equipments）是指为了防止生产过程中的粉尘、毒物、有害气体和缺氧空气进入呼吸器官对人体造成伤害，而制作的职业安全防护用品。包括防尘、防毒、供氧口罩和（或）面具三种。按呼吸防护器的作用原理，可将其分为过滤式

（净化式）和隔离式（供气式）两大类。

（一）过滤式呼吸防护器

是以佩戴者自身呼吸为动力，将空气中有害物质予以过滤净化。适用于空气中有害物质浓度不很高，且空气中含氧量不低于18%的场所，有机械过滤式和化学过滤式两种。

1. 机械过滤式　主要为防御各种粉尘和烟雾等质点较大的固体有害物质的防尘口罩。其过滤净化全靠多孔性滤料的机械式阻挡作用。又可分为简式和复式两种，简式直接将滤料做成口鼻罩，结构简单，但效果较差，如一般纱布口罩。复式将吸气与呼气分为两个通路，分别由两个阀门控制（图6-9）。性能好的滤料能滤掉细尘，通气性好，阻力小。呼气阀门气密性好，防止含尘空气进入。在使用一段时间后，因粉尘阻塞滤料孔隙，吸气阻力增大，应更换滤料或将滤料处理后再用。我国国家标准 GB 2626-2006 将自吸过滤式防尘口罩的阻尘率（过滤效率）规定为：半面罩90%、95%、99.97%，全面罩95%、99.97%，并规定了其适用范围。

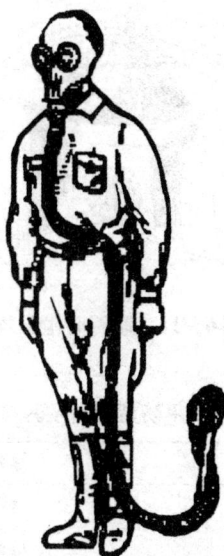

图6-9　机械过滤式防尘面罩

2. 化学过滤式　即一般所说的防毒面具，由薄橡皮制的面罩、短皮管、药罐三部分组成（图6-10），或在面罩上直接连接一个或两个药盒。如某些有害物质并不刺激皮肤或黏膜，就不用面罩，只用一个连储药盒的口罩（也称半面罩）（图6-11）。无论面罩或口罩，其吸入和呼出通路是分开的。面罩或口罩与面部之间的空隙不应太大，以免其中 CO_2 太多，影响吸气成分。防毒面罩（口罩）应达以下卫生要求：①滤毒性能好，滤料的种类依毒物的性质、浓度和防护时间而定（表6-1）；我国现产的滤毒罐，各种型号涂有不同颜色，并有适用范围和滤料的有效期；一定要避免使用滤料失效的呼吸防护器。②面罩和呼气阀的气密性好。③呼吸阻力小。④不妨碍视野，重量轻。

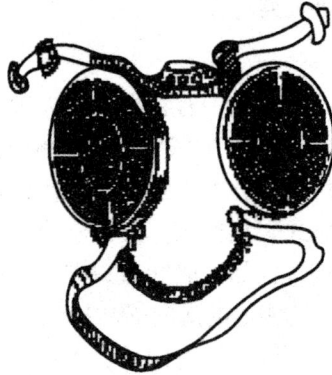

图 6 – 10 化学过滤式防毒面具

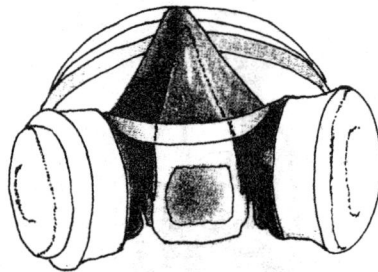

图 6 – 11 防毒防尘口罩

表 6 – 1 常用防毒滤料及其防护对象

防护对象	滤料名称
有机化合物蒸气	活性炭
酸雾	钠碳
氨	硫酸铜
一氧化碳	"霍布卡"
汞	含碘活性炭

3. 复合式 现在也有将以上两种做在一起，其滤料即能阻挡粉尘颗粒，又能阻挡有毒物质，称为防毒防尘口罩。

（二）隔离（供气）式呼吸防护器

经此类呼吸防护器吸入的空气并非经净化的现场空气，而是另行供给。按其供气方式又可分为自带式与外界输入式两类。

1. 自带式 由面罩、短导气管、供气调节阀和供气罐组成。供气罐应耐压，固定于工人背部或前胸，其呼吸通路与外界隔绝。

有两种供气形式：①罐内盛压缩氧气（空气）供吸入，呼出的二氧化碳由呼吸通路中的滤料（钠石灰等）除去，再循环吸入，例如常用的两小时氧气呼吸器（AHC-2型）。②罐中盛过氧化物（如过氧化钠、过氧化钾）及小量铜盐作触媒，借呼出的水蒸气及二氧化碳发生化学反应，产生氧气供吸入。此类防护器可维持30min至2h，主要用于意外事故时或密不通风且有害物质浓度极高而又缺氧的工作环境。但使用过氧化物作为供气源时，要注意防止其供气罐损漏而引起事故。现国产氧供气呼吸防护器装有应急补给装置，当发现氧供应量不足时，用手指猛按应急装置按钮，可放出氧气供2~3min内应急使用，便于佩戴者立即脱离现场。

2. 输入式 常用的有两种：①蛇管面具：由面罩和面罩相接的长蛇管组成，蛇管固置于皮腰带上的供气调节阀上，蛇管末端接一油水尘屑分离器，其后再接输气的压缩空气机或鼓风机，冬季还需在分离器前加空气预热器，用鼓风机蛇管长度不宜超过50m，用压缩空气时蛇管可长达100~200m；还有一种将蛇管末端置于空气清洁处，靠使用者自身吸气时输入空气，长度不宜超过8m。②送气口罩和头盔：送气口罩为一吸入与呼出通道分开的口罩，连一段短蛇管，管尾接于皮带上的供气阀，送气头盔为能罩住头部并伸延至肩部的特殊头罩，以小橡皮管一端伸入盔内供气，另一端也固定于皮腰带上的供气阀，送气口罩和头盔所需供呼吸的空气，可经由安装在附近墙上的空气管路，通过小橡皮管输入。

三、防噪声用具

（一）耳塞

为插入外耳道内或置于外耳道口的一种栓，常用材料为塑料和橡胶。按结构外形和材料分为圆锥形塑料耳塞、蘑菇形橡胶耳塞、伞形提篮形塑料耳塞、圆柱形泡沫塑料耳塞、可塑性变形塑料耳塞和硅橡胶成型耳塞、外包多孔塑料纸的超细纤维玻璃棉耳塞、棉纱耳塞。对耳塞的要求为：应有不同规格以适合于各人外耳道的构型、隔声性能好、佩戴舒适、易佩戴和取出，又不易滑脱，易清洗、消毒、不变形等。目前我国有防止噪声耳塞产品的国家标准GB 5893.1-86。

（二）耳罩

常以塑料制成呈矩形杯碗状，内具泡沫或海绵垫层，覆盖于双耳，两杯碗间连以富有弹性的头架适度紧夹于头部，可调节，无明显压痛，舒适。要求其隔音性能好，耳罩壳体的低限共振率越低，防声效果越好。目前防噪声耳罩的产品国家标准为GB 5893.2-86。

（三）防噪声帽盔

能覆盖大部分头部，以防强烈噪声经骨传导而达内耳，有软式和硬式两种。软式质轻，导热系数小，声衰减量为24dB。缺点是不通风。硬式为塑料硬壳，声衰减量可达30~50dB。

对防噪声用具的选用，应考虑作业环境中噪声的强度和性质，以及各种防噪声用具衰减噪声的性能。各种防噪声用具都有适用范围，选用时应认真按照说明书使用，以达到最佳防护效果。

四、皮肤防护用品

主要指防护手和前臂皮肤污染的手套和膏膜。

（一）防护手套

品种繁多，对不同有害物质防护效果各异，可根据所接触的有害物质种类和作业情况选用。现国内质量较好的一种采用新型橡胶体聚氨酯甲酸酯塑料浸塑而成，不仅能防苯类溶剂，且耐多种油类、漆类和有机溶剂，并具有良好的耐热、耐寒性能。我国目前防护手套产品的国家标准为 GB/T 29512 - 2013，不同作业类别的防护手套还有各自的标准。常见的防护手套如下述：

1. 耐酸碱手套　一般应具有耐酸碱腐蚀、防酸碱渗透、耐老化作用并具有一定强力性能。用于手接触酸碱液的防护。常用的有：①橡胶耐酸碱手套：用耐酸碱橡胶模压硫化成型，分透明和不透明2种，应符合《橡胶耐酸碱手套》（HG 4 - 397 - 66）中规定指标。②乳胶耐酸碱手套：用天然胶乳添加酸稳定剂浸模固化成型。③塑料耐酸碱手套：用聚乙烯浸模成型，分纯塑料和针织布胎浸塑2种。

2. 电焊工手套　多采用猪（牛）绒面革制成，配以防火布长袖，用以防止弧光贴身和飞溅金属溶渣对手的伤害。

3. 防寒手套　有棉、皮毛、电热等几类。外形分为连指、分指、长筒、短筒等。

4. 机械危害防护手套　防切割、摩擦、穿刺等机械危害。

（二）防护油膏

在戴手套感到妨碍操作的情况下，常用膏膜防护皮肤污染。干酪素防护膏可对有机溶剂、油漆和染料等有良好的防护作用。对酸碱等水溶液可用由聚甲基丙烯酸丁酯制成的胶状膜液，涂布后即形成防护膜，唯洗脱时需用乙酸乙酯等溶剂。防护膏膜不适于有较强摩擦力的操作。

五、复合防护用品

对于有些全身都暴露于有害因素，尤其是放射性物质的职业，例如介入手术医生，应佩戴能防护全身的由铅胶板制作的复合防护用品。考虑到医生工作的特殊性，防护用品不仅要有可靠的防护效果，还要轻便、舒适、方便使用。这种防护用品由防护帽、防护颈套、防护眼镜、全身整体防护服或分体防护服组成，对于眼晶体、甲状腺、女性乳腺、性腺等敏感部位，铅胶板厚度应加大。

（李清钊）

参考文献

[1] 赵金垣. 临床职业病学 [M]. 第3版. 北京: 北京大学医学出版社, 2017.

[2] 山东省疾病预防控制中心, 职业与环境卫生监测评价所. 职业病危害与防护知识手册 [M].. 济南: 山东人民出版社, 2015.

[3] 牛侨, 张勤丽. 职业卫生与职业医学 [M]. 第3版. 北京: 中国协和医科大学出版社, 2015.

[4] 邬堂春. 职业卫生与职业医学实习指导 [M]. 北京: 人民卫生出版社, 2013.

[5] 张文昌, 贾光. 职业卫生与职业医学 [M]. 第2版. 北京: 科学出版社, 2017.

[6] 王飞鹏. 职业安全卫生管理 [M].. 北京: 首都经济贸易大学出版社, 2015.

[7] 黄先青. 职业病监测和职业健康风险评估理论与实践 [M].. 北京: 人民卫生出版社, 2017.

[8] 张永亮, 马池香, 董宪伟, 卢守青. 职业卫生与职业病预防 [M].. 北京: 冶金工业出版社, 2017.

[9] 四川省总工会, 四川省安全生产监督管理局. 陶瓷和耐火材料生产企业职业病危害及防护职工普及读本 [M].. 成都: 西南交通大学出版社, 2017.

[10] 朱秋鸿, 黄金祥. 职业病诊断标准实施指南 [M].. 北京: 科学出版社, 2017.

[11] 陈忙耕. 用人单位职业病防治工作指导手册 [M].. 南京: 南京大学, 2017.

[12] 四川省总工会. 化工生产企业职业病危害及防护职工普及读本 [M].. 成都: 四川科学技术出版社, 2016.

[13] 靳毅李, 贤佐. 职业病防治院应急预案及工作流程 [M].. 北京: 人民卫生出版社, 2015.

[14] 国家卫生计生委卫生和计划生育监督中心. 中华人民共和国卫生标准汇编·职业病诊断标准卷 [M].. 北京: 中国标准出版社, 2014.

[15] 高东旭. 工伤预防之职业病防治知识 [M].. 北京: 中国劳动社会保障出版社, 2014.

[16] 杨径. 职业病诊断实践与案例评析 [M].. 北京: 人民卫生出版社, 2012.

[17] 唐细良. 工业企业职业病防治必读 [M].. 北京: 化学工业出版社, 2012.

[18] 李盛, 费晓东, 王宇红. 劳动者职业病防护 [M].. 兰州: 甘肃科学技术出版社, 2012.

[19] 杨达才, 国强. 职业危害与健康 [M].. 西安: 西安交通大学出版社, 2012.

[20] 张永伟. 法定职业病速查手册 [M].. 北京: 人民军医出版社, 2012.

[21] 马骏. 实用职业病学 [M].. 北京: 煤炭工业出版社, 2017.

[22] 邬堂春. 职业卫生与职业医学 [M].. 北京: 人民卫生出版社, 2017.

[23] 杨克敌. 环境卫生学 [M]. 第8版. 北京: 人民卫生出版社, 2017.